Dr. Wolfgang Feil
Wolfgang Grandjean
M.Sc. Friederike Feil

LAUF DICH GESUND

W0190809

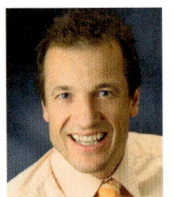

Dr. Wolfgang Feil hat Biologie, Sportwissenschaft sowie Innovationsmanagement studiert und im Fach Biologie promoviert. Er ist einer der führenden Nährstoffexperten Deutschlands, zudem seit über 20 Jahren Nährstoffberater von mehreren Nationalmannschaften, Bundesligavereinen und Spitzensportlern. Der zehnfache Buchautor ist darüber hinaus Lehrbeauftragter der Universität Furtwangen.

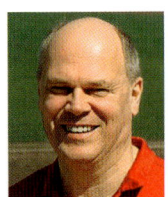

Wolfgang Grandjean studierte Politikwissenschaft und Germanistik. Er arbeitete 15 Jahre als Moderator und Redakteur beim Saarländischen Rundfunk, später als Marketingleiter in der IT-Branche. Heute verantwortet der bekennende Genussmensch und begeisterte Hobbykoch das Marketing eines regionalen Zeitungsverlags in Aalen und ist Geschäftsführer einer Eventagentur. Er war in der Jugend als Handballer und Radfahrer sportlich sehr aktiv, verlor aber in den Jahren mit Familie und beruflichen Verpflichtungen den Sport aus den Augen. An dessen Stelle kamen Pfunde und erste gesundheitliche Probleme. Mit der von ihm ersonnenen Zeitungsaktion „Lauf geht's" besann er sich auf seine sportlichen Wurzeln.

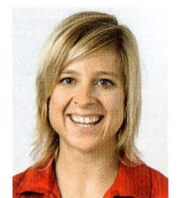

Friederike Feil hat einen Master of Exercise Science and Health Promotion (Boca Raton, Florida) und ist zertifizierte Sport-Ernährungsspezialistin. Momentan schreibt sie an ihrer Doktorarbeit über Ernährung und Krankheit. Sie ist Gast-Dozentin für „Sport und Ernährung" an der Universität Heilbronn und koordiniert die Forschungstätigkeiten innerhalb der Forschungsgruppe Dr. Feil (www.dr-feil.com). Bekannt ist sie auch durch ihre Erfolge bei mehreren Extrem-Hindernisrennen (Gewinnerin der wichtigsten Crossläufe wie Tough Guy, The Race, StrongmanRun...).

Dr. Wolfgang Feil
Wolfgang Grandjean
M. Sc. Friederike Feil

LAUF DICH GESUND

In sechs Monaten mit Begeisterung
bis zum Halbmarathon

Das Laufbuch für Einsteiger,
Gelegenheitsläufer und Fortgeschrittene

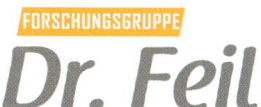

Inhalt

Vorwort
Wolfgang Grandjean

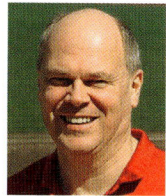

Um es gleich vorweg zu nehmen: Ich bin begeisterter Hobbykoch und Genussmensch, die Verkörperung des Werbespruchs „Ich liebe Lebensmittel". Mit laufenden Hungerhaken habe ich nichts am Hut. Und es ist noch nicht lange her, da lautete mein Wahlspruch:„Wenn Gott wollte, dass wir laufen, warum hat er dann das Auto erfunden?".

Was hat mich also zum Laufen motiviert? Es ist kein Geheimnis, dass es nicht gesund ist, wenn man sich nach einem anstrengenden Arbeitstag noch schnell drei Teller Spaghetti oder auch eine halbe – ach, lassen Sie mich ehrlich sein – die ganze Tafel Milchschokolade reinschiebt, nur weil man es mittags mal wieder nicht in die Kantine geschafft hat. Genau so erging es mir. Durch den Stress kam das Gewicht und durch mangelnde Bewegung die ersten Zipperlein ... mit noch mehr Gewicht und erhöhtem Blutdruck.

Die Hemdenweite gab letztlich den Ausschlag. „Comfort fit" ist die höflichste Umschreibung der Kleidungsindustrie, um auszudrücken was eigentlich schon lange jeder sah: Mein Bauch quoll mir bedenklich über den Gürtel. Ich musste etwas tun. Ich bin nicht komplett unsportlich, ich fahre gerne Rad. Aber die paar Kilometer am Wochenende reichen nicht aus. Und es ist zu zeitintensiv. Mit Laufen verbrennt man die Kalorien in der Hälfte der Zeit. Also doch in die Schuhe schlüpfen? Anfangs ungern! Nur wenn, dann richtig!

Als Marketingleiter der Regionalzeitung „Schwäbische Post" in Aalen hatte ich eh gerade eine Gesundheitsgroßaktion im Sinn. So etwas komplett Verrücktes wie „In sechs Monaten zum Marathon". Zusammen mit Jens Manz, einem Freund, der bei der AOK arbeitet, entwickelten wir einen Plan und merkten schnell, dass wir professionelle

Hilfe benötigten. Die kam mit Dr. Wolfgang Feil, der zusammen mit seiner Tochter gerade sein neues Buch „Die F-AS-T–Formel – Was erfolgreiche Sportler anders machen" herausgegeben hatte. Wir konnten ihn von der Idee begeistern, seine Methodik, von der bislang nur Leistungssportler profitierten, auf den Gesundheitssport zu übertragen. Und er konnte uns gleich zu Beginn davor bewahren, es zu übertreiben. Es sei ganz und gar unseriös, Einsteiger- oder Gelegenheitsläufer binnen sechs Monaten zum Marathon zu bringen. Der Halbmarathon wäre eine andere Sache. Das sei gesund und würde klappen. Und so initiierten wir eine Laufaktion, an der letztlich weit über 400 „Schlank-werden-Woller" teilnahmen. Nun, wie konnte ich da selbst noch kneifen?

Insofern ist dies auch die Geschichte von einem, der anfing, das Laufen zu lieben, dabei rund 10 Kilo abnahm, den Rückenschmerzen ade sagte und sich von Blutdrucksenkern weitgehend verabschiedete.

Im Buch sind meine Erfahrungen mit der Dr. Feil-Methodik und als Neu-läufer beschrieben. Laufen auch Sie sich den Stress von der Seele. Langsam. Ohne Überforderung. Ohne Leistungsdruck. Es ist einfacher als Sie denken. Und – ich schäme mich ja fast, es nach meinem jahrelangen Lästern über Läufer zuzugeben – es macht sogar richtig Spaß!

Ihr Wolfgang Grandjean

Vorwort
Dr. Wolfgang Feil und
Friederike Feil

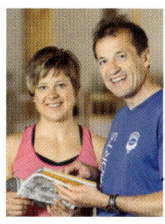

Als Berater vieler Olympiasieger und Weltmeister wissen wir, wie viele Bausteine Anteil daran haben, dass Spitzensportler ihr Ziel erreichen. Als wir zusammen mit Wolfgang Grandjean die Idee zur Lauf-Bewegung „Lauf geht's" in Aalen hatten, war uns deshalb bewusst, dass es bei einer solchen Aktion nicht allein ums Laufen geht, sondern vielmehr um die Kombination aus modernster Trainingsmethodik und neuester Ernährungslehre, und zu guter Letzt um Motivation.

Damit unsere Teilnehmer schon nach relativ kurzer Zeit Erfolge sehen würden, setzten wir daher auf die von uns entwickelte F–AS–T Formel, die auch schon Jan Frodeno (Olympiasieger, IRONMAN-Gewinner und Sportler des Jahres 2015), die Handballnationalmannschaft und Deutschlands derzeit besten Marathonläufer darin unterstützte, ihre Erfolge einzufahren.

Keine Angst: Die F-AS-T Formel hat nichts mit Fasten zu tun, und Sie müssen die Strategie auch nicht so akribisch verfolgen wie unsere Spitzensportler. Die Formel steht für die drei Bausteine:

F   wie Fettstoffwechselaktivierung,
AS   wie Verbesserung der allgemeinen Stabilität und
T   wie Timing und Topleistung zum richtigen Zeitpunkt.

F = Fettstoffwechselaktivierung

Ganz einfach formuliert funktioniert es so: Die Ernährungstipps sorgen in Kombination mit dem moderaten Lauftraining dafür, dass Ihr Körper lernt, mehr Fett zu verbrennen, anstatt es in unliebsamen Fettpölsterchen zu deponieren. Das und viele andere Tipps helfen Ihnen, auf natürliche Weise und mit viel Genuss abzunehmen. Mehr dazu ab Seite 18.

AS = Allgemeine Stabilität

Ihnen wird auffallen, dass „Lauf Dich gesund" für ein Laufbuch ungewöhnlich viele Mobilitäts- und Kräftigungsübungen enthält. Das ist kein Zufall, sondern dient der Verbesserung Ihrer allgemeinen Stabilität. Das geht nur, wenn alle Bereiche Ihres Körpers mittrainiert werden, sowohl Ihr Herz-Kreislaufsystem als auch Ihre Laufmuskulatur und Ihr Bindegewebe. Daher aktivieren unsere Übungen idealerweise immer ganze Muskelketten. Mehr dazu ab Seite 72. Zur allgemeinen Stabilität gehören jedoch auch Ernährungstipps, wie Sie Ihr Bindegewebe und Ihr Immunsystem kräftigen und sich vor Osteoporose schützen können.

T = Timing – Topleistung zum richtigen Zeitpunkt

In unserem Buch geht es nicht um das Erreichen von Spitzenzeiten. Es geht darum, dass Sie Ihre selbst gesetzten Ziele, wie zum Beispiel das Beenden eines 10 Kilometer-Laufs oder eines Halbmarathons, auch erreichen. Und da können Freizeitsportler sich durchaus etwas von den Profis abgucken.

Sehen Sie die Ernährungshinweise als Angebote und nicht als Dogma. Probieren Sie einfach Neues aus. Wenn Sie die Prinzipien verstanden haben, merken Sie schnell, was Ihrem Körper guttut. Glauben Sie mir, Geschmack lässt sich wandeln. So gehört bei Wolfgang Grandjean der Gewürzquark (siehe Seite 222) heute zu seinem

Frühstücksritual. Und zwar nicht (nur), weil er gesund ist, sondern weil er ihm mittlerweile richtig gut schmeckt.

Unsere Aktion war übrigens ein voller Erfolg. An unserer Lauf geht's-Bewegung, die wir im Jahr 2015 erstmals durchführten, nahmen 450 Teilnehmer teil. Von den 450 Teilnehmern absolvierten 370 bereits nach sieben Wochen einen 10 Kilometer-Lauf, 362 nahmen nach sechs Monaten am Münchner Halbmarathon teil, weitere 54 am 10 Kilometer-Lauf. Im Schnitt verloren alle etwa 5,6 cm Taillenumfang. Das sind über 2 Hosengrößen. Dies bedeutet, dass besonders das Körperfett im Bauchbereich sehr stark zurückgegangen ist.

Viele Teilnehmer berichteten übereinstimmend, dass sie mit unserer Dr. Feil-Strategie erstmals zum Erfolg kamen, nachdem verschiedene andere Versuche, mit Sport zu beginnen und/oder abzunehmen gescheitert waren.

Machen Sie sich mit uns auf den Weg. Laufen Sie sich den Stress von der Seele. Tanken Sie frische Luft und erleben Sie Freude an Bewegung.

Dr. Wolfgang Feil und Friederike Feil

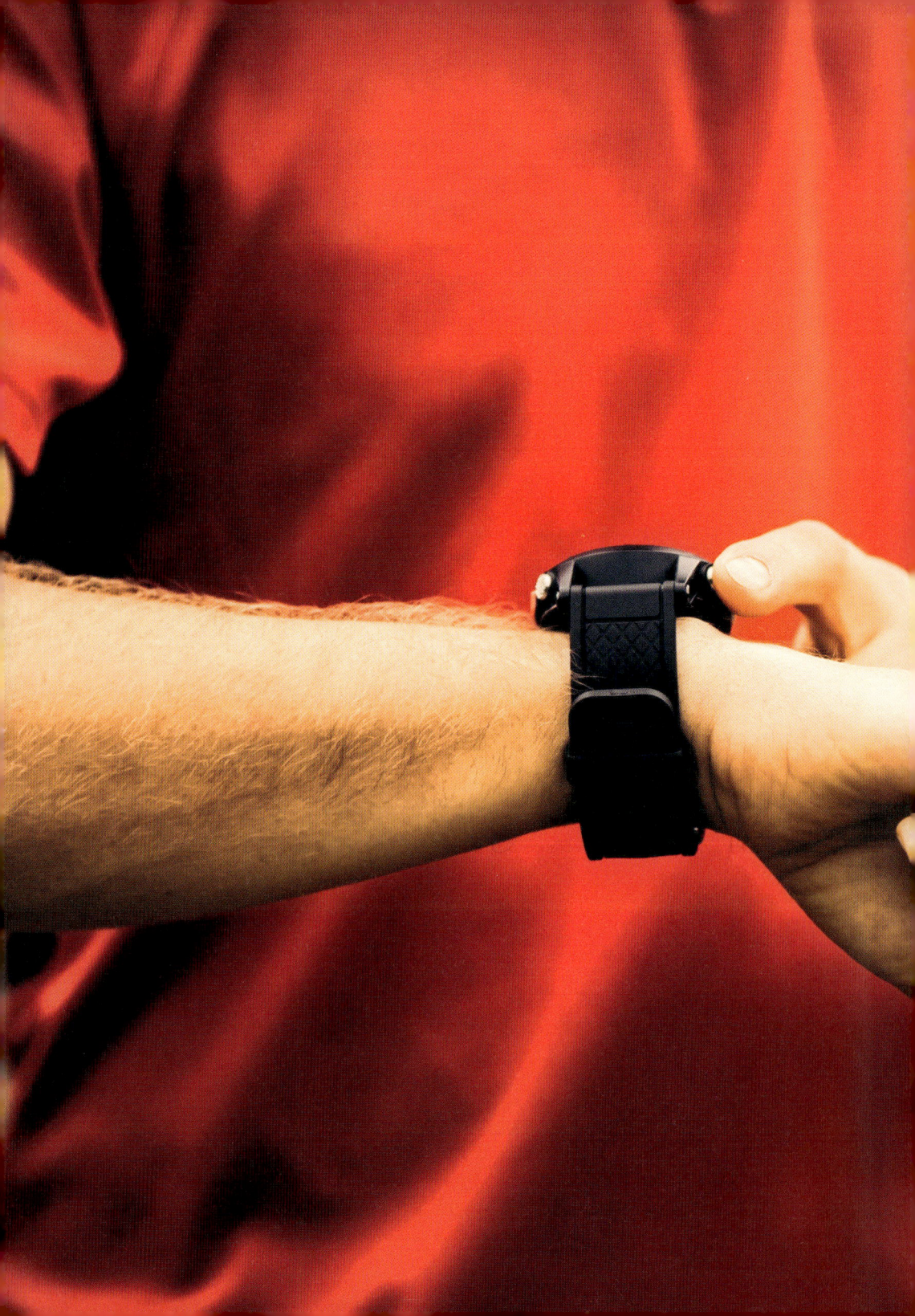

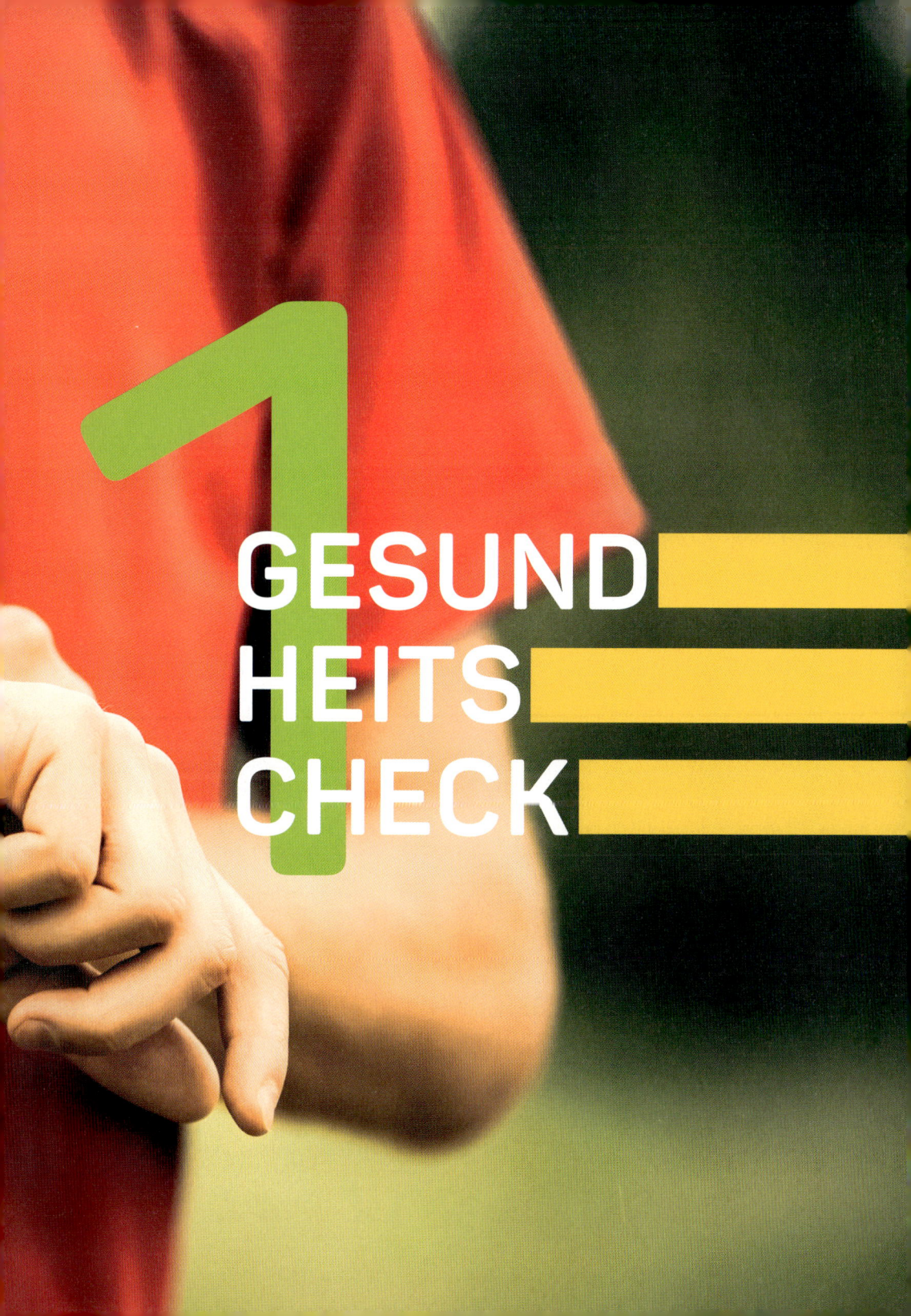

1

GESUND
HEITS
CHECK

Ihr persönlicher Gesundheitscheck

Bevor es losgeht, sollten Sie zunächst Ihr persönliches Wohlbefinden checken. Können Sie bedenkenlos mit dem Sport anfangen? Erste Hinweise darauf geben Ihr Gewicht und wie es im Körper verteilt ist. Für die Bestimmung ziehen wir das Verhältnis von Körperumfang zur Größe (WHtR) zu Rate. Da der altbekannte Body Mass Index (BMI) selbst unter Wissenschaftlern umstritten ist, berücksichtigen wir diesen in unserer Gesundheitsbewertung nicht mehr.

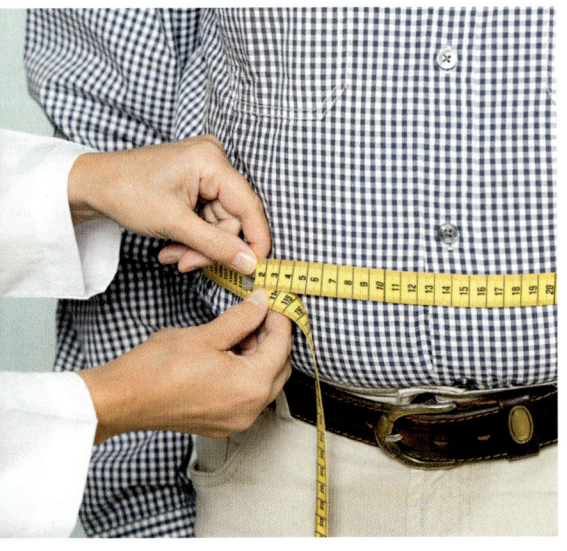

Das Verhältnis Bauchumfang (Taille) zur Körpergröße (WHtR)

Das Verhältnis von Taille (Bauchumfang) zur Körpergröße („Waist-to-Height Ratio", WHtR) ist ein verlässlicher Indikator zur Bewertung von gesundheitlichen Risiken und zur Ermittlung eines Herzinfarktrisikos. Das ist das Ergebnis einer groß angelegten Studie der Ludwig-Maximilians-Universität in München, die dazu über 11.000 Freiwillige über acht Jahre lang beobachtet hat. Auf der Grundlage des WHtR-Wertes können Rückschlüsse auf den gesundheitlich bedenklichen Bauchfettanteil gezogen werden.

So messen Sie Ihren WHtR-Wert
Um den WHtR-Wert zu ermitteln, nehmen Sie ein Maßband und messen sich morgens mit nüchternem Magen und nacktem Oberkörper vor dem Spiegel. Achten Sie darauf, dass Sie dabei gerade stehen. Für den Taillenumfang legen Sie das Maßband an der dicksten Stelle Ihres Bauches an, das ist meist knapp über dem

Auf den Taillenumfang kommt es an

Bauchnabel. Entspannen Sie Ihre Bauchmuskeln. Angebrochene Zentimeter werden aufgerundet. Bitte nicht schummeln und den Bauch einziehen. Sonst betrügen Sie sich nur selbst und das Ganze war reine Zeitverschwendung.

Den WHtR-Wert berechnen

Der WHtR-Wert berechnet sich aus dem Taillenumfang in cm geteilt durch die Körpergröße in cm.

Bleiben wir bei unserem Beispiel. Sie sind 1,78 Meter groß und haben einen Taillenumfang von 93 cm. Ihr WHtR beträgt 93 : 178 = 0,52

Folgende WHtR-Werte gelten als bedenklich:

→ **Alter unter 40 Jahre**
   Wert über 0,5

→ **Alter zw. 40–50 Jahren**
   Werte zwischen 0,5 und 0,6

→ **Alter über 50 Jahre**
   Werte über 0,6

Fettverteilung

Die Körperform entscheidet über das Risikoprofil. Der Taillenumfang zeigt an, wo Fettpolster zu finden sind. Herzspezialisten haben herausgefunden, dass bei den Apfeltypen, also Menschen mit bauchbetontem Übergewicht, ein höheres Risiko

für Herz-Kreislauf-Erkrankungen besteht. Denn der sogenannte „Rettungsring" zeigt an, dass die Fettdepots nahe bei den inneren Organen im Bauchraum liegen. Damit steigt das Risiko, an Diabetes zu erkranken. Ebenso sind steigende Blutdruckwerte und damit ein höheres Herzinfarktrisiko zu erwarten. Der Arzt wird dann bei Blutuntersuchungen oft auch eine Verschiebung der Cholesterinwerte beobachten. Der Apfeltyp neigt zu einem erhöhten Anteil des unerwünschten dichten LDL-B Cholesterins, während das gefäßschützende wolkige HDL-2 Cholesterin abnimmt.
Beim Birnentyp setzt das Fett am Po und an den Oberschenkeln an. Das sieht zwar auch nicht gut aus, ist aber aus gesundheitlicher Sicht weniger alarmierend.

Schlechte Werte und Risikofaktoren

Auch wenn Sie schlechte WHtR-Werte haben, können Sie mit dem Training beginnen. Liegen bei Ihnen jedoch einer oder mehrere weitere Risikofaktoren vor, wie etwa Rauchen, Bluthochdruck, erhöhte Triglycerid-Werte oder Vorerkrankungen, empfehlen wir Ihnen, vor Beginn des Lauftrainings sicherheitshalber zum Arzt zu gehen. Ihr Hausarzt wird Sie sicherlich ermutigen, den Schritt zu gehen. Durch das Training in Verbindung mit der Ernährungsumstellung werden Sie Ihre Risikofaktoren hinter sich lassen. Sie werden an Taillenumfang verlieren, dafür an Ausdauer, Gesundheit und Wohlbefinden gewinnen.

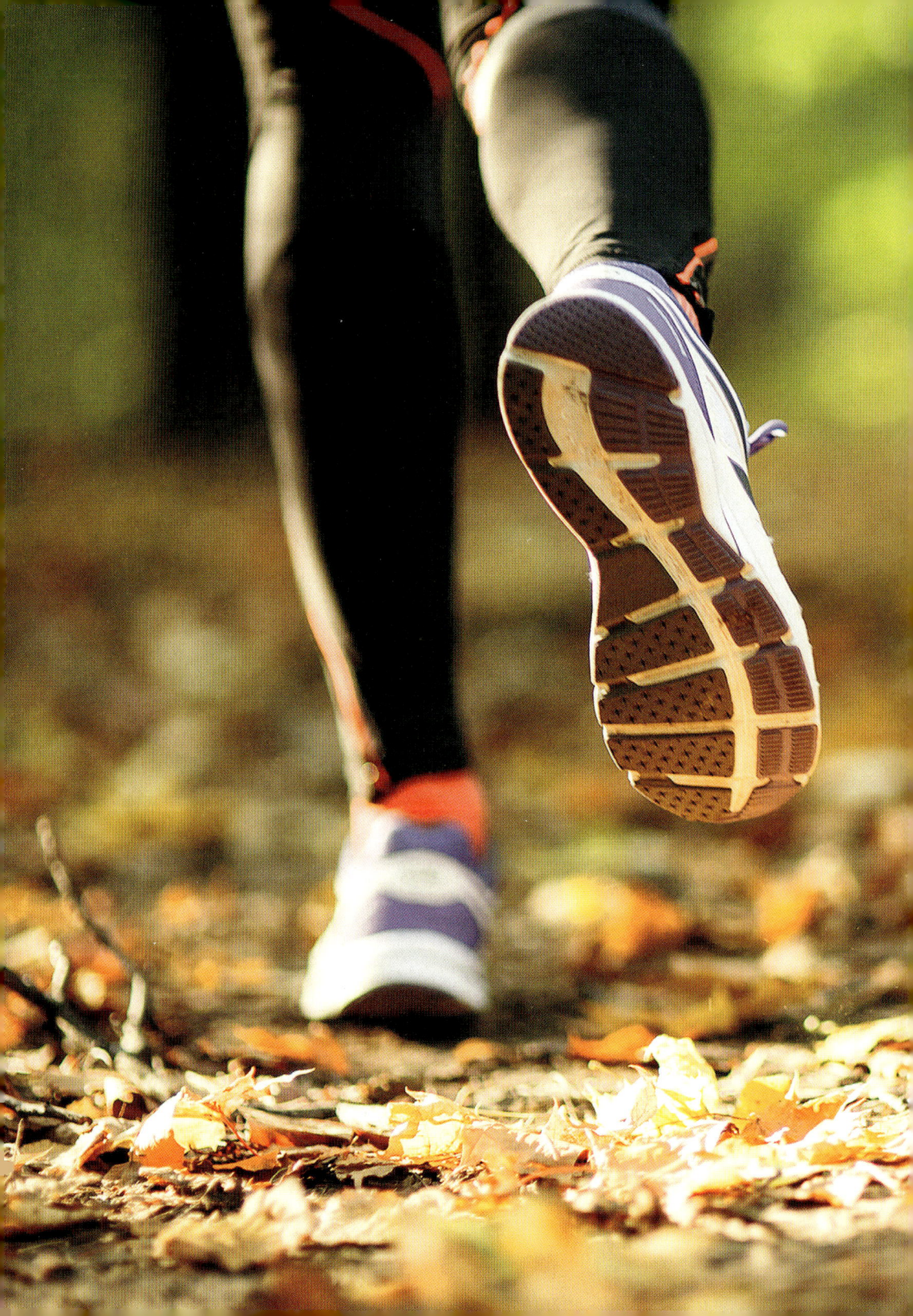

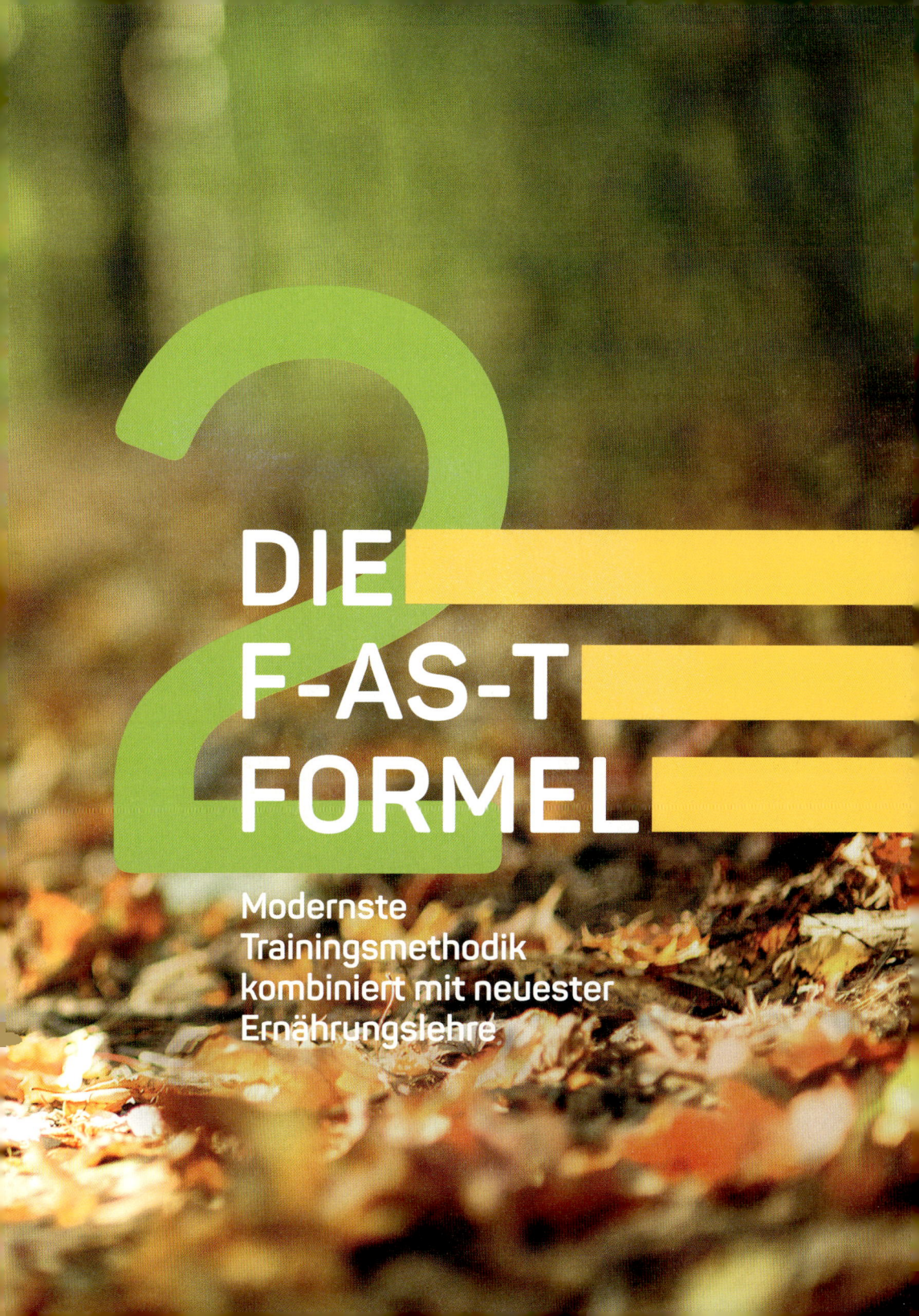

2

DIE
F-AS-T
FORMEL

Modernste
Trainingsmethodik
kombiniert mit neuester
Ernährungslehre

Fettstoffwechselaktivierung – das »F« der F-AS-T– Formel

Abnehmen ohne Diät und ohne zu hungern. Ein Traum? Nein. Denn durch Fettstoffwechselaktivierung lernt Ihr Körper mehr Fett zu verbrennen. Das lohnt sich. Denn dadurch werden Sie auf natürliche Weise Pfund um Pfund Fettpölsterchen los. Sie haben weniger Heißhunger, sind unabhängiger vom Essen und können sich besser konzentrieren. Ebenso erhöht ein aktivierter Fettstoffwechsel Ihre Leistungsfähigkeit. Drei Strategien führen dabei zu einer verstärkten Fettverbrennung: Training, eine kohlenhydratreduzierte Ernährung und eine intelligente Trainingsversorgung.

Fettstoffwechsel- aktivierendes Training

Das Prinzip ist eigentlich recht einfach. Wer trainiert, braucht Energie. Die holt sich unser Körper aus der Nahrung, indem er entweder Kohlenhydrate oder Fett verbrennt. Sind Kohlenhydrate vorhanden, verbrennt unser Körper diese immer zuerst.

Warum? Die Kohlenhydratverbrennung ist für ihn der leichteste und schnellste Weg, um an Energie zu kommen. Dafür braucht er weniger Sauerstoff. Und außerdem kann er die Kohlenhydrate für nichts anderes gebrauchen.

Um nun verstärkt Fett durch Training zu verbrennen, müssen die Kohlenhydratspeicher weitgehend leer sein, denn dann muss der Körper auf Fettsäuren zurückgreifen. Besonders gut kann Ihr Körper deshalb Fett verbrennen, wenn Sie nüchtern laufen oder besonders lange laufen. Interessanterweise bringt aber auch ein kurzes intensives Training Ihre Fettverbrennung auf Touren. Deshalb haben wir in Ihre Trainingspläne sowohl lange Läufe als auch kurze intensive Einheiten eingebaut.

Damit Sie langfristig Spaß am Laufen haben, ist es wichtig, dass Ihr Training richtig zusammengestellt ist.

Einen Scheiß muss ich!

„Mehr Fettverbrennung durch weniger Kohlenhydrate" – als ich das von Dr. Feil höre, meldet sich gleich mein innerer Rebell. Hey – ich lasse mir doch nicht meine Spaghetti wegnehmen! Lustig, denn parallel lese ich das Bestsellerbuch von Tommy Jaud „Einen Scheiß muss ich!". Recht hat er!

Klar will ich abnehmen. Aber deshalb die Ernährung umstellen? Ich laufe doch schon! Das müsste doch eigentlich ausreichen, oder? Aber es gibt neben dem Gewichtsverlust zwei weitere Gründe, das Laufen mit den Ernährungstipps zu kombinieren. Und die haben mich letztlich überzeugt.
Erstens: Die Ernährung wirkt entzündungssenkend. Das heißt, meine Sehnen und Bänder halten den neuen Belastungen besser stand. Und in der Tat hatte ich hier nur ganz wenige – durch Übermut selbst verursachte – Probleme. Und zweitens: Mein Körper erholt sich nach den Anstrengungen schneller. Ich konnte morgens eine Stunde laufen und direkt danach zur Arbeit fahren. Mit müden Beinen vielleicht, aber ansonsten frisch und aktiv.

Mit meiner gesunden Skepsis habe ich die Dr. Feil-Strategie erstmal nur vorsichtig begonnen, mit meiner eigenen 2 + 5-Strategie: An zwei Tagen in der Woche hielt ich mich an die Dr. Feil-Vorgaben und an fünf Tagen aß ich wie bisher. Nach vier Wochen merkte ich tatsächlich, dass ich mich auf die zwei Dr. Feil-Tage freute, da ich mich an diesen Tagen immer wacher fühlte. Also Strategieänderung auf fünf Tage Dr. Feil-Ernährung und zwei Tage, an denen ich mit Freude „sündige". Bei mir ist dadurch der Konsum von Pasta, Croissants und Baguette deutlich zurückgegangen Grundsätzlich weigere ich mich aber, gutes Essen jemals als Sünde zu betrachten.

Aber wenn ich mal im Hotel übernachte, und das leckere Zeug steht auf dem Frühstücksbuffet, dann kommt es auch weg. Und zwar in meinen Bauch. Mit Lust und Genuss und getreu nach Dr. Feil „mit viel Butter"! Aber jetzt esse ich nicht mehr drei Baguettes oder Croissants, sondern nur eines und schneide mir noch ein Extrakäsestück ab. Genauso, wenn ich eingeladen bin: Da wird gegessen, was der Gastgeber auf den Tisch stellt. Pizzaorgie oder Currywurst – das steckt ein gesunder Körper doch locker weg. Und ich werde bestimmt nicht meinen Freunden mit besserwisserischen Essdogmen den Genuss verderben! Niemand ist ätzender als jemand, der seine Umgebung mit seinen Essregeln nervt. Aber zugegeben: Ich leere vor der Pizza nicht mehr den Brotkorb, sondern bestelle einen Salat vorneweg. Offen gesagt bin ich ein Fan dieser Ernährungslehre – aber kein Fanatiker.

19

Training

Nicht das Anfangen wird belohnt, sondern das Durchhalten. Daher gehen wir das Training langsam an und steigern uns kontinuierlich. Überstürzen Sie nichts. Denn wenn wir uns überfordern, verlieren wir nur die Lust oder – noch schlimmer – verletzen uns.

Nichtstun ist so wichtig wie Training

Viele Sportler denken, je mehr und je härter sie ranklotzen, umso höher sei der Trainingserfolg. Nun ja – weit gefehlt. Heute weiß man, dass gerade dosiertes Nichtstun nach Anstrengungen den Körper erst so richtig in Fahrt bringt. In der Trainingslehre nennt man dieses Prinzip „Superkompensation".

Die Superkompensation

Nach dem Training braucht der Körper eine gewisse Zeit, um sich zu regenerieren. Ist die Regeneration ausreichend, erholt sich der Körper und ist leistungsfähiger als zuvor (siehe Grafik).

Die vier Phasen der Superkompensation :
① Ausgangszustand.
② Trainingsphase: Der Körper ermüdet. Die Leistungsfähigkeit sinkt.
③ Erholungsphase: Ihr Körper erreicht danach wieder sein Ausgangsniveau.
④ Phase der überschießenden Wiederherstellung: Der Körper bereitet sich auf noch mehr Training vor und verbessert damit sein Leistungsniveau.

Untertraining vermeiden

Wenn zwischen den Trainingseinheiten zu viel Zeit vergeht, geht der Trainingseffekt der Superkompensation schon verloren. Der Körper fährt seine Systeme wieder runter und die Leistung stagniert.

Abb. 1: Superkompensation: Leistungszuwachs durch genug Regenerationszeit

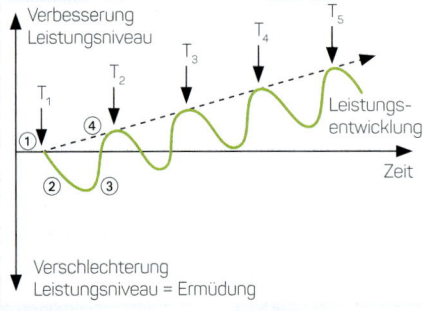

Abb. 2: Untertraining: Leistungsstagnation durch zu lange Trainingspausen

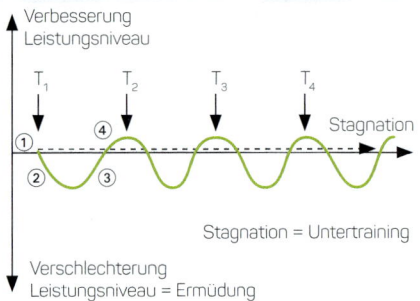

Übertraining vermeiden

Ist die Regenerationszeit dagegen zu kurz, hat der Körper keine Chance, sich zu erholen. Der Effekt der Superkompensation bleibt aus. Das führt zum Leistungsabfall trotz hartem Training. In der Folge kommt es oft zu Ermüdungsverletzungen. Die Regenerationszeit sollte daher nicht zu kurz und auch nicht zu lang sein.

Anzeichen für Übertraining

Bleiben wir ehrlich: Wenn es gut läuft und Sie die Trainingsfortschritte spüren, dann muten Sie sich unbewusst zu viel zu. Vielleicht trainieren Sie zu oft oder zu hart oder wechseln beim Lauftreff zu früh in eine schnellere Gruppe. Ein typisches Erkennungszeichen für ein Übertraining ist, dass Sie im Büro jede Erkältung mitnehmen. Wenn Ihr Körper mit der Regeneration nicht nachkommt, wird er anfällig für Infekte und Verletzungen aller Art. Daher gilt: Wenn Sie sich schlapp fühlen oder mal keine Lust haben zu trainieren, dann

Abb. 3: Übertraining: Leistungsverlust durch zu viel Training

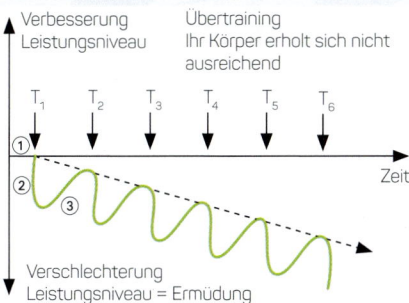

trainieren Sie auch nicht. Das wäre nur kontraproduktiv und bringt gar nichts.
Übrigens: Falls Sie mit einer Pulsuhr trainieren und feststellen, dass Ihr Ausgangspuls beim Laufstart ungewöhnlich hoch ist, kann dies ebenfalls ein Hinweis auf Übertraining sein.

Reize leicht steigern

Ein wichtiger Aspekt bei der Superkompensation ist die Intensität des Trainings. Haben Sie es mit der Regenerationsdauer richtig getroffen, hat Ihr Körper schon mal ein paar Reserven locker gemacht, um auf neue Belastungen vorbereitet zu sein. Diese müssen jetzt aber auch abgefordert werden. Am besten funktioniert das, wenn Sie Ihrem Körper nach und nach ein klein wenig mehr abverlangen. Nur dann weiß unser Körper: „Ups, da geht künftig ja noch mehr ab" und bereitet sich immer mehr und immer besser darauf vor. Das heißt: Die Trainingsreize müssen erhöht werden. Bitte verfallen Sie jetzt nicht in den Fehler, bei jeder einzelnen Einheit länger oder schneller zu laufen. Die Trainingsgesamtbelastung pro Woche wird im Laufe der Zeit kontinuierlich erhöht. Auf lange Einheiten folgen oft auch wieder kürzere Einheiten.

Die Kunst des Trainingsplans

Die Kunst eines guten Trainingsplans liegt also darin, die Regenerationszeit richtig zu planen und neue, immer leicht stärkere Trainingsreize in richtiger Abfolge zu setzen. Im besten Fall findet über die Zeitachse eine kontinuierliche Leistungssteigerung statt. Aber machen Sie sich keinen Stress damit – unsere Trainingspläne berücksichtigen das alles.

Die richtige Regenerationszeit

Was nun die „richtige" Regenerationszeit ist, kann leider nicht pauschal beurteilt werden. Denn auch die ist wieder von mehreren Faktoren abhängig. Generell gilt: Je größer die Anstrengung, desto länger die Regeneration. Zehn Kilometer bleiben nun mal länger in den Knochen als fünf. Und je älter Sie werden, desto länger benötigt Ihr Körper für die Erholung.

Regenerationsunterschiede

Jetzt wird es spannend: Muskeln regenerieren schneller als Bindegewebe. Dies hängt damit zusammen, dass Muskeln sehr gut durchblutet werden, Sehnen und Bänder dagegen kaum. Das bedeutet, dass die Muskulatur einen langen Lauf eventuell schon nach zwei Tagen verdaut hat, Ihr Bindegewebe aber nach zwei Tagen noch platt ist. Wenn Sie häufig auf noch nicht regeneriertes Bindegewebe die nächste Laufbelastung setzen, wird sich dieses irgendwann entzünden und sagen: „So nicht". Für einen ganzheitlichen Leistungsfortschritt ist es daher wichtig, immer auf das schwächste Glied zu hören und das Training variabel zu gestalten. Auch dieser häufig vernachlässigte Aspekt wird in der Dr. Feil-Trainingsplanung berücksichtigt. In der Trainingsplanung wird empfohlen, bindegewebekräftigende Lebensmittel wie Ackerschachtelhalm und Brennnessel zu sich zu nehmen.

Abwechslung ist angesagt

Hören Sie auf Ihren Körper. Solange Sie noch Muskelkater haben oder die Achillessehne ziept, sollten Sie keine langen oder schnellen Einheiten laufen. Gelegenheitsläufer können am Folgetag eine kurze, lockere Einheit in langsamem Tempo machen. Powern Sie sich aber auf keinen Fall zweimal hintereinander mit einen „Hammerlauf" aus. Wechseln Sie bewusst und machen Sie nach einem langen Lauf zwei Tage später wieder etwas Kürzeres. Nach Steigerungsläufen fürs Tempo wie sie unten beschrieben werden, sollten Sie wieder langsame Dauerläufe einschieben. Machen Sie zwischendurch auch einmal eine kleine Radtour oder gehen Sie ein paar Bahnen schwimmen. Dann belasten Sie immer wieder andere Muskelpartien, bleiben aber in Bewegung und verbessern ebenfalls Ihre Ausdauerfähigkeit.

Steigerungsläufe

Wichtig bei einem guten Training ist es, dass Sie ab und zu aus der Komfortzone herauskommen. Steigerungsläufe sind hier gut geeignet. Zum einen steigern Sie mit Steigerungsläufen Ihr Lauftempo und zum anderen schulen Sie damit gleichzeitig Ihre Lauftechnik und verbessern Ihre Laufmotorik. Das liegt daran, dass sich durch kurze Sprints automatisch ein besserer Kniehub und ein kräftigerer Abdruck einstellen. Dadurch entwickeln Sie nach und nach einen besseren Laufstil und bringen nicht zuletzt Abwechslung in Ihren Trainingsalltag.

Steigerungsläufe – so geht's:
Steigerungsläufe werden üblicherweise ans Ende eines Dauerlaufs angehängt. Für Steigerungsläufe sollten Sie sich zunächst ein flaches, gerades Stück Wegstrecke suchen. 50 bis 80 Meter reichen völlig aus. Beginnen Sie im langsamen Dauerlauf und steigern Sie Ihr Tempo gleichmäßig bis zum Sprint. Achten Sie dabei auf die richtige Haltung. Strecken Sie die Hüfte und halten Sie den Rumpf aufrecht. Schauen Sie leicht nach vorne zum Ende der Wegstrecke und führen Sie Ihre Arme aktiv mit – sie sollen Sie beim Lauf unterstützen. Nach etwa 50 bis 80 gesprinteten Metern stoppen Sie, aber bitte nicht abrupt, laufen langsam aus und laufen nun zur Erholung etwa 1 bis 1:30 Minuten langsam wieder zurück zum Start.
Wiederholen Sie die Steigerungsläufe drei- bis fünfmal. Versuchen Sie, bei jeder Wiederholung ein wenig schneller zu werden, sich von Lauf zu Lauf zu steigern und verausgaben Sie sich nicht bereits beim ersten Lauf.

Aerobes und anaerobes Training

Ein guter Trainingsplan beinhaltet sowohl aerobe als auch anaerobe Traingseinheiten. Aerobe Trainingseinheiten sind langsamer und anaerobe Trainingseinheiten sind intensiv. Im aeroben Bereich verbrennen Sie bei ausreichender Sauerstoffversorgung Fett und Kohlenhydrate. Das Lauftempo ist so, dass Sie sich noch gut unterhalten können. Im anaeroben Bereich überschreiten Sie Ihre aerobe

Schwelle, die meist bei etwa 82 Prozent Ihres Maximalpulses liegt. Durch die höhere Intensität reicht die bisher bereitgestellte Energie nicht mehr aus. Der Muskel braucht jetzt mehr Energie. Diese gewinnt er, indem er Kohlenhydrate ohne Sauerstoff in Energie umwandelt. Das ist für unseren Körper deutlich aufwendiger. Und das merken Sie auch direkt beim Laufen. Es wird anstrengender. Sie kommen aus der Puste und fühlen sich „fertig". Wichtig ist, dass Sie auf keinen Fall dauerhaft Ihr Training im anaeroben Bereich, also deutlich über 80 Prozent Ihres Maximalpulses, durchführen. Es ist jedoch nicht verkehrt, mal die Komfortzone zu verlassen und den Puls, wie bei den Steigerungsläufen oder wenn mal ein Berg kommt, nach oben schnellen lassen. Wie Sie die persönliche richtige Laufgeschwindigkeit ermitteln können, finden Sie im Abschnitt „So ermitteln Sie Ihre Trainingspulswerte" (S. 66).

HIIT Einheiten

Ein guter Trainingsplan beinhaltet auch sogenannte HIIT-Einheiten. HIIT steht für High Intensity Intervall Training. In einer solchen Trainingseinheit wird zwischen kurzen intensiven Belastungsspitzen, die also im anaeroben Bereich liegen, und ruhigeren Belastungen, die bewusst im aeroben Bereich gelaufen werden, abgewechselt. Das Beste dabei: Da die hohe Intensität des Trainings zu einem Nachbrenneffekt führt, verbrennen Sie bei einer HIIT-Einheit so viel Fett wie bei langen Ausdauereinheiten. Das heißt: Angeregt

durch regelmäßige HIIT-Einheiten verbrennen Sie auch außerhalb des Trainings im
normalen Leben mehr Fett, weil Ihr Stoffwechsel angeregt wird. Zudem fördert HIIT
die Bildung von Mitochondrien und erhöht
den Spiegel von Wachstumshormonen in
Ihrem Körper. Das führt zu einem schnelleren Leistungsaufbau.

HIIT Einheiten führen zu besseren Blut-
fettwerten, reduzieren Bauchfett und den
Blutzucker und schonen die Gelenke, da
weniger gelaufen wird.

Warum sollten Sie also jetzt noch lange
Läufe machen, wenn kurze HIIT-Einheiten
so große Trainingseffekte haben? Rein
theoretisch würde das vielleicht schon
ausreichen. Wenn Sie aber an einem
10 Kilometer-Lauf oder Halbmarathon

teilnehmen möchten, müssen Sie sich an
diese Distanzen auch mental herantasten.
Ihre Muskeln und Gelenke sollten auf die
Belastung allmählich vorbereitet werden.

Tabata-Training

Das Tabata-Training ist eine Sonderform
des High Intensity Intervall Training. Der
Namensgeber Dr. Izumi Tabata hatte
bereits 1996 in einer Vergleichsstudie
mit Speed Skatern festgestellt, dass ein
tägliches hochintensives Vier-Minuten-In-
tervalltraining einen höheren Effekt haben
kann als ein tägliches 60-Minuten-Trai-
ning im aeroben Bereich. So reichen
schon vier Minuten aus, um die Bildung
von Mitochondrien zu stimulieren. Das
funktioniert allerdings nur dann, wenn
Sie in diesen vier Minuten wirklich an Ihre
Grenzen gehen.

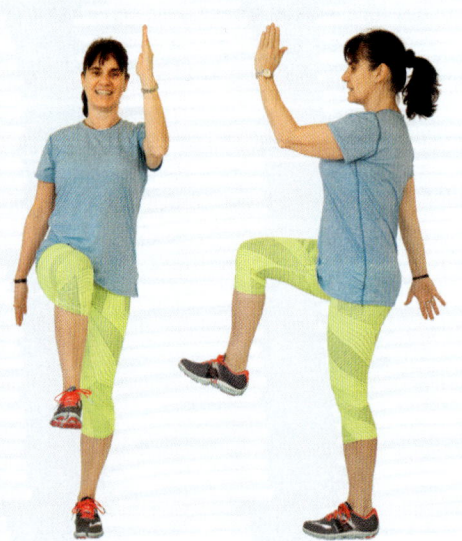
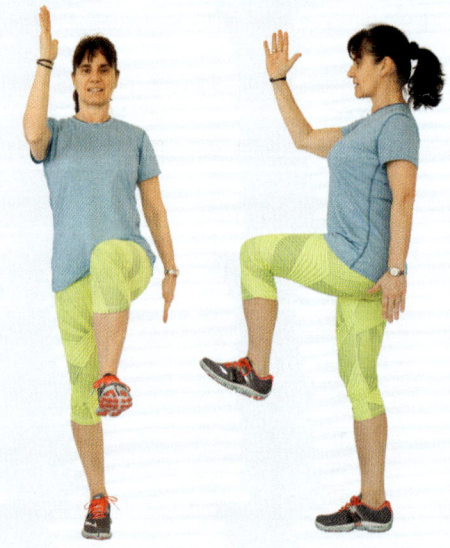

Das Tabata-Training beruht auf dem 20–10-Prinzip:
20 Sekunden intensive Belastung
10 Sekunden Pause

Das Ganze wiederholen Sie achtmal. Nach vier Minuten ist das Training vorbei.

Schneller geht's nicht. Zeitmangel ist also keine Ausrede mehr.
Ihre Beine werden brennen und Ihre Herzfrequenz liegt nach der achten Wiederholung kurz unter Ihrem Maximalwert. Wenn Sie in einer Woche wenig (Trainings-)zeit haben, ersetzen Sie ruhig noch eine weitere Laufeinheit durch ein Tabata-Training.

Tabata-Training – so geht's:
- ➔ Sie brauchen eine Uhr mit Sekundenzeiger im Blick. Alternativ können Sie sich eine kostenlose Tabata-App auf Ihr Smartphone laden.
- ➔ Machen Sie nun für 20 Sekunden Kniehebeübungen: Sie laufen auf der Stelle und ziehen dabei die Knie abwechselnd im 45-Grad-Winkel nach oben. Die Arme bewegen Sie gegengleich wie beim Laufen. Aber geben Sie wirklich alles. Sonst bringt es zu wenig.
- ➔ Dann machen Sie 10 Sekunden lang Pause, in denen Sie wieder nach Luft schnappen.
- ➔ Wiederholen Sie das Ganze achtmal. Also: 8-mal hintereinander 20 Sekunden auspowern – dazwischen immer 10 Sekunden ausruhen.

Hinweis für Einsteiger: Damit Sie sich an diese Belastung gewöhnen, haben wir in Ihrem Trainingsplan diese achtmalige Wiederholung erst ab der neunten Woche vorgesehen. Sie starten zunächst in den ersten vier Wochen mit 5 Wiederholungen und erhöhen dann in den Wochen fünf bis acht auf 6 Wiederholungen. Erst ab der neunten Woche machen Sie mit 8 Wiederholungen das komplette Tabata. (siehe ab S. 102)

Unterschiedliche Belastungsmöglichkeiten
Die Kniehebeübung ist nur ein Beispiel. Sie können auch andere Belastungen wählen. Wichtig bei der Art der Belastung ist nur, dass der ganze Körper in Bewegung ist. Je mehr Muskelketten Sie beanspruchen, umso besser wirkt das Training. Möglich sind beispielsweise auch Skippings, Hampelmänner, Kniebeugen, Sprints, Seilspringen, Trampolinsprünge und vieles mehr. Auch im Schwimmbad können Sie Tabata-Training machen. Legen Sie dazu einen Aquagürtel an und machen Sie schnelle Kniehebeübungen. Das ist besonders gelenkschonend und ersetzt das normale Training in Phasen von Überlastung.

Fettstoffwechselaktivierende Ernährung

Lange Zeit galt es als ehernes Gesetz der Sporternährungswissenschaft: Wer Leistung bringen will, muss ausreichend viele Kohlenhydrate zu sich nehmen. Vor Marathonläufen gibt es daher oft Pasta-Parties. Das ist auch richtig, denn unmittelbar vor Wettkämpfen oder bei Laufanfängern vor langen Trainingsbelastungen ist es wichtig, die körpereigenen Speicher mit Kohlenhydraten zu füllen. Heute weiß man jedoch, dass man zwischen kurzfristiger und dauerhafter Zufuhr unterscheiden muss. Denn wer immer Kartoffeln, Nudeln und Co. auf dem Speiseplan hat, der hat immer prall gefüllte Kohlenhydratspeicher. Das hat jedoch einen entscheidenden Nachteil: Dadurch ist der Fettstoffwechsel unseres Körpers verringert, unser Blutzuckerspiegel ist laufend erhöht, und auf Dauer sprechen wir immer schlechter auf Insulin an. Die Folge: Wir nehmen im Laufe der Jahre immer mehr zu, und das Risiko für Diabetes steigt. Außerdem erhöhen sich Entzündungen im Körper und können im Laufe der Jahre zu Arthrose, Rheuma oder Herzinfarkt führen.

Wenn Sie nun Ihre Fettverbrennung ankurbeln und weniger Kohlenhydrate zu sich nehmen wollen, dann gelingt dies nur, wenn Sie andererseits mehr gute Fettsäuren und mehr Eiweiß zu sich nehmen. Außerdem sollten Sie auf jegliche Zwischenmahlzeiten, egal ob Keks oder Obst, verzichten. Hier sind die vier Ernährungsregeln, die Ihre Fettverbrennung fördern:

Regel 1: Kohlenhydrate reduzieren

Regel 2: Fettschlau ernähren

Regel 3: Mehr Eiweiß essen

Regel 4: Zwischenmahlzeiten meiden

Regel 1: Kohlenhydrate reduzieren

Kohlenhydrate stecken besonders in Zucker, Pasta, Brot, Kartoffeln, Reis und Kuchen. Die letztgenannten Lebensmittel werden oft als Sättigungsbeilagen bezeichnet. Doch dass Kohlenhydrate satt machen, ist ein weit verbreiteter Irrglaube. Nehmen wir viele Kohlenhydrate zu uns, steigt der Blutzuckerspiegel stark an und sinkt schnell wieder ab. Durch diesen Abfall im Blutzucker bekommen wir Hunger. Tatsache ist, dass unsere heutige kohlenhydratreiche Ernährung nicht unserer genetischen Ausstattung Genen entspricht. Auf zu viel Zucker und Kohlenhydrate reagiert unser Körper mit Stress, Entzündungen und oft auch mit Stoffwechselproblemen. Es ist daher kein Geheimnis, dass viele Autoimmunerkrankungen wie Rheuma, Diabetes und Schilddrüsenerkrankungen mit einem zu hohen Konsum an Kohlenhydraten besonders aus Zucker und Getreide in Verbindung gebracht werden. Weizen- und Roggenprodukte sind doppelt schlecht, denn neben Kohlenhydraten enthalten sie aggressive Lektine und viel Gluten.

Weizen und Roggen

Sie fragen sich sicher, warum wir Weizen und Roggen ablehnen. Schließlich haben wir jahrelang nichts anderes gegessen. Grund für unsere Haltung sind aggressive Lektine sowie durch Züchtung erhöhte Glutenwerte.

Hochaggressive, nicht abbaubare Lektine

Nahezu alle Pflanzen haben in ihrer Evolution oder durch spezielle Züchtung Lektine entwickelt. Damit unterscheiden sich Weizen und Roggen noch nicht von anderen Getreidearten oder von Gemüse. Die meisten Gemüselektine sind völlig harmlos, da sie beim Erhitzen, durch Säuerung oder während der Verdauung im Körper abgebaut werden. Das Weizen- und Roggenlektin (übrigens auch das Lektin der Kidneybohne) ist jedoch aggressiv und dazu noch hitzebeständig. Die aggressiven Weizen- und Roggenlektine verbreiten sich über die Blutbahn im ganzen Körper und können sich an unsere Organe heften. Nun lässt unser Immunsystem natürlich nicht einfach zu, dass sich Lektine bei uns einnisten und es wehrt sich. Dabei greift es aber auch körpereigenes Gewebe an. Bei zu großer Zufuhr von Lektinen kommt es dann zu Entzündungen. In der Folge steigt das Risiko für Krankheiten wie Arthrose, Rheuma, Alzheimer, Herzinfarkt, Diabetes und Autoimmunkrankheiten.

Getreide enthält oft schädliche Lektine

Gluten

Gluten ist ein Klebeeiweiß, das die Backeigenschaften beim Getreide verbessert. Früher wurde es nur mit Zöliakieerkrankten in Verbindung gebracht. Heute weiß man, dass es auch bei gesunden Menschen zu einer erhöhten Darmbelastung führt. Hinzu kommt, dass durch moderne Züchtungen weitere Glutenbegleitstoffe wie Adenosin-Triphosphat-Amylase (ATI) ins Getreide hineingezüchtet wurden, die dafür sorgen, dass Gluten noch aggressiver auf unseren Darm wirkt als früher.

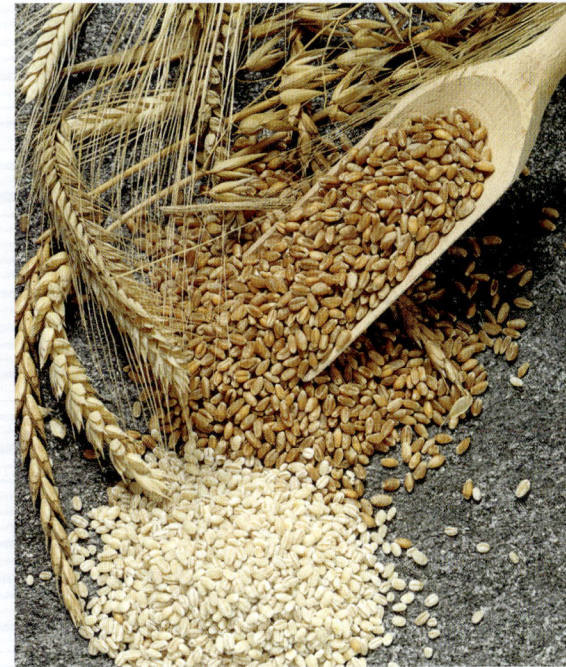

Wie gesund ist Vollkorn?

Jahrelang hat man uns eingetrichtert, Vollkorn sei gesund. Doch so einfach lässt sich das nicht bestätigen. Vollkorn enthält zwar mehr Ballaststoffe, Vitamine und Spurenelemente als Weißmehl.
In Bezug auf die Lektine sind wir hier aber leider nicht aus dem Schneider. Ganz im Gegenteil: Im Vollkorngetreide befinden sich sogar deutlich mehr Lektine.
Gesund ist hier also ein sehr relativer Begriff.

Weizenbier

„Abends ein Bier und dein Arzt stirbt vor dir"? Ein klares Jein! Aber endlich mal eine Entwarnung. Bei der Weizenbierherstellung findet eine sogenannte Vermälzung (Keimung) statt. Das ist das einzige bislang bekannte Verfahren, bei dem die schädigenden Lektine zerstört werden. Belassen Sie es beim Bier aber bei einer Flasche. Die Halbe hat schließlich 27 Gramm Kohlenhydrate und macht bei übermäßiger Zufuhr dick. Es nützt nichts, die Nudelportion zu halbieren und anschließend den Bierkonsum zu verdoppeln.

Weizensüchtig?

Machen wir uns nichts vor: Wenn Sie bisher Ihr Leben lang Pizza und Pasta, Weizen und Süßigkeiten nach Herzenslust gegessen haben, dann fällt Ihnen eine Umstellung nicht leicht. Vielleicht werden Sie sich in den ersten Wochen schlapp und unausgeglichen fühlen. Das hat einen biologischen Grund: Roggen und Weizen enthalten morphiumähnliche Stoffe. Die

machen regelrecht süchtig. Und davon runterzukommen ist schon ein kleiner Entzug.

Zwei Tipps, wie Sie der Weizensucht entkommen

Um der Weizensucht zu entkommen, sollten Sie Kaffee trinken und 70-prozentige Schokolade essen. Kaffee enthält den Inhaltsstoff Cafestol. Der kann an die Opiatrezeptoren anbinden. Dadurch wird der „Weizen- und Roggenentzug" nicht so stark wahrgenommen.

Der in der Schokolade enthaltene hochprozentige Kakao verbessert die Blutversorgung zum Gehirn. Er ist ein wahrer Muntermacher und stärkt auch mental. Zudem verbessert der Kakao die Blutversorgung zur Muskulatur. Man regeneriert schneller und wird leistungsfähiger. Aber Achtung: Das Ganze gilt aber nur für Schokoladen mit einem Kakaogehalt von 70 Prozent und darüber. Und nicht schummeln: Drei Riegel mit 30-prozentiger Milchschokolade machen keine 90 Prozent. ;-))

Alternatives Getreide einsetzen

Urweizensorten wie Dinkel, Emmer und Einkorn enthalten weniger Problemstoffe und sind deshalb besser geeignet als Weizen und Roggen.

Unser Kohlenhydrat-Tipp: Generell empfehlen wir Ihnen, den Anteil der Kohlenhydrate in Ihrer Ernährung deutlich zu reduzieren. Bitte verstehen Sie das nicht falsch. Das ist keine Diät: Sie müssen insgesamt nicht weniger essen. Sie verringern einfach deutlich Ihren Zuckerkonsum und essen deutlich weniger kohlenhydrathaltige Beilagen. Stattdessen bauen Sie mehr Eiweiß, Fett sowie deutlich mehr Gemüse und Salat in Ihre Ernährung ein. Gute eiweißhaltige Alternativen sind: Linsen-, Buchweizen- und Kichererbsen-Nudeln sowie Eiweiß-Müslis, Quinoa- und Amaranthprodukte (siehe Anhang).

Kohlenhydratfest – vor dem langen Lauf

Wir empfehlen, einmal pro Woche deutlich mehr Kohlenhydrate zu essen. Dies sollte am besten der Samstag sein – also der Tag vor dem langen Lauf. Dies bedeutet, dass Sie an sechs Tagen kohlenhydratreduziert essen und einen Tag pro Woche schlemmen dürfen. Wir nennen das die 6+1-Strategie. Dies ist gut für die Motivation. Sie können Ihrem Gehirn immer sagen, die frischen Brötchen, die Pizza oder die Lasagne gönne ich mir am Samstag.

Kartoffeln und Reis

Kartoffeln sind zwar ein guter basischer Nährstofflieferant, wirken aber leider auch stark blutzuckererhöhend. Letzteres gilt auch für Reis. Daher ist beides nur in kleinen Portionen zu empfehlen.

Unser Kartoffel- und Reis-Tipp: Fahren Sie Ihre Kartoffelrationen auf kleine Portionen zurück und essen Sie Kartoffeln immer nur in Verbindung mit guten Fettsäuren wie Butter, Sahne, Quark, Olivenöl oder Käse. Das verlangsamt den Blutzuckeranstieg deutlich. Wenn Sie Reis lieben, dann nehmen Sie Naturreis. Dieser enthält wertvolle Spurenelemente wie Kieselsäure. Und auch beim Reis gilt der Tipp mit den Fetten.

Zucker

Normaler Haushaltszucker besteht aus einem Teil Glukose und aus einem Teil Fruktose. Problematisch dabei ist der Gehalt von Fruktose – auch Fruchtzucker genannt. Mit der Fruktose verhält es sich nämlich wie mit Alkohol. Sie wird nicht wie Glukose über Insulin abgebaut, sondern wird in der Leber verstoffwechselt und das führt zu einer Leberbelastung. Damit wächst die Gefahr von Krankheiten. Ein weiterer Nachteil von Zucker ist, dass er nicht in der Lage ist, das Hormon Leptin zu bilden. Das ist extrem ungünstig, denn Leptin ist für unseren Körper das Signal: „Jupps, jetzt bin ich satt". Also bleibt man trotz reichlicher Kalorienzufuhr weiter hungrig und isst entsprechend zu viel. Auch aus sportlicher Sicht bringt Zucker Nachteile: Die enthaltene Fruktose erhöht die Harnsäurewerte. Die Harnsäure wiederum verringert das Stickstoffmonoxid im Körper. Dieses Stickstoffmonoxid ist aber für eine gute Durchblutung und damit für die Nährstoffversorgung der Muskulatur zuständig. Die Folge: Nach einem Training benötigt man deutlich länger für die Regeneration.

29

Unser Zucker-Tipp: Sie müssen jetzt nicht gleich Zucker meiden wie der Teufel das Weihwasser. Reduzieren Sie ihn aber deutlich. Kaffee schmeckt auch ohne, und Süssigkeiten kann man reduzieren – auch wenn's schwer fällt. Viel Zucker steckt zudem in Limonaden. Diese sollten Sie ganz weglassen und stattdessen Mineralwasser trinken. Wenn Sie Genuss daran haben, gönnen Sie sich gelegentlich eine Light-Limonade mit Süßstoff. Da regelmäßig aufgenommene Süßstoffe wie Cyclamat, Saccharin oder Aspartam die körpereigene Darmflora schwächen können, sollte aber auch das eher die Ausnahme bleiben. Übrigens: Schokolade mit über 70-prozentigem Kakaogehalt ist erlaubt.

Obst

„An apple a day keeps the doctor away" heißt ein englisches Sprichwort. Da ist viel Wahres dran. Dennoch muss man beim Obst ein wenig vorsichtig sein. Es enthält zwar viele Nährstoffe und Antioxidantien, die für uns wichtig sind, doch leider auch große Konzentrationen an Glukose und Fruktose. Daher sollte man nicht einfach Äpfel, Birnen oder Orangen zwischendurch als Snack essen, denn durch den Glukoseanteil geht der Blutzuckerspiegel dabei schnell hoch und schnell wieder runter. Die Folge: Der Appetit wird angeregt, man bekommt trotz Essen wieder Hunger, und der Körper verlangt nach weiteren Kohlenhydraten. Genauso verhält es sich mit Fruchtsäften, Saftschorlen und Limonaden.

Unser Obst-Tipp: Essen Sie Obst, aber essen Sie es zu den Mahlzeiten und schränken Sie es auf zwei Portionen pro Tag ein. Das wären zum Beispiel ein Apfel und eine Orange. Empfehlenswert ist es auch, Obst zusammen mit Quark oder Hüttenkäse zu essen. Dadurch erhalten Sie eine gute Sättigung. Kaufen Sie bevorzugt frisches Obst der Saison und essen Sie vermehrt Beeren. Denn Himbeeren, Erdbeeren, Brombeeren, Heidelbeeren und Co. enthalten sehr viele entzündungssenkende Pflanzenstoffe, die unser Immunsystem stärken. Zudem enthalten sie deutlich weniger Zucker. Das heißt, bei Beeren dürfen Sie nach Herzenslust zugreifen.

Salat und Gemüse

Salat und Gemüse sind prima, denn sie liefern wichtige Vitamine und Mineralien, die im wahrsten Sinne des Wortes Leben in die Bude bringen. Ebenso enthalten sie eine Vielzahl an sekundären Pflanzenstoffen wie beispielsweise Polyphenole, die äußerst wirksam vor Infektionen schützen. Da Brokkoli, Zwiebeln und rote Bete besonders reich an Pflanzenstoffen sind, sollten diese Gemüsesorten jede Woche auf den Tisch kommen. Biologisch angebautes Gemüse ist dabei immer vorzuziehen, da biologisch angebaute Produkte mehr Inhaltsstoffe enthalten.

Unser Salat- und Gemüse-Tipp: An Kohlenhydraten in Form von Salat und Gemüse sollten Sie niemals sparen. Nur rein damit, und immer als Erstes vor den anderen Beilagen essen.

Regel 2: Fettschlau ernähren

Fett macht fit

Diese Regel wird Ihnen gefallen: Fett macht nicht fett, sondern gesund, vorausgesetzt, Sie nehmen die richtigen Fette. Im Gegensatz zu Kohlenhydraten sind Fettsäuren nämlich elementar wichtig für unseren Körper und stabilisieren die Zellmembranen. Dadurch werden unsere Organe vor Verletzungen, Bakterien und anderem Fremdmaterial geschützt. Auch unser Immunsystem funktioniert nur optimal, wenn ihm die richtigen Fettsäuren zur Verfügung stehen. Hinzu kommt, dass der Körper ausreichend Fettsäuren braucht, um die Vitamine A, D, E und K aufnehmen zu können. Eine fettarme Ernährung dagegen verringert die Testosteronproduktion. Das ist schlecht, denn dieses Hormon ist unter anderem für die Regeneration und für starke Knochen zuständig. Gute Fettsäuren kurbeln die Testosteronproduktion an, lassen Fettpölsterchen schneller schwinden. Sie verringern die Anfälligkeit für Krankheiten und Verletzungen und tragen so zum Trainingsfortschritt bei. Es geht in unserem Ernährungsprogramm also nicht darum, Kalorien einzusparen, sondern darum, „dumme" Kohlenhydratkalorien gegen „schlaue" Fettkalorien einzutauschen. Sie aktivieren damit Ihren Stoffwechsel, stärken Ihr Immunsystem, bauen Entzündungsherde ab, fördern Ihre Regenerationsfähigkeit beim Sport und fühlen sich einfach fitter. Und das Beste: Sie haben auch noch lecker gegessen. Denn Fette sind oft die entscheidenden Geschmacksträger.

Die richtige Fettsäuren-Balance

Zu schön, um wahr zu sein? Nun, es kommt auf die richtige Fettsäuren-Balance an. Wer die richtigen Fettsäuren zu sich nimmt, hat einen besseren Fettstoffwechsel. So reduzieren Sie Körperfett, anstatt es zu erhöhen.

Generell unterscheidet man zwischen gesättigten Fettsäuren, einfach ungesättigten und mehrfach ungesättigten Fettsäuren.

Tab. 1: Fettsäuren im Überblick

Empfohlene Fettsäuren			
Gesättigte Fettsäuren	Einfach ungesättigte Fettsäuren	Mehrfach ungesättigte Fettsäuren	
	Omega-9-Fettsäuren	Omega-6-Fettsäuren	Omega-3-Fettsäuren
Vorkommen	Vorkommen	Vorkommen	Vorkommen
Milchprodukte (Vollfett), natives Kokosöl, natives Palmöl, Fleisch, Eier	Olivenöl, Avocado, natives Palmöl	Mandeln, Walnüsse, Cashewkerne, Sonnenblumenkerne	Fisch, Speiseleinöl, Walnussöl, Weidetiere, Chiasamenöl, Leinsamen, Chiasamen

Dabei ist nicht eine Art gut und die andere schlecht. Vielmehr haben alle Fettsäuren ihre individuelle Funktion im Körper. Es kommt daher darauf an, jede Art regelmäßig und in einem möglichst ausgewogenen Verhältnis zu sich zu nehmen. Nur so kann man von den positiven Eigenschaften profitieren. Diese ausbalancierte Fettzufuhr nennen wir dann „fettschlaue Ernährung".

Gesättigte Fettsäuren

Gesättigte Fettsäuren waren lange Zeit die „bösen Buben" in der Ernährung. Sie wurden mitverantwortlich gemacht für Fettleibigkeit und weitere Zivilisationskrankheiten wie zu hohe Cholesterinwerte oder Herzinfarkt. Diese Lehrmeinung ist mittlerweile überholt. Die Aussagen basierten auf Theorien und Vermutungen oder auf einseitigen Versuchen, die keine Praxisrelevanz hatten. Heute weiß man, dass gesättigte Fettsäuren keine freien Bindungen haben, somit nicht oxidiert oder zerstört werden können und dass sie in Verbindung mit Gewürzen keinerlei schädigende Potenziale haben. Lassen Sie sich also nicht vom schlechten Ruf der gesättigten Fettsäuren beirren. Sie sollten sie in Ihren Speiseplan integrieren, denn sie erfüllen wichtige Funktionen im Körper. Nehmen Sie deshalb ruhig Milchprodukte der Vollfettstufe, verwenden Sie Butterschmalz, Bio-Palmöl und Kokosnussöl .

Unser Tipp zum Braten: Nehmen Sie zum Anbraten generell gesättigte Fettsäuren wie Butterschmalz und Kokosöl.

Milchfett in Butter und Sahne

Vergessen Sie bei Milch, Joghurt und Quark die Magerstufen. Milchfett ist aufgrund der Buttersäure, der Transpalmitoleinsäure sowie der Ölsäure, die wir bei den einfach ungesättigten Fettsäuren kennenlernen werden, gut für uns. Verwenden Sie deshalb alle Milchprodukte in der Vollfettvariante.

Palmöl

Palmöl besteht zu etwa 50 Prozent aus gesättigten Fettsäuren, deren Hauptbestandteil ebenfalls die Laurinsäure ist. Es enthält zusätzlich wertvolles Vitamin E in Form von Tocotrienolen, die eine hohe entzündungssenkende Wirkung haben. Vorsicht ist jedoch beim Anbraten geboten: Palmöl darf nur bis zu einer mittleren Temperatur erhitzt werden, wenn seine guten Eigenschaften bewahrt werden sollen. Bei Palmöl sollten Sie Bio-Fairtrade-Qualität wählen. Hier werden Kleinbauernbetriebe im nachhaltigen Wirtschaften unterstützt. Bei der agrarindustriellen Palmölproduktion werden immer größere Regenwaldgebiete gerodet, das Geld wird nicht vor Ort investiert, und die Abholzung von Regenwaldgebieten gefährdet das Gleichgewicht der Natur sowie das Weltklima.

Kokosnussöl

Zum Braten und Backen eignet sich natives Kokosöl, das Laurinsäure und Palmitinsäure enthält. Wie alle Fette sollte auch Kokosnussöl nicht raffiniert, sondern nativ sein. Denn bei der Raffination von pflanz-

lichen Ölen gehen die gesundheitsfördernden Begleitstoffe verloren. Außerdem
sollte das Kokosfett nicht gehärtet sein,
weil durch die Härtung Transfettsäuren
entstehen, die stark entzündungsfördernd
wirken. Gehärtetes Kokosfett erkennt
man beim Einkauf an der Zutatendekla-
rierung „teilweise gehärtet". Verwenden
Sie zum Anbraten deshalb ausschließlich
natives, nicht raffiniertes und nicht gehärtetes Kokosöl.

Ungesättigte Fettsäuren

Ungesättigte Fettsäuren dagegen sind re-
aktionsfreudiger und verändern sich daher
leichter beim Erhitzen. Man unterscheidet
einfach ungesättigte und mehrfach ungesättigte Fettsäuren.

Einfach ungesättigte Fettsäuren (Omega 9)

Einfach ungesättigte Fettsäuren, auch
Omega 9-Fettsäuren genannt, helfen dem
Immunsystem bei Entzündungen. Sie erhöhen zudem die Fließ- und Anpassungs-
fähigkeit der Membranen und verbessern
so den Nährstoffaustausch zwischen
den Zellen. Olivenöl, Rapsöl, Avocados
und Butter sind besonders reich an Ome-
ga-9-Fettsäuren.

Mehrfach ungesättigte Fettsäuren (Omega 6 und Omega 3)

Die mehrfach ungesättigten Fettsäuren
benötigt unser Körper zur Herstellung von
Hormonen und hormonähnlichen Stoffen.
Generell unterscheidet man bei den mehrfach ungesättigten Fettsäuren Omega 6-

(Linolsäure) und Omega 3-Fettsäuren
(α-Linolensäure). Beide sind lebenswichtig
und können nur über die Ernährung aufgenommen werden. Unser Körper kann sie
nicht selbst bilden.

Das Verhältnis von Omega 6- zu Omega 3-Fettsäuren

Das richtige Verhältnis von Omega 6- zu
Omega 3-Fettsäuren ist entscheidend. Das
liegt daran, dass dieses Verhältnis darüber
entscheidet, ob Entzündungen im Körper
an- oder ausgeschaltet werden. So wirkt
ein Übermaß an Omega 6-Fettsäuren
entzündungsfördernd, wohingegen Omega 3-Fettsäuren Entzündungen senken.
Das Verhältnis zwischen Omega 6- und
Omega 3-Fettsäuren sollte deshalb nicht
größer als 4 zu 1 sein. Tatsächlich liegt
dieser Wert in westlichen Industrieländern,
bedingt durch eine moderne, schnelle
und getreidelastige Ernährung oftmals
jedoch bei 10 zu 1 oder noch ungünsti-
ger. Diese Dysbalance fördert chronische
Entzündungsreaktionen und begünstigt
damit Krankheiten wie Arthrose, Diabetes,
Rheuma, Krebs und Übergewicht. Ziel ist
es daher, den Anteil an Omega 6-Fettsäu-
ren in der Ernährung zu verringern und die
Omega 3-Fettsäuren zu erhöhen.

Weniger Omega 6

Um den Anteil an Omega 6-Fettsäuren
zu verringern, sollten Sie auf Pflanzenöle
mit hohem Omega 6-Anteil verzichten.
Dies sind Öle wie Distelöl, Sonnenblu-
menöl, Maiskeimöl und Sojaöl. Außerdem
sollten Sie auf Fertiggerichte verzichten.

Fertiggerichte enthalten nämlich viel Omega 6-Fettsäuren und stören so das Gleichgewicht im Körper. Auch Getreide enthält ein ungünstiges Verhältnis von Omega 6- zu Omega 3-Fettsäuren. Ein Grund mehr, davon weniger zu essen.

Mehr Omega-3-Fettsäuren
Setzen Sie auf folgende vier Bausteine, um den Anteil an Omega 3-Fettsäuren zu erhöhen.

Fisch
Essen Sie mindestens zweimal pro Woche Fisch, bevorzugt Makrele, Hering, Seelachs oder Forelle. Diese Fischarten sind ökologisch unbedenklich, weil sie im Gegensatz zu Thunfisch weder überfischt noch mit Schwermetallen belastet sind. Besonders viel Omega 3-Fettsäuren enthält jede Art von Wildfang. Hier können Sie auch sicher sein, dass im Gegensatz zur Aquakultur auch keine Antibiotika im Spiel waren. Wer keinen Fisch mag, kann auch Fischölkapseln oder hochwertige Krillöl-Kapseln (mind. 1 g täglich) nehmen.

Speiseleinöl
Der zweite Baustein für mehr Omega 3-Fettsäuren ist die tägliche Verwendung von Speiseleinöl. Gut wären ein bis zwei Esslöffel pro Tag. Am besten verrühren Sie das Öl morgens in einem Gewürzquark (Rezept auf Seite 222). Leinöl ist mit einem Omega-3-Anteil von 54 Prozent das omega-3-reichste Öl, gefolgt vom Hanfnussöl mit 20 Prozent und dem Walnussöl mit 12 Prozent. Je frischer das Leinöl, desto schmackhafter ist es. Da omega 3-reiche Öle nicht hitzebeständig sind, sollten Sie sie nur für die kalte Küche und nicht zum Kochen oder Braten verwenden. Sollte das Leinöl ranzig schmecken, ist es nicht mehr frisch. Bezugsquellen für gute Leinöle finden Sie im Anhang.

Fleisch von Weidetieren
Tiere, die mit Gras gefüttert wurden, enthalten mehr Omega 3-Fettsäuren. Achten Sie daher darauf, bevorzugt Fleisch von Tieren aus Weidehaltung verwenden. Diese Tiere sind in der Regel gesünder als Tiere, die im Stall gehalten werden.

Tab. 2: Fett richtig auswählen

	Optimal	„Second Best"	Schlecht
zum Braten	Kokosöl, Palmöl, Butterschmalz	Olivenöl[1], Rapsöl[1], Butter[2]	Sonnenblumenöl, Distelöl, Sojaöl, Maiskeimöl
für die kalte Küche	Olivenöl, Butter, Speiseleinöl, Chiaöl, Hanfnussöl	Walnussöl, Avocadoöl, Kürbiskernöl, Arganöl	Sonnenblumenöl, Distelöl, Sojaöl

[1] Olivenöl und Rapsöl sind zum Braten nicht optimal, da beide einen Anteil an mehrfach ungesättigten Fettsäuren enthalten, die beim Erhitzen leicht oxidieren. Zusätzlich werden die wertvollen Pflanzenstoffe in Olivenöl durch Erhitzen teilweise zerstört.
[2] Butter enthält im Gegensatz zu Butterschmalz Eiweiß und Wasser und ist daher zum Anbraten nicht optimal.

Nüsse und Samen

Zu guter Letzt enthalten Chiasamen, Leinsamen, Hanfnüsse und Walnüsse viele Omega 3-Fettsäuren. Diese Nüsse und Samen können Sie direkt essen oder als Öl beispielsweise in Salaten und Quarkspeisen verwenden.

Regel 3: Mehr Eiweiß essen

Eiweiß gilt als Grundbaustein allen Lebens. Das liegt daran, dass sich Eiweißbestandteile, also Aminosäuren, in jeder Zelle des Körpers befinden und alle Körpervorgänge steuern: Sie bilden Hormone und Enzyme und sind der Baustoff für Muskeln, Nerven und Knochen. Von den 20 existierenden Aminosäuren sind acht „essenziell". Das bedeutet, dass unser Körper sie nicht selbst herstellen kann. Sie müssen also über die Nahrung aufgenommen werden. Wenn Sie Sport treiben oder jetzt damit beginnen, ist Eiweiß zudem elementar wichtig, da es eine schnelle hormonelle und muskuläre Regeneration einleitet.

Zugleich stärkt das Eiweiß die nun stärker belasteten Sehnen, Bänder und Knochen.

Tierisches Eiweiß aus artgerechter Haltung

Neben dem höheren Omega 3-Gehalt von Weidetieren spricht für Weidetierprodukte auch die Tatsache, dass Tiere in Zucht- oder Mastbetrieben keinen Auslauf und dafür mehr Stress haben. Sie werden häufig mit Medikamenten behandelt und mit genverändertem Soja sowie mit Weizen gefüttert. Produkte aus Massentierhaltung enthalten zudem einen hohen Anteil an Arachidonsäure, die Entzündungserkrankungen fördert. Zusätzlich stört dies die Regeneration nach dem Sport.

Fleisch kombiniert mit Gemüse und Salat

Häufig wird vor rotem Fleisch gewarnt, da es angeblich das Risiko für Dickdarmkrebs erhöht. Dies wird erklärt mit einem schädigenden Potenzial des Inhaltsstoffs „Häm-Eisen" auf die Dickdarmschleimhaut. Dieser potenziell negative Effekt wird aufgehoben, wenn Sie zu Fleisch und

Tab. 3: Übersicht tierisches Eiweiß

	Optimal	„Second Best"	Schlecht
Fisch	Hering, Seelachs, Forelle, Makrele	Lachs	Thunfisch[1], Scholle[2], Pangasius[3]
Fleisch	Wild und Tiere aus artgerechter Freilandhaltung wie Rind und Lamm		Fleisch und Wurst von gemästeten Tieren wie Schwein, Pute und Huhn

[1] Thunfisch ist zum Teil schwermetallbelastet und kann deshalb Entzündungen hervorrufen.
[2] Der Verzehr von Scholle ist ökologisch bedenklich, da beim Schollenfang der Meeresgrund abgefischt wird.
[3] Pangasius-Filet sollte nur aus ökozertifizierten Betrieben verwendet werden, da bei der konventionellen Pangasiuszucht viele Antibiotika eingesetzt werden, die sich in Fisch und Trinkwasser anreichern.

Wurst immer eine größere Menge löslicher Faserstoffe aus Gemüse und Salat aufnehmen. Essen Sie also statt einem Leberkäse-Brötchen lieber ein Steak vom Weiderind mit einer ordentlichen Portion Gemüse.

Unser Fleisch-Tipp: Verzichten Sie weitestgehend auf den Verzehr von Tieren aus konventioneller Mast – also Pute, Hühnchen oder Schwein sowie die daraus hergestellten Wurstwaren. Essen Sie möglichst nur Fleisch aus artgerechter Haltung.

Eier

Der Name weist schon darauf hin: Das Ei ist eine sehr gute Eiweißquelle. Dieses Eiweiß ist besonders hochwertig und leicht verdaulich. Zudem enthalten Eier weitere wertvolle Inhaltssoffe, die für Gesundheitssportler wichtig sind. So unterstützen die darin enthaltenen natürlichen Karotinoide beispielsweise Ihr Sehvermögen. Außerdem enthalten Eier den Baustoff Cholin. Dieser gehört zur Gruppe der Phospholipide und ist wichtig für die Zellkommunikation im Körper: Cholin gibt den Zellwänden Struktur und bildet die Schutzhüllen für die Nervenbahnen (Myelin). Eine gute Cholinversorgung verbessert die Gedächtnisleistung und die Kommunikation zwischen Gehirn und Muskulatur. Außerdem transportiert Cholin Fett aus der Leber ab. Damit nicht genug: Eier enthalten auch große Mengen an Vitamin B12. Dieses benötigen wir für die Blutbildung und bei der Zellteilung.

Unser Eier-Tipp: Essen Sie mindestens 10 Eier pro Woche – auch dann, wenn Sie erhöhte Cholesterinwerte haben. Das Cholesterin der Eier hat keinen Einfluss auf den Cholesterinspiegel im Blut. Achten Sie beim Kauf auf Bio-Eier oder noch besser Eier von Hühnern, die freilaufend gehalten werden.

Milchprodukte

Bei den Milchprodukten enthalten besonders Käse und Quark viel Eiweiß. Leider ist heute der größte Teil der im Supermarkt erhältlichen Milch alles andere als optimal für unseren Körper. Das liegt an der Pasteurisierung und der Homogenisierung. Diese Verfahren machen die Produkte länger haltbar und verbraucherfreundlicher. Leider gehen auf diese Weise aber auch wertvolle Inhaltsstoffe verloren. So zerstört die Pasteurisierung zahlreiche entzündungssenkende Enzyme und Bakterien, die den Darm stärken und die Verdauung unterstützen. Zudem wird durch die Pasteurisierung die Eiweißstruktur der Milch verändert. Dadurch ist sie schlechter zu verdauen. Bei der Homogenisierung wiederum werden die Fetttröpfchen in feinste Partikel zerschlagen, die für den Darm unnatürlich klein sind. Diese Kleinstpartikel werden unverändert durch die Darmwand aufgenommen und erhöhen das Allergierisiko Allein die Homogenisierung der Milch erhöht deren Allergenität um den Faktor 20. Studien zeigten darüber hinaus, dass mit Rohmilch aufgewachsene Kleinkinder weniger Magen-Darmprobleme haben. Ebenso waren Kinder vom Bauernhof schon immer besser vor Allergien geschützt als Stadtkinder.

Unser Milch- und Käse-Tipp: Besorgen Sie sich am besten Ihre Milchprodukte bei einem lokalen (Bio-)Bauern. Setzen Sie auf Rohmilch. Kochen Sie diese nicht ab und gewöhnen Sie Ihren Darm mit kleinen Mengen an diese zusätzlichen Helfer für einen gesunden Darm. Falls es keinen Bio-Bauernhof in Ihrer Nähe gibt, kaufen Sie nicht homogenisierte Frischmilch in Bioqualität. Diese gibt es inzwischen schon in Supermärkten. Auch beim Käse sollten Sie Rohmilchkäse bevorzugen. Neben Vitamin K2 enthält er weitere wertvolle stoffwechselaktivierende Enzyme und Bakterien. Doch auch Rohmilch oder nicht homogenisierte Milch sollten Sie nicht täglich in größeren Mengen zu sich nehmen.

Tipp für Laktoseintolerante: Menschen mit Laktoseintoleranz vertragen Milchprodukte besser, wenn diese gesäuert und auf Rohmilchbasis hergestellt sind. Durch die Säuerung entstehen nämlich viele gesunde Bakterien und Enzyme, die die Verdauung unterstützen und gleichzeitig das Immunsystem stärken.

Pflanzliches Eiweiß

Auch Pflanzen enthalten Eiweiß. Allerdings haben pflanzliche Eiweißquellen einen Nachteil: Sie sind arm an der essenziellen Aminosäure Lysin. Unser Körper kann

daher das pflanzliches Eiweiß nicht so gut verwerten.

Unser Tipp zu pflanzlichem Eiweiß: Setzen Sie auch aus ökologischen Gründen neben tierischem Eiweiß zusätzlich auf pflanzliches Eiweiß. Zur Hitliste pflanzlicher Eiweißspender zählen Sojaprodukte, Linsen, Erbsen, Bohnen, Nüsse und Nussmehle. Da Kidneybohnen und Sojaprodukte wie Tofu, Sojamilch oder Sojawürstchen wie Weizen- und Roggen aggressive Lektine und mineralienbindende Phytinsäure enthalten, sollten Sie diese meiden. Kidneybohnen und Sojaprodukte verringern darüber hinaus die Hormonproduktion im Körper und können eine Schilddrüsenfehlfunktion sowie verringerte Testosteronwerte nach sich ziehen.

Das richtige Nährstoffverhältnis

Wir wissen nun, dass Eiweiß und Fett unverzichtbare Baustoffe für den Körper

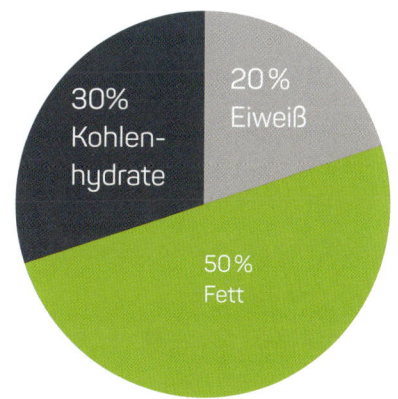

Abb. 4: **Kalorienaufteilung heute**

Tab. 4: **Kalorienverteilung nach Dr. Feil**

Anteil Kalorien	Lebensmittelverteilung
600 Kilokalorien aus Kohlenhydraten	150 g Kohlenhydrate hauptsächlich in Form von Gemüse
1000 Kilokalorien aus Fett	110 g Fett in Form von Nüssen (Walnüssen, Cashewkernen, Mandeln, Sonnenblumenkernen, Hanfnüssen), dunkler Schokolade, fetten Milchprodukten (Butter, Vollmilch, Sahne, fetter Käse) und hochwertigen Ölen (Olivenöl, Speiseleinöl, Bio-Kokosöl, Chiaöl)
400 Kilokalorien aus Eiweiß	100 g Eiweiß, hauptsächlich in Form von Eiern, Quark, Linsen, Erbsen, Nüssen, Fleisch, Fisch und Molkeneiweiß

sind. Außerdem wissen wir, dass Fett und Eiweiß die Regeneration und das Immunsystem stärken. Aufgrund dieser Tatsachen sollte die generelle Kalorienverteilung an sieben Tagen in der Woche wie folgt aussehen (Ausnahme 6+1-Strategie: Siehe Seite 29):
⊕ 50 Prozent Fett
⊕ 30 Prozent Kohlenhydrate
⊕ 20 Prozent Eiweiß

Die ideale Kalorienverteilung
Bei einem 70 kg schwerem Mann geht man von einer täglichen Kalorienaufnahme von rund 2000 Kilokalorien aus. Diese verteilen sich idealerweise wie in der Tabelle oben.

Regel 4: Zwischenmahlzeiten weglassen

Zwischenmahlzeiten sollten Sie weglassen, damit Ihr Körper lernt, mehr Fett zu verbrennen. Durch die lange Pause zwischen den Mahlzeiten wird Ihr Magen leer.

Das ist ein Signal für den Magen, vermehrt das Hungerhormon Ghrelin auszuschütten. Infolgedessen bildet Ihr Körper verstärkt Wachstumshormon, was wiederum die Fettverbrennung ankurbelt. Wer die Zwischenmahlzeiten weglässt, darf sich bei den verbleibenden Hauptmahlzeiten richtig satt essen – bevorzugt jedoch mit allen Lebensmitteln, die in unserer Lebensmittel-Pyramide ganz weit unten stehen.

Was tun, wenn zwischendurch der Hunger kommt?
Wer kennt ihn nicht, den kleinen Hunger? Was tun, wenn dieser unangekündigt vor der Tür steht? Sie wissen ja inzwischen, dass Kekse oder ein Stück Obst alles dickmachende und appetitanregende Kohlenhydrate sind. Unsere Empfehlung: Essen Sie eine große Portion 20-prozentigen Quark, trinken Sie ein Glas Buttermilch oder einen kohlenhydratarmen Molkeneiweißshake. Ebenfalls hilfreich und erlaubt ist ein Stückchen dunkle, mindestens 70-prozentige Schokolade.

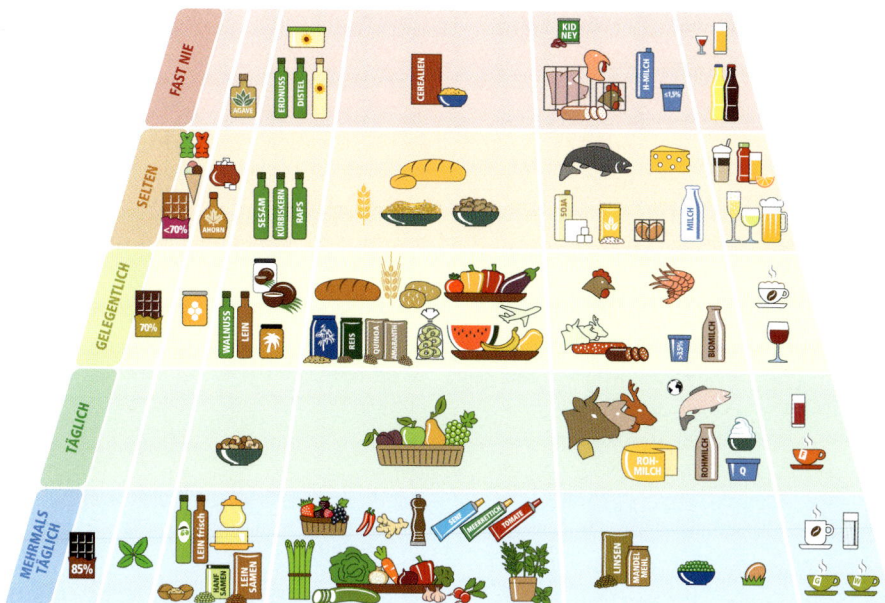

Abb. 5: Die Dr. Feil-Pyramide

Die Dr. Feil Lebensmittel-Pyramide

Da Sie sich sicher nicht alles auf einmal merken konnten, stellen wir Ihnen hier die Dr. Feil-Ernährung zusammengefasst vor.

Die Dr. Feil-Ernährung ist kohlenhydratre-duziert und fettschlau. Sie enthält zudem hochwertiges Eiweiß, viel Gemüse und Sa-lat sowie entzündungssenkende Kräuter und Gewürze (siehe S. 47).
Die Dr. Feil Lebensmittel-Pyramide gibt Ih-nen einen Überblick, welche Lebensmittel Sie verstärkt essen sollten. Diese Lebens-mittel sind in der Kategorie „mehrmals täglich" und „täglich" im unteren Bereich eingeordnet.

Im oberen Teil der Pyramide befinden sich die Nahrungsmittel, die Sie nur noch selten essen sollten.
Neben den gewöhnlichen Hauptgruppen Kohlenhydrate, Eiweiß und Fett sind in unserer Lebensmittel-Pyramide auch die Gruppen Süßungsmittel, Süßigkeiten und Getränke enthalten. So behalten Sie auch im Alltag die Übersicht. Machen Sie sich auf den Weg. Setzen Sie Stück für Stück immer mehr um. Es lohnt sich – verspro-chen.

Übrigens: Neueste Studien und ausführ-lichere Erläuterungen finden Sie auch im Internet unter dr-feil.com/dr-feil-strategie.

Fettstoffwechselaktivierung während des Trainings

Auch im Training gilt: Wer sich intelligent versorgt, kommt schneller ans Ziel – in unserem Fall heißt das, er verbrennt mehr Fett. Entscheidend ist die richtige Versorgungsstrategie während des Trainings und nach dem Training.

Wenn das Training nicht länger als 90 Minuten dauert, brauchen Sie gar keine Kohlenhydrat-Energie zu sich nehmen, also keine Energie-Riegel, keine Banane und keine Sportgetränke. Bei Läufen bis zu einer Stunde genügt es, vor dem Training ein Glas Wasser oder Mineralwasser zu trinken. Wenn Sie Ihrem Körper im Training nämlich zu viel Energie in Form von Kohlenhydraten geben, dann verbrennt er diese zuerst und spart an der Fettverbrennung.

Tipp: Wenn Sie dazu neigen, stark zu schwitzen, geben Sie eine gute Messerspitze Kochsalz in Ihr Wasserglas. Damit führen Sie Ihrem Körper Natrium zu und beugen Muskelkrämpfen vor. Bei längeren Einheiten sollten Sie auch während dem Laufen Flüssigkeit zu sich nehmen. Sonst besteht die Gefahr, dass Sie dehydrieren. Im schlimmsten Fall klappen Sie zusammen. Ab Einheiten von 60 Minuten sollten Sie deshalb auf jeden Fall etwas Wasser mitführen. Am praktischsten geht das an speziellen Gürteln, die es zusammen mit den passenden Flaschen im Sporthandel gibt.

Sportgetränke

Sportgetränke brauchen Sie erst, wenn Sie im Training auf den Halbmarathon lange Einheiten von 60 bis 90 Minuten und länger trainieren. Sportgetränke sollten dabei immer Kohlenhydrate und Eiweiß enthalten. Das Verhältnis von Kohlenhydraten zu Eiweiß sollte in etwa 3 zu 1 sein. Zusätzlich sollten Sportgetränke auch mindestens 800 mg Natrium pro Liter enthalten. Natrium schützt vor belastungsbedingten Krämpfen und beschleunigt die Wasser- und Kohlenhydrataufnahme im Darm.

Unser Sportgetränke-Tipp: Nutzen Sie bei langen Läufen hochwertige Sportgetränke. Diese sollten Sie im Training verdünnen – bei Sportgetränkepulver geben Sie einfach doppelt so viel Wasser dazu wie angegeben. Die Verdünnung garantiert, dass Sie bei den langen Trainingseinheiten den Fettstoffwechsel nicht blockieren.

Notfallenergie

Notfallenergie im Training ist wichtig, wenn Sie sich beim Lauftraining aufgrund der Ernährungsumstellung anfangs schlapp fühlen. Wenn Sie hier Energie zum Lutschen dabeihaben (siehe Anhang), dann wird diese Energie über die Mundschleimhaut aufgenommen. Damit gaukeln Sie Ihrem Gehirn vor, der Körper bekäme Kohlenhydrate in Hülle und Fülle. Tatsächlich sind es aber zum Beispiel bei einem Gel-Chip nur wenige Gramm. Dadurch wird der Fettstoffwechsel nicht behindert, und das

Gehirn meldet: „Es ist wieder Energie da, die Muskelmaschine kann weiterlaufen."

Fettstoffwechselaktivierung nach dem Training

Selbst nach dem Training kann Ihr Körper noch verstärkt Fett verbrennen. Allerdings nur dann, wenn nach dem Training Kohlenhydrate eingespart werden: Sie sollten also keine Limonadengetränke, keine Säfte oder Saftschorlen nach dem Training trinken, sondern Wasser und eiweißhaltige Getränke zur Förderung der Regeneration (siehe S. 54) zu sich nehmen wie zum Beispiel ein Glas Buttermilch, Sauermilch oder ein Molkeneiweißgetränk. Wenn Sie gerne nach dem Training alkoholfreies Bier trinken, sollten Sie es bei einem belassen, um nicht zu viele Kohlenhydrate aufzunehmen. Kohlenhydratarm sollte ebenso Ihre erste Mahlzeit nach dem Training sein, also wenig Nudeln, Brot, Kartoffeln und Reis enthalten. Essen Sie stattdessen verstärkt Gemüse, Eiweiß und gute Fettsäuren. Gute Essenskombinationen nach dem Training wären also große Gemüse-omelettes mit drei bis vier Eiern, Fisch mit Gemüse und Olivenöl, Steak mit Salat und Nüssen und zur Belohnung zusätzlich ein Riegel dunkle Schokolade oder auch ein Eiweiß-Müsli (siehe Bezugsquellen S. 239) mit Quark.
Denken Sie daran, dass Sie keine Kalorien einsparen brauchen, sondern nur Kohlenhydrate durch mehr Eiweiß und gute Fettsäuren ersetzen sollten.

Zugegeben, diese Kohlenhydratreduzierung nach dem Training ist nicht ganz leicht, da Ihr Gehirn leere Kohlenhydratspeicher meldet und Ihr Körper deshalb diese Speicher gerne auffüllen möchte. Sie werden jedoch sehen, dass Sie sich an diese Kohlenhydratverringerung nach dem Training innerhalb von 4 bis 6 Wochen gewöhnen werden. Da Sie Ihrem Körper nach dem Training nur wenig Kohlenhydrate geben, wird er stundenlang gezwungen sein, wie im Training weiterhin hauptsächlich Fett zu verbrennen. Hierbei muss er, wiederum wie im Training, auf die abgelagerten Fettsäurereserven zurückgreifen. Mit der Kohlenhydratverringerung nach dem Training verlängern Sie also den Trainingsreiz entscheidend. Sie werden spüren, dass Ihre Hosenbundgröße immer kleiner wird.

Fett verbrennen im Schlaf

Wenn Sie abends trainieren, versuchen Sie, mit dieser kohlenhydratreduzierten Doppelstrategie (kohlenhydratarmes Trinken und kohlenhydratreduziertes, eiweißreiches und fettsäurereicheres Essen) über die Nacht zu kommen und erst morgens beim Frühstück wieder Kohlenhydrate aufzunehmen. Ihr Körper verbrennt dann während der ganzen Nacht verstärkt weiter Fettsäuren. Falls Sie vor dem Zubettgehen noch Hunger verspüren, dann gönnen Sie sich einfach noch einen 20-prozentigen Quark, einen kohlenhydratfreien Eiweißshake oder einen Riegel dunkle Schokolade mit ein paar Nüssen.

Allgemeine Stabilität – das »AS« der F-AS-T-Formel

Der Ausbau der allgemeinen Stabilität ist der Dreh- und Angelpunkt für das langfristige Erreichen Ihres Laufziels. Denn wenn Sie Ihr Training unterbrechen müssen, weil Ihre Sehnen und Bänder sich entzünden, Knie oder Hüfte schmerzen, Ihr Immunsystem schlapp macht oder Ihre Eisenwerte in den Keller gehen, dann kommen Sie nicht voran.

All diese Punkte werden wir in diesem Kapitel behandeln. Wir werden Ihnen zeigen, wie Sie durch Mobilisierungs- und Stabilisierungsübungen sowie durch Faszientraining und gezielte Ernährung allgemein stabiler werden. Die Erfolge werden Sie spüren: Sie sehen frischer, fitter und straffer aus, Ihr Immunsystem packt die Erkältungsviren alle weg und Sie erholen sich besser.

Mobilisierung und Stabilisierung

Von Ihrem Auto wissen Sie, dass ein Kaltstart von 0 auf 100 auf Dauer keine gute Idee ist. Irgendwann wird der Motor zicken. Bei Ihrem Körper ist auch so. Daher ist es wichtig, dass Sie sich langsam, vorgewärmt an neue Belastungen gewöhnen.

Vor jedem Training haben wir deshalb ein spezielles Mobilisations- und Stabilisationsprogramm eingeplant (im Trainingsplan salopp „Mobi" und „Stabi" genannt). Diese Übungen machen wir dreimal pro Woche (siehe Trainingsteil ab S. 72). Zu Beginn werden Sie etwas länger Zeit benötigen. Im Lauf der Zeit werden Sie jedoch ganz automatisch schneller. Die Bewegungsabläufe prägen sich ein, werden schnell flüssig und natürlich, fast wie beim Tanzen.

Neuromuskuläre Ansteuerung

Bei der Mobi und Stabi ist die Aktivierung von ganzen Muskelketten wichtig. Das regt die Durchblutung an und sorgt so für deutlich mehr Kraft. Durch die hinzugewonnene Kraft besonders in der Körpermitte wird vermieden, dass Sie gegen Ende der Laufeinheit „zusammenfallen", also durch Muskelschwäche gebückt und mit hängenden Schultern laufen. Ebenso werden durch Mobi und Stabi Verkürzungen von Sehnen, Bändern und Muskeln gezielt beseitigt und die neuromuskuläre Ansteuerung, die Kommunikation zwischen Nerv und Muskel wird verbessert. Sie werden beweglicher, Ihre Schritte werden länger, und Sie sind gut aufgewärmt.

Eine Schippe drauflegen

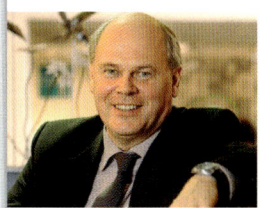

Wenn man mich vorher gefragt hätte, was ich unter „allgemeine Stabilität" verstehe, hätte ich geantwortet, dass es hierbei um ausreichend starke Muskulatur im Rumpf- und Rücken, einen aufrechten Gang und eine stabile Körpermitte gehen müsste. Das kenne ich – leider! – von den Rückenschulungen nach einem Bandscheibenvorfall zur Genüge. Dass Dr. Feil den Stabilitätsbegriff auch auf Darm, Immunsystem, Bindegewebe und geförderte Regeneration ausdehnt, war mir neu. Und ist hochinteressant. Es geht also gar nicht allein um die richtigen Übungen. Man kann durch Ernährung mit den richtigen entzündungssenkenden Gewürzen noch eine Schippe drauflegen und gewinnt so ein stärkeres Immunsystem, ein kräftigeres Bindegewebe und eine bessere Erholung nach Belastungen. Klasse!

Bindegewebe kräftigen

Wenn Sie als Sportneuling oder Wiedereinsteiger das Training pausieren und abbrechen müssen, liegt das häufig an Verletzungen an Sehnen und Bändern, also an Schwächen im Bindegewebe. Dies kommt daher, dass das Bindegewebe im Gegensatz zur Muskulatur nur schwach durchblutet ist. Der Muskel wächst, aber die Sehnen und Bänder können mit der Anpassung der Muskeln nicht mithalten. Das Bindegewebe passt sich also viel langsamer an die neuen Trainingsreize an. Diese Imbalance führt zu Entzündungen des Bindegewebes. Um diese Imbalancen auszugleichen, stärken wir im Trainingsprogramm das Bindegewebe durch spezielle Kräftigungs- und Dehnübungen sowie durch die Regenerationsübungen mit der Faszienrolle. Zusätzlich zu diesen Übungen können wir auch mit der Ernährung nachhelfen. Wir schützen uns vorbeugend vor Verletzungen.

Bindegewebe kräftigen durch Faszientraining

Erst seit Kurzem hat man herausgefunden, dass nicht unbedingt der Muskel selbst, sondern steife oder verklebte Faszien die Ursache für Schmerzen sind. Stellen Sie sich Faszien am besten als eine Art Verpackungsmaterial um unsere Muskeln, Sehnen und Nerven vor, die dazu neigen, zu verkleben. Und zwar dummerweise immer dann, wenn wir gar nichts tun oder wenn wir es mit der Bewegung übertreiben. Die Folge sind Schmerzen. Das Gute aber ist: Durch Dehnübungen oder durch das Ausrollen unserer Muskeln über einer Schaumstoffrolle lassen sich die Verklebungen schnell wieder lösen. Die Faszie wird dadurch stärker. Das Ausrollen ist dabei nur eine von mehreren Möglichkeiten, um die Verklebung zu lösen. Auch federnde Bewegungen und Dehnübungen lockern die Faszien. Am wirkungsvollsten ist es dabei, wenn komplette Faszienketten aktiviert werden, ähnlich wie beim Yoga. So ist es besser, statt nur den Schenkel zu dehnen, gleichzeitig an Fußsohle, Wade, Oberschenkel und Rücken zu arbeiten.

Gehpausen und Laufstilwechsel

Und noch etwas nervt. Faszien neigen nicht nur zum Verkleben, sie leiern auch gerne aus. Wenn Sie nach 10 Kilometer Laufen Schmerzen in der Achillessehne haben, kann dies auch vom Laufen in der immer gleichen Haltung und dem immer gleichen Laufstil kommen. Die Faszie leiert aus, verlängert sich also ein bisschen. Hier hilft Variation. Eine Gehpause von drei Minuten kann die Faszien schon wieder zusammenziehen, ebenso andersartige Bewegungen wie ein kurzes seitliches Laufen oder ein langsamer, kurzer Hopserlauf. Klingt verrückt, kann aber helfen. Denken Sie daran, wir laufen nicht, um die beste Zeit herauszuholen. Wir laufen, um gesund zu bleiben.

Einzelmassage oder Programm

Wenn Sie an einer speziellen Stelle Schmerzen haben, dann nutzen Sie ruhig einzelne für diesen Bereich vorgesehene Übungen aus unserem Programm, um diese zu lösen. Ansonsten machen Sie

am Abend des Trainingstages einfach das komplette Programm durch. Es dauert nicht lange und strengt kaum an. Wie wir schon gelernt haben, erzielen Sie die besten Ergebnisse, wenn Sie Faszienketten ansprechen, das heißt konkret, möglichst lange Rollstrecken haben.

Bindegewebe kräftigen durch Nährstoffe

Salat, Gemüse und frische Kräuter bilden bei der Kräftigung des Bindegewebes durch Nährstoffe die Basis. Wenn wir unsere Bindegewebestrukturen im Vorfeld mit pflanzlicher Kieselsäure und Vitamin D kräftigen, sind wir auf der sicheren Seite.

Pflanzliche Kieselsäure fürs Bindegewebe

Das Tolle an der Kieselsäure ist, dass sie die körpereigene Produktion der Grundsubstanz für Knorpel, Sehnen und Bänder anregt. Außerdem ist sie Hauptnährstoff der knochenbildenden Osteoblasten. Daher kräftigen kieselsäurereiche Lebensmittel auch alle Bindegewebs-, Knorpel- und Knochenstrukturen und sogar die Hüllgewebe rund um unsere Organe. Kieselsäure liefert zudem auch den Baustein Silizium. Dieser fördert die Kollagenbildung und ist Nährstoff für Haut, Haare und Fingernägel. Kieselsäurereich sind Lebensmittel wie Hirse, Bananen, Naturreis und Haferflocken, also alles Kohlenhydratspender und damit in Mengen nicht ideal. Alternativen sind die pflanzlichen Kieselsäurespender Ackerschachtelhalm und Brennnessel.

Kieselsäure

Ob Kieselsäure wirkt, hängt davon ab, wie sie im Darm resorbiert wird. Im Reformhaus finden Sie Kieselerdepulver, in Tabletten- und Kapselform. Diese mineralische Kieselsäure hat jedoch den Nachteil, dass sie vom Darm kaum verwertet werden kann. Die Resorption liegt unter einem Prozent. Als wesentlich wirkungsvoller hat sich Kieselsäure-Gel (z. B. Silicea-Gel) erwiesen. Hier wird eine Resorption von etwa 30 Prozent erreicht. Noch besser und damit am wirksamsten sind allerdings wasserlösliche Extrakte aus Ackerschachtelhalm oder Brennnessel: Hier liegt die Resorption über 95 Prozent. Beide enthalten zudem Querzetin und Kämpferol, was gleichzeitig entzündungssenkend wirkt.

Unser Kieselsäure-Tipp: Nehmen Sie, um Ihre Bindegewebestrukturen zu kräftigen, jeden Morgen einen Teelöffel Ackerschachtelhalmextrakt.
Alternativ können Sie aus der Ackerschachtelhalmpflanze einen Tee kochen. Um die Kieselsäure aus der Pflanze zu lösen, muss dieser allerdings mindestens eine Stunde leicht vor sich hinköcheln, anschließend über Nacht ziehen und dann ausgepresst werden. Ein kurzer Teeaufguss reicht leider nicht.

Vitamin D

Ein weiterer wichtiger Nährstoff ist Vitamin D. Vitamin D erhöht die Resorption von Kalzium im Darm und ist vor allem für den Knochenstoffwechsel von Bedeutung ist. Deshalb werden bei einem Mangel an Vitamin D die Knochen brüchig. Ein Vitamin D-Mangel erhöht darüber hinaus das Risiko für Krebserkrankungen und Alzheimer. Für Sportler ist zudem entscheidend, dass ein guter Vitamin D-Spiegel entzündungssenkend und schmerzlindernd wirkt.

Sonne spendet Vitamin D. Vitamin D kann der Körper durch die Ultraviolett-B-Sonnenstrahlen (UVB) bilden. Von Frühjahr bis Herbst ist ein Spaziergang oder ein Lauf im Sonnenlicht also optimal, um Vitamin D zu bilden. Beachten Sie aber: Schon eine Sonnencreme mit dem Lichtschutzfaktor 15 blockiert die Bildung von Vitamin D zu 99 Prozent. Gehen Sie also immer erst 10 Minuten ohne Sonnenschutz in die Sonne, damit Ihr Körper Vitamin D bilden kann. Am besten machen Sie Ihre 10 Minuten-Aufwärmübung draußen. Wenn mindestens 30 Prozent der Hautoberfläche besonnt werden, reichen bereits 10 Minuten Sonne für die Vitamin D-Bildung aus. Danach können Sie Sonnenschutz auftragen.

Vitamin D im Winter. In den Wintermonaten November bis April steht die Sonne in unseren Breitengraden so tief, dass leider keine UVB-Strahlen auf der Haut ankommen. Deshalb kann Ihr Körper in dieser Jahreszeit Vitamin D nicht selbst herstellen. Um dennoch Vitamin D zu bilden, können Sie entweder auf Sonnenliegen oder auf Vitamin D-Präparate zurückgreifen.

Sonnenliegen. Wenn Sie Sonnenbänke nutzen, achten Sie darauf, dass die Bänke

Tab. 5: Nährstoffe bei Verletzungen

Nährstoff	tägliche Menge
Ackerschachtelhalmextrakt	1 TL
Glucosaminsulfat	1500 mg
Chondroitinsulfat	800 mg
Kollagenhydrolysat	10 g
Vitamin K2	180 ug
Arginin	3 x 6 g

ein natürliches Sonnenlichtspektrum mit UVB-Licht haben. Sonnenbänke mit reinen UVA-Strahlen regen die Vitamin D-Bildung nicht an. Da die Bestrahlung über Quecksilberlampen läuft, sollten Sie nicht mehr als einmal pro Woche acht bis zehn Minuten künstlich sonnenbaden.

Vitamin D als Nahrungsergänzung. Um dauerhaft einen Vitamin D-Wert zwischen 50 und 80 ug/l im Blut zu gewährleisten, ist es besser, im Winter Vitamin D über eine Nahrungsergänzung aufzunehmen. Um auf diesen Wert zu kommen, brauchen Sie in der sonnenarmen Zeit von Anfang November bis Ende April in der Regel täglich mindestens 4000 I.E. Vitamin D3 (= 100 ug).

Was tun bei Verletzungen?

Wenn Sie täglich Ackerschachtelhalm verwenden und auf Ihre Vitamin D-Werte achten, sind Sie gut gegen Verletzungen geschützt. Dennoch kann es vorkommen, dass Sie beispielsweise über eine Wurzel

stolpern oder in unbeleuchtetem Terrain umknicken. Um schnell wieder beim Training mitmachen zu können, sollten Sie dann zusätzlich zum Ackerschachtelhalm weitere Nährstoffe nehmen, die die Heilung von verletztem Bindegewebe fördern (siehe Tab. 5).

Entzündungssenkende Ernährung

Durch eine Entzündungsreaktion passt sich der Körper an das Training an. Daher ist es auch nichts Ungewöhnliches, wenn Sie anfangs Muskelkater bekommen. Denn Muskelkater ist ein Zeichen dafür, dass der Muskel die Belastung nicht gewohnt ist. Es kommt zu kleinen Mikrorissen in der Muskulatur. Die Beine sind schwer oder schmerzen leicht. Nach der Reparatur ist die Muskulatur jedoch stärker. Die nächste lange Trainingseinheit verträgt Ihr Körper dann viel besser. Nur wenn diese akuten Entzündungen nach dem Training nicht wieder ausgeschaltet werden, kann dies zu Problemen führen. Das kann passieren, wenn wir unserem Körper nicht genügend Zeit zur Regeneration lassen (siehe auch Superkompensation, S. 20). Ohne ausreichende Erholung vom Training werden wir anfälliger für Ermüdungsbrüche, Bänderrisse oder andere Sportverletzungen, ebenso für Erkältungen, grippale Infekte und andere Infektionskrankheiten

Das Gute ist: Wir können etwas dagegen tun. Wir können uns nach den Trainingseinheiten genügend Pausen zur Regeneration lassen und wir können unsere Ernährung generell entzündungssenkend ausrichten, sodass die trainingsbedingten Entzündungen schneller abklingen. Wenn Sie sich kohlenhydrareduziert, fettschlau und eiweißhaltig ernähren, sind Sie auf dem richtigen Weg.

Frische Kräuter und Gewürze

Auch Kräuter und Gewürze senken auf natürliche Weise Entzündungen und Schmerzen und haben noch weitere positive Nebeneffekte. So helfen sie der Leber beim Entgiften, kräftigen die Knochen und stärken das komplette Immunsystem.

Übrigens: Kräuter und Gewürze wirken auch von außen, etwa in Chili-Ingwer-Lotionen zum Einreiben. Bitte verwenden Sie solche Lotionen nur tropfenweise und waschen Sie sich anschließend die Hände.

Es gibt also genügend Gründe, täglich reichlich Rosmarin, Petersilie, Basilikum, Thymian, Oregano, Koreander, Dill, Salbei, Liebstöckl und Co zu verwenden. Wenn keine frischen Kräuter zur Verfügung stehen, sind Tiefkühlkräuter die nächstbeste Alternative. Zur Not können Sie auch getrocknete Kräuter nehmen.

Verwenden Sie eine möglichst bunte Mischung an Kräutern und Gewürzen, denn jede Sorte hat ihre eigene Wirkweise.

Wenn Sie gerne kochen, zaubern Sie besonders mit der richtigen Dosierung von Gewürzen wahre Geschmacksexplosionen in Ihr Essen.

Alle Gewürze haben positive Eigenschaften, die besonders wertvoll nach dem Training sind, um die Regeneration schneller einzuleiten. Insbesondere unterstützen sie die Bildung von Mitochondrien, das sind die kleinen Kraftwerke in unseren Muskelzellen. Dennoch kristallisieren sich fünf Gewürze heraus, die Sie künftig Tag für Tag auf den Speiseplan setzen sollten. Diese sind: Ingwer, Chili, Kurkuma, Zimt und Pfeffer.

Ingwer

Ingwer enthält Gingerol und kann dadurch Muskelkater oder Muskelschmerzen deutlich reduzieren. Zudem fördert Ingwer die Bildung von Glutathion – dem wichtigsten wasserlöslichen Antioxidans in unserem Körper. Dieses unterstützt die Funktion der weißen Blutkörperchen und damit die Abwehr von Krankheiten. Ingwer beugt also krankheits- oder trainingsbedingtem Mangel an Glutathion vor. Gleichzeitig stabilisiert Ingwer das Immunsystem und beruhigt den Magen.

Chili

Wer Chili isst, dem wird warm. Das ist ein Zeichen dafür, dass unser Stoffwechsel angeregt wird. Eine Studie mit Ratten konnte zeigen, dass bei einer hohen Aufnahme des Chili-Wirkstoffs Capsaicin das Körperfett um bis zu acht Prozent reduziert werden kann. Außerdem wirkt Chili doppelt schmerzsenkend: Das Capsaicin im Chili verhindert einerseits die Schmerzweiterleitung, andererseits deaktiviert es den Vanilloid-Rezeptor, der eine entscheidende Rolle bei der Entstehung von Schmerzen und Entzündungsprozessen in unserem Körper spielt. Dadurch werden Entzündungen gesenkt, und wir fühlen keinen Schmerz mehr.

Unser Chili-Tipp: Schlucken Sie dreimal täglich zwei Chilischoten aufgebrochen zu jeder Mahlzeit. Beginnen Sie jedoch zunächst mit einer Chilischote am Tag. Nehmen Sie zusätzlich täglich eine Prise Chili in den Regenerations-Drink oder über Ihren Nachtisch. Bei Überbelastung können Sie auch äußerlich eine Chili-Lotion gegen Entzündungen anwenden – allerdings sparsam.

ACHTUNG: Die Chilischärfe ist gewöhnungsbedürftig. Damit es nicht zweimal brennt, sollten Sie auch kleine Chilischoten nicht komplett runterschlucken, sondern vorher in der Hand aufbrechen. An die Chilischärfe gewöhnt sich der Gaumen nach und nach. Und wenn Sie doch einmal etwas zuviel erwischt haben, spülen Sie bitte nicht mit Wasser nach. Nehmen Sie in diesem Fall lieber ein bisschen Milch, Joghurt oder Quark.

Kurkuma

Kurkuma kann das entzündungsfördernde Eiweiß NF-KB in unserem Körper unterdrücken und hilft so, trainingsbedingte Entzündungsreaktionen wieder in den Griff zu bekommen. Der wertvolle Inhaltsstoff in Kurkuma heißt Curcumin. Ferner fördert Kurkuma die Bildung von Kollagen im Körper und unterstützt so die Regeneration. Kurkuma kommt übrigens auch bei Arthrose und Gelenkschmerzen zum Einsatz, denn es hilft, die körpereigene Kollagensynthese anzukurbeln. So werden die Gelenkstrukturen stabilisiert und Gelenkschmerzen können so überwunden werden. Kurkuma hat noch einen tollen Nebeneffekt: Curcumin steigert die Aktivität des Enyzms Acetylcholinesterase, das für die Übertragung von Information von einer Synapse einer Nervenzelle zur anderen benötigt wird. Dadurch kann es unsere Gehirnaktivität positiv beeinflussen.

Unser Kurkuma-Tipp: Nehmen Sie nach langen Laufeinheiten täglich 1 TL Kurkuma.

Tipp: Kurkuma ist öllöslich. Lösen Sie Kurkuma daher immer mit ein bisschen Öl auf, bevor Sie ihn zu den Speisen geben. Idealerweise pro 1/2 TL Kurkuma 1–2 TL Speiseleinöl.

Zimt

Im Zimt stecken über hundert pflanzliche Substanzen. Deshalb wirkt sich Zimt neben seiner entzündungssenkenden Eigenschaft auch positiv auf den Glukosestoffwechsel aus und hilft den Blutzuckerspiegel zu senken. Auch sinkt der Blutzuckerspiegel nicht so rapide wieder ab, das heißt, man fühlt sich länger satt. Vor Laufeinheiten hilft Zimt zudem, den Leberglykogenspeicher zu erhöhen. Der sorgt für eine lang anhaltende Leistungsfähigkeit.

Unser Zimt-Tipp: Essen Sie bei hohen Trainingsumfängen 1 TL Zimt täglich nach dem Training, ebenso am Vorabend vor einem langen Lauf. Bei Verletzungen nehmen Sie 1 bis 2 TL täglich.

Pfeffer

Wer seine Mahlzeiten pfeffert, verwertet die entzündungssenkenden Pflanzenstoffe aus Gemüse, Salat und Obst weitaus besser. Kein Schmarrn: Pfeffer wirkt hier wie ein Turbo. Das liegt daran, dass der Pfeffer-Inhaltsstoff Piperin die Aufnahmefähigkeit und Wirkung von Nährstoffen aus der Nahrung deutlich erhöhen kann. Ein gut gepfefferter Salat liefert so viele Nährstoffe wie zwei ungepfefferte Salate. Pfeffer erhöht allerdings nicht nur die Wirkung der Pflanzenstoffe in den Mahlzeiten, sondern verstärkt auch den Geschmack. Spitzenköche nutzen diese Eigenschaft schon lange und pfeffern sogar Süßspeisen, um den Geschmack zu intensivieren. Da Pfeffer in hohen Mengen den Darm reizen kann, sollten Personen mit Dünndarmerkrankungen (zum Beispiel Morbus Crohn oder Colitis Ulcerosa) mit Pfeffer vorsichtig sein und zunächst den Darm sanieren.

Unser Pfeffer-Tipp: Essen Sie zu jeder Mahlzeit eine ordentliche Menge Pfeffer (mindestens 0,1 g).

Darm und Immunsystem stärken

Je besser unser Immunsystem arbeitet, desto seltener werden wir krank. Klingt einfach. Ist einfach. Wer mit Sport beginnt, fordert seinen Körper heraus. Doch keine Angst: Der wird schon damit fertig. Aber am Anfang muss er sich umstellen. Nach dem Training muss das Immunsystem die Regeneration einleiten und zum Beispiel kleine Muskelfaserrisse reparieren. Also helfen Sie dem Immunsystem durch ein paar einfache Mittel bei seiner Arbeit.

Kalt duschen

Ein heißer Tipp: Täglich drei Minuten (eis-) kalt duschen. Das bringt den Kreislauf mächtig in Schwung und stärkt langfristig das Immunsystem. Warmduschern (Wolfgang Grandjean bekennt sich ausdrücklich dazu!) empfehlen wir folgende Strategie:

Tipp für Warmduscher: Wer Probleme mit der kalten Dusche hat, kann auch langsam anfangen. Die Dusche wird auf eiskalt gestellt und zunächst wird nur der rechte Fuß abgebraust, dann Wade und

Knie bis zur Körpermitte hoch. Der Strahl sollte dabei vom Oberschenkel hinablaufen. Das halten Sie 45 Sekunden aus. Dann folgt die gleiche Prozedur vom linken Fuß aus 45 Sekunden lang. Nach den Beinen kommen die Arme dran. Beginnen Sie mit dem Strahl an den Händen und gehen Sie hinauf bis zum Oberarm. Rechts und dann links jeweils 45 Sekunden. Das wirkt wie ein kleines Kneippbad, und es ist schonend für unseren Kreislauf. Danach duschen Sie ganz normal warm und waschen sich dabei. Nach zwei bis drei Monaten wird Ihnen das wahrscheinlich zu dumm, und Sie stellen sich von Anfang an direkt für drei Minuten unter die kalte Dusche. Der Effekt bleibt der gleiche. Diese kalte Dusche ist übrigens auch nach einem Training zu empfehlen. Die sofortige Durchblutungsanregung beugt starkem Muskelkater vor. Sie können auch Waden und Oberschenkel nach langen Laufeinheiten mit Franzbranntwein einreiben. Die belebende Kühle des Menthols und der Alkohol im Franzbranntwein führen zu einer wohltuenden Anregung der Durchblutung. Zudem wirkt der Franzbranntwein entspannend auf die Muskulatur, weil auch die Schmerzrezeptoren positiv beeinflusst werden. Muskelkater lässt sich so verringern.

Darmsanierung

Achtzig Prozent unseres Immunsystems sitzen im Darm. Daher gilt: Wer einen gesunden Darm hat, hat auch gut funktionierende Abwehrkräfte. Und wenn es einen doch mal erwischt hat, lassen sich Infekte mit einem gesunden Darm wesentlich schneller überwinden. Achten Sie deshalb auf Ihre Darmgesundheit. Das ist nicht immer einfach, denn äußere Einflüsse wie Stress können den Darm stark belasten und die gesunden Laktobakterien verringern. In dem Fall kann Ihr Immunsystem regelrecht zusammenklappen. Führen Sie sich ruhig vor Augen, wann Sie das letzte Mal einen grippalen Infekt hatten. Höchstwahrscheinlich kam da gerade viel zusammen, als Sie gleichzeitig Stress im Büro, zu Hause oder überall hatten.

Wer öfter kränkelt, sollte deshalb von Zeit zu Zeit eine umfassende Darmsanierung durchführen. Umfassend bedeutet, dass sowohl Darmschleimhaut als auch Darmflora stabilisiert und gekräftigt werden. Zusätzlich sollten Sie Entspannungstechniken anwenden, um Stress positiv abzubauen. Kräftigung der Darmschleimhaut Sowohl Dick- als auch Dünndarm sind mit Schleimhäuten ausgekleidet, die insgesamt eine Fläche von ungefähr 500 Quadratmetern ausmachen und in Verbindung mit den Schleimhäuten im Hals-Nasen-Rachen-Raum und mit der Haut stehen. Sind die Darmschleimhäute entzündet, steigt die Neigung zu Allergien. Das Hautbild wird schlecht, Durchfälle treten auf, und Sie können Blähungen bekommen. Um diese Symptome zu vermeiden, sollten Sie die Schleimhäute in Dünndarm und Dickdarm stärken. Glutaminreiche Lebensmittel wie Eier,

Rohmilchkäse oder Molkeneiweißprodukte stärken die Schleimhäute im Dünndarm und damit das Immunsystem. Um die Dickdarmschleimhäute zu stärken, sollten Sie zudem auf eine gute Versorgung mit Oligofruktose achten. Diese ist in Gemüse und in Salaten enthalten. Ein weiterer Nährstoff für die Dickdarmschleimhaut ist die in Butter enthaltene Buttersäure. Gedünstetes Gemüse mit zerlassener Butter ist somit ideal zur Kräftigung der Dickdarmschleimhäute.

Kräftigung der Darmflora

Im menschlichen Körper leben 140 000 Milliarden Bakterien aus verschiedenen Bakteriengruppen, die meisten davon im Darm. Geschätzt wird, dass dort mehr als 500 verschiedene Bakterienarten leben. Die wichtigstem Bakterien sind die Lakto- und Bifidobakterien. Sie produzieren Milch- und Essigsäure, die den pH-Wert im Dünn- und Dickdarm absenken. Dadurch können sich krank machende Bakterien wie Salmonellen oder Clostridien nicht ausbreiten. Deshalb ist es wichtig, die Darmflora gesund zu halten. Dazu reicht es aus, regelmäßig fermentiertes Gemüse zu essen. Ein Rezept dazu finden Sie auf Seite 228. Wolfgang Grandjean war hier ganz ehrlich. Als ich ihm zeigen wollte, wie einfach milchsaures Gemüse herzustellen ist, winkte er ab und fragte nach schnelleren, einfacheren Alternativen. Die gibt es in Ihrem Laufsportfachgeschäft. Dort finden Sie Laktobakterien- oder Bifidobakterien-Präparate. Achten Sie darauf, dass diese rund 10 Milliarden gesunde Keime pro Tagesanwendung enthalten. Damit sind sie etwa 100-mal effektiver als ein probiotischer Joghurt.

Tipp: Besonders nach der Einnahme von Antibiotika sollten Sie die geschädigte Darmflora mit einem hochdosierten Lakto- oder Bifidobakterien-Präparat oder täglich mit milchsaurem Gemüse wieder aufbauen.

Darmsanierung im Überblick: Die Dr. Feil 4-Wochen-Kur

Wenn Sie häufig Blähungen haben, Antibiotika einnehmen mussten, häufig im Stress oder generell anfällig für Erkältungen sind, empfehlen wir Ihnen die Dr. Feil 4-Wochen-Kur zur Darmsanierung. Dafür nehmen Sie 4 Wochen lang besonders glutaminreiche Lebensmittel in Form von Rohmilchkäse und täglichen einem kohlenhydratarmen Molkeneiweißshake zu sich. Außerdem sollten Sie täglich Laktobakterien zu sich nehmen – entweder durch fermentiertes Gemüse oder mit einem ein Laktobakterien-Präparat. Meiden sollten Sie darmbelastende Lebensmittel wie Weizen, Roggen, Soja, Erdnüsse und Kidneybohnen.

Zink bei drohender Erkältung

Wenn es im Hals schon kratzt, sollten Sie sofort fünf Tage lang 60 bis 90 mg Zink nehmen. Damit ist es oft möglich, eine Infektion schon am Anfang abzuwenden. Um Erkältungsviren in Hals- und Rachenraum direkt anzugreifen, ist es besser, bei einer beginnenden Erkältung mit Zink-brause zu gurgeln und diese anschließend zu schlucken, anstatt eine Zinkkapsel zu nehmen. Als Vorsichtsmaßnahme sollten Sie daher immer ein Zinkpräparat zu Hause haben, damit Sie Ihren Zinkjoker bei Bedarf auch rechtzeitig einsetzen können. Aber Achtung: Diese Menge liegt über der empfohlenen Tagesdosis. Deshalb sollte Zink nur in speziellen Fällen und nur für kurze Zeit so hoch dosiert werden.

Was Sie bei Erkältung tun können

Falls Sie sich einmal doch einen Infekt einfangen, können Sie außer dem sofortigen Gurgeln mit Zink weitere Maßnahmen ergreifen:

→ Nehmem Sie täglich 10 Mrd. Lakto- oder Bifidobakterien zu sich.
→ Essen Sie täglich 50–100 g frischen Ingwer.
→ Trinken Sie täglich eine Gewürzscho-kolade mit Kokosmilch (siehe Rezept S. 224).
→ Kochen Sie sich eine dampfende Ge-müsesuppe aus frischem oder zumin-dest tiefgefrorenem Gemüse.
→ Unterbrechen Sie Ihr Lauftraining, pau-sieren Sie eine Weile.
→ Versuchen Sie täglich 3–4 Liter zu trin-ken, bevorzugt Grüntee.

Eisenmangel

Wenn Sie chronisch müde sind und Einris-se an den Mundwinkeln haben, kann ein Eisenmangel vorliegen. Das kann daran liegen, dass über den Schweiß, über die Nieren, durch Monatsblutungen und auch im Training Eisen verloren geht. Daher können besonders Läufer und Läuferin-nen von einem Eisenmangel betroffen sein. Der Maßstab für die Eisenversorgung ist der Ferritin-Spiegel, der bei Frauen nicht unter 60 ug/l und bei Männern nicht unter 100 ug/l liegen sollte.

Eisenmangel verhindern und überwinden

Als Läufer sollten Sie generell mehr Eisen zu sich nehmen als Nichtsportler. 20 mg täglich wären ideal. Da Eisen in pflanzli-chen Lebensmitteln nur in der dreiwerti-gen Form vorkommt und für die Resorpti-on im Darm zunächst in eine zweiwertige Form überführt werden muss, kann Eisen aus tierischen Lebensmitteln drei- bis viermal besser aufgenommen werden als aus pflanzlichen. Daher sind besonders Fleisch und Fisch gute Eisenspender und sollten zweimal pro Woche auf den Tisch kommen. Um das dreiwertige pflanzliche Eisen umzuwandeln, braucht der Körper zudem Vitamin C oder Fruchtsäuren. Da-her ist es hilfreich für Ihren Eisenhaushalt, wenn Sie zu jeder Mahlzeit ein Glas Was-ser mit Zitronensaft, Vitamin C oder eine Orange zu sich zu nehmen.

Abb. 6: Hitliste eisenreicher Lebensmittel (Angaben je 100 g)

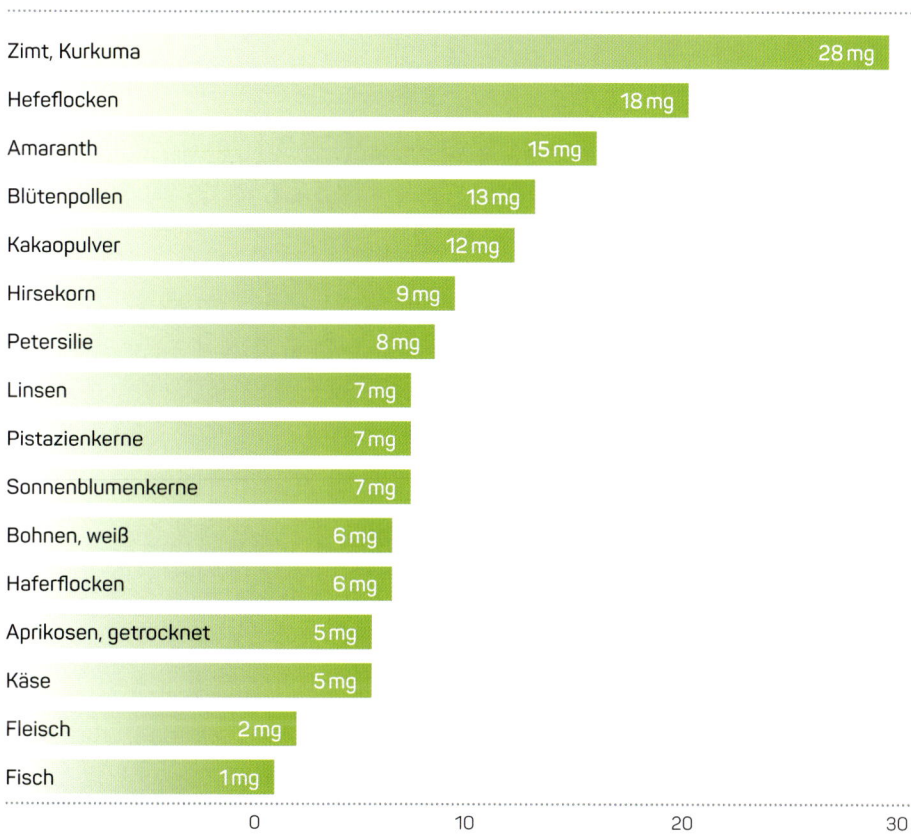

Zimt, Kurkuma	28 mg
Hefeflocken	18 mg
Amaranth	15 mg
Blütenpollen	13 mg
Kakaopulver	12 mg
Hirsekorn	9 mg
Petersilie	8 mg
Linsen	7 mg
Pistazienkerne	7 mg
Sonnenblumenkerne	7 mg
Bohnen, weiß	6 mg
Haferflocken	6 mg
Aprikosen, getrocknet	5 mg
Käse	5 mg
Fleisch	2 mg
Fisch	1 mg

Hemmfaktoren ausschalten

Hemmend auf die Eisenaufnahme wirken Getreide, Kaffee, Schwarz- und Grüntee sowie Phosphate und Milchprodukte.

Getreide

In Getreide ist der Hemmfaktor Phytinsäure enthalten. Dies ist ein Stoff, der in den Randschichten des Getreidekorns vorkommt. Dieser Stoff wiederum wird durch Sauerteigbakterien abgebaut. Achten Sie daher darauf, dass Ihr Brot auf Sauerteigbasis hergestellt wurde. Gleich wahre Eisenräuber sind auch die handelsüblichen Getreideflockenmüslis. Besser wäre es, hier auf Frischkornmüsli umzusteigen und dieses über Nacht mit Wasser

53

und Zitronensaft einzuweichen. Dadurch vermindert sich die Phytinsäure im Getreide. Einfacher ist es, ein getreidefreies Eiweiß-Müsli (ohne Soja) zu nehmen (siehe Anhang).

Kaffee und Tee nicht nach den Mahlzeiten

Kaffee, Schwarz- und Grüntee enthalten Gerbsäure. Diese ist zwar gut für das Immunsystem, hemmt aber gleichzeitig auch die Eisenaufnahme. Daher sollten diese Getränke nicht direkt vor, während oder nach dem Essen getrunken werden, sofern Sie mit niedrigen Ferritin-Werten zu kämpfen haben. Wer auch mit schlechten Eisenwerten nicht auf seinen Tee nach dem Essen verzichten möchte, sollte ihn zumindest nur eine Minute ziehen lassen. Dadurch ist der Gerbsäuregehalt geringer.

Hemmfaktor Phosphate ausschalten

Auch Phosphate haben eine hohe Eisenbindungskapazität. Phosphat ist ein Stoff, der in Cola-Getränken enthalten ist. Daher sollte Cola nicht zum Essen getrunken werden.

Milchprodukte und Fleisch nicht zusammen essen

Zu guter Letzt bindet auch Kalzium Eisen. Bei einem Eisenmangel sollte man deshalb kalziumreiche Lebensmittel wie Milch und Käse nicht mit Fleisch kombinieren. Wer dagegen keinen Eisenmangel hat,

kann nach einer Fleischmahlzeit auch weiter unbesorgt etwas Käse essen.

Eisenpräparate

Wenn Sie eisenreich essen und gleichzeitig die Hemmfaktoren für die Eisenaufnahme ausschalten, dann gehören niedrige Eisenwerte bald der Vergangenheit an. Kommt es dennoch zu einem Eisenmangel, sollten Sie Eisen ergänzen. Ein solches Eisenpräparat sollten Sie aber nur dann nehmen, wenn der Mangel von einem Arzt diagnostiziert wurde. Wenn Ihr Eisenspeicherwert (Ferritin-Wert) zu niedrig ist, sollten Sie ein Eisenpräparat mit Laktoferrin und Eisen nehmen. So hat eine italienische Studie aus dem Jahre 2006 bei Schwangeren gezeigt, dass eine niedrige Eisengabe in Kombination mit Laktoferrin deutlich besser verwertet und vertragen wird als herkömmliche hochdosierte Eisenpräparate.

Nach dem Training die Regeneration fördern

Nach dem Training ist vor dem Training. Um die Regeneration einzuleiten, braucht Ihr Körper für die Erholung schnell verfügbares Eiweiß. Leider stehen Eiweißbausteine aus einer eiweißhaltigen Mahlzeit Ihrer Muskulatur und Ihrem Immunsystem jedoch erst nach drei bis vier Stunden zur Verfügung. Daher empfehlen wir, nach dem Training eiweißhaltige Getränke zu trinken. Diese stellen dem Körper schon

Tab. 6: **Argininreiche Lebensmittel**

Lebensmittel Arginingehalt pro 100 g	
Kürbiskerne	5,3 g
Mohn	2,8 g
Mandeln	2,7 g
Sesam	2,2 g
Haselnüsse, Paranüsse, Walnüsse	2,1 g
Rindfleisch	1,5 g

nach 30 Minuten Eiweiß zur Verfügung. Im Normalfall kann dies ein Glas Buttermilch sein. Wenn Sie allerdings merken, dass dies nach dem Training nicht mehr ausreicht, empfehlen wir spezielle Molkeneiweißgetränke mit Magnesium, Zink und Selen zu trinken. Diese Mineralien und Spurenelemente kräftigen gemeinsam mit dem Molkeneiweiß Ihr Immunsystem und sorgen für eine deutlich schnellere Erholung.

Arginin gegen Übertraining

Die Trainingspläne sind so ausgelegt, dass Sie einen stetigen Leistungsfortschritt haben, aber nicht ins Übertraining kommen. Aus der Erfahrung wissen wir jedoch, dass man in der Euphorie über Trainingsfortschritte immer wieder mal zu viel macht. Es läuft ja schließlich so gut. Vielleicht war aber auch einfach die zusätzliche Trainingseinheit im Fitnesscenter zu anstrengend.

Wenn Sie merken, dass Sie sich vom Training nicht mehr erholen und sich tagsüber schlapp fühlen, sollten Sie auf jeden Fall eine Woche lang jeden Tag ein Molkeneiweißgetränk mit Zink, Magnesium und Selen trinken und dieses zusätzlich mit 6 Gramm Arginin ergänzen. Arginin ist eine Aminosäure, die die hormonelle Erholung fördert und das Ermüdungsmolekül Ammoniak schneller abbaut. Solche Molkeneiweißgetränke mit zusätzlicher Argininanreicherung helfen Ihnen auch in Phasen hoher Stressbelastung.

Positiver Nebeneffekt von Arginin:
6 Gramm Arginin täglich fördern die Durchblutung und können so als Schutzfaktor vor Herzinfarkt auch langfristig eingesetzt werden. Tab. 6 zeigt die Hitliste argininreicher Lebensmittel. Da es über Lebensmittel allerdings kaum möglich ist, täglich 6 Gramm Arginin aufzunehmen, sollten Sie Arginin als Nahrungsergänzung zu sich nehmen.

Timing & Topleistung – das »T« der F-AS-T-Formel

Unsere Trainingspläne sind darauf ausgelegt, dass Sie nach 26 Wochen einen Wettkampf in Form eines 10 km-Laufs oder eines Halbmarathons in vollen Zügen genießen können. Damit Sie Ihr persönliches Ziel mit Freude erreichen können, ist es wichtig, dass Sie in den letzten zwei Wochen vor dem großen Tag weniger trainieren, die Ernährung in der letzten Woche auf den Wettkampf abstimmen, mit einem stabilen Magen an den Start gehen und sich im Wettkampf richtig versorgen.

Trainingsverringerung vor dem Wettkampf

Um topfit für Ihren Wettkampf zu sein, haben Sie in den letzten Wochen hart trainiert. Kurz vor dem bedeutenden Event ist jedoch die Motivation oft so groß, dass viele den Fehler machen, in den letzten Tagen zu viel zu trainieren. Damit Sie am Wettkampftag Ihre Leistung optimal abrufen können, brauchen Sie eine sogenannte Tapering-Phase, in der Sie das Training zurückfahren und sich stärker mental auf den Wettkampf vorbereiten.

Was bedeutet Tapering?

Tapering übersetzt man ins Deutsche mit „Reduktion". Die Tapering-Phase umfasst die langsame, gut organisierte Reduktion des Trainingsumfangs in den Tagen bzw. Wochen vor dem Wettkampf.

Warum ist Tapering wichtig?

Die Tapering-Phase unterstützt zum einen Ihre Regeneration, sodass Sie erholter an den Wettkampf herangehen können. Zum anderen beginnt der Körper durch die Tapering-Phase wieder vermehrt Fettsäuren in die Muskulatur einzubauen. Dieser Prozess schützt Ihre Kohlenhydratspeicher, und dadurch können Sie im Wettkampf besser durchhalten.

Umfang oder Intensität tapern?

Generell ist es wichtig, dass Sie beim Tapern eher den Umfang reduzieren. Unsere Trainingspläne sind deshalb in den letzten beiden Wochen vom Umfang her deutlich verringert – damit Ihr Herz-Kreislaufsystem und Ihre Muskulatur aktiviert bleiben, sind gelegentliche Tempospitzen jedoch nach wie vor enthalten.

> Punktgenau fit sein

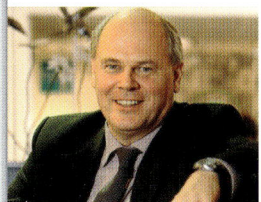

Ich kann einem „Oh je – jetzt wird es ernst" nichts abgewinnen. Ich freue mich auf das Ziel, auf das ich hingearbeitet habe. Unzählige Male habe ich mich in Gedanken durchs Marathon-Tor im Münchner Olympiastadium laufen sehen. Das ist mein Ansporn, mein inneres Bild, mit dem ich mich motiviere. Gut: Motivierend war auch, dass ich auf meinem Weg dahin schon vier neue Hosen kaufen durfte, da ich inzwischen satte zwei Hosengrößen geschrumpft bin. Yeah!

Aber aus alten Handball-Jugendtagen weiß ich auch, im Wettkampf kommt es auf den Moment an. Man muss punktgenau fit sein. Schließlich will ich nicht ein halbes Jahr trainiert haben, um dann am entscheidenden Tag nicht durchzukommen. Wie blöd wäre das denn! Da sag ich mir: Von den Profis lernen heißt siegen lernen. Und wenn ich mir die Liste der Sportler durchlese, die mit den Strategien des Docs sogar Weltmeisterschaften gewinnen, dann schaue ich mir das nur allzu gerne ab. Nicht, um irgendeine Superzeit zu rennen! Pfeif der Hund drauf! Aber ehrgeizig bin ich schon: Ich will mein Ziel schaffen – und am besten, ohne dabei auszusehen, als käme ich gerade aus einem D-Promi-Dschungelcamp. Sondern vielleicht erschöpft, aber dennoch mit einem stolzen Lächeln auf den Lippen.

Die Ernährung auf den Wettkampf abstimmen

Nur noch wenige Tage bis zum großen Tag. Jetzt gilt es, vieles richtig zu machen.

Noch 7 Tage

Trinken Sie ab heute täglich 250 ml bis 500 ml Rote-Bete-Saft. Dies wirkt gefäßerweiternd und fördert die Regeneration. Zusätzlich weiß man, dass die tägliche Einnahme von Rote-Bete-Saft über einen Zeitraum von mindestens 6 Tagen die Leistungsfähigkeit im Wettkampf erhöht.

Noch 3 Tage

Drei Tage vor dem Wettkampf gilt es, die Kohlenhydratspeicher zu füllen. Damit Sie im Wettkampf alle Register ziehen können, brauchen Sie dafür vor allem hochwertige Kohlenhydrate (Rote Bete, Süßkartoffeln, Kartoffeln, Haferflocken, Hirse, Buchweizen, Dinkelbrot, Dinkelnudeln, Naturreis, Amaranth und Quinoa) und weiterhin ausreichend Eiweiß. Damit der Kalorienhaushalt im Lot bleibt, sollte Fett in dieser Phase etwas reduziert werden. Zum Nachtisch empfehlen wir kohlenhydratreiche Lebensmittel wie Datteln, getrocknete Pflaumen, Bananen oder Birnen.

Da Weizenprodukte Entzündungen im Körper erhöhen und das Immunsystem schwächen, sollten Sie auf diese dagegen verzichten (siehe S. 27).

Noch 1 Tag

Heute sollten Sie nichts Ungewohntes mehr essen. Am besten sind Nahrungsmittel, die Sie kennen und von denen Sie wissen, dass sie Ihren Magen und Ihren Darm nicht belasten. Damit der Blutzuckerspiegel schön stabil bleibt, sollten die Mahlzeiten vor dem Wettkampf, etwa einem Halbmarathon, zwar viele Kohlenhydrate, aber immer auch einen Anteil Eiweiß und Fett enthalten.

Gute Varianten:

⊙ Pellkartoffeln mit Quark, Leinöl und Kräutern
⊙ Dinkelnudeln mit Lachssauce und Gemüse
⊙ Dinkel- oder Buchweizen-Pizza mit Salat
⊙ Omelett mit Kartoffeln und Kräutern
⊙ Süßkartoffeln, Spiegelei und Rote-Bete-Salat
⊙ Buchweizenpfannkuchen mit Salat oder Gemüse
⊙ Quinoa mit Tomatensauce und Käse

Mit einem stabilen Magen an den Start gehen

Generell sollten Sie am Wettkampftag nichts Neues ausprobieren. Setzen Sie stattdessen auf Strategien, die Sie zuvor im Training getestet haben. Der Magen schon ist schon ziemlich angespannt. Führen Sie ihm daher jetzt nichts schwer Verdauliches mehr zu. Da Vollkornprodukte oder fettige Mahlzeiten den Magen belasten, sollten Sie diese meiden. Nüsse sind erst nach drei bis fünf Stunden optimal verdaut und eignen sich ebenfalls nicht für eine Mahlzeit vor dem Wettkampf. Als letzte Mahlzeit vor einem Wettkampf eignet sich magenfreundliches Essen, das neben Kohlenhydraten auch etwas Eiweiß und etwas Fett enthält, damit der Blutzuckerspiegel stabil bleibt.

Besonders magenfreundlich sind beispielsweise Hirse- oder Haferbreie. Mit einem Stückchen Ingwer oder Ingwerpulver beruhigen Sie den Magen zusätzlich. Schneller geht ein Dinkelbrötchen mit Hüttenkäse oder ein weichgekochtes Ei.

Damit Sie am Wettkampftag vor Krämpfen geschützt sind, ist es wichtig, dass Sie in Ihrem Vorwettkampffrühstück zwei große Messerspitzen Salz unterbringen. Um den Blutzuckerspiegel stabil zu halten, empfehlen wir zusätzlich noch einen Teelöffel Zimt, eine Reihe dunkle Schokolade (70 Prozent Kakaobestandteile) sowie eine bis zwei Tassen Grüntee oder Kaffee zu trinken. Falls Ihnen Rote-Bete-Saft schmeckt, können Sie auch davon noch ein Glas trinken.

Gute Frühstücksvarianten:

⊙ Dinkelbrötchen und Gewürzquark (Quark, Leinöl, Ingwer, Zimt) mit Banane

- ⊕ Süßkartoffeln mit Hüttenkäse und Zimt
- ⊕ Hirsebrei mit Banane und Gewürzquark
- ⊕ Buchweizen- oder Dinkelpfannkuchen mit Banane und Gewürzen
- ⊕ über Nacht eingeweichte Haferflocken mit Quark und Gewürzen
- ⊕ dunkle Schokolade

Convenience-Tipp: Wer sich am Wettkampftag nicht mit Frühstück beschäftigen will, kann sich auch im Sportfachhandel eine fertige Hafertrinkmahlzeit besorgen – diese kann man am Wettkampfmorgen einfach mit ein bisschen Wasser anmischen. Auch diese sollten Sie vor dem Wettkampf vor einem Training bereits getestet haben.

2 Stunden vorher

Zwei Stunden vor Start ist nochmals Zeit für eine Banane und noch etwas dunkle Schokolade. Auch ein kleiner eiweißhaltiger Kohlenhydrat-Riegel, den Sie schon vorher öfters gegessen und gut vertragen haben, wäre ideal. Ein Schluck leicht gesüßter Tee mit etwas Salz oder ein verdünntes Sportgetränk mit viel Natrium tut Ihnen gut. Sowohl Tee als auch das verdünnte Sportgetränk sollten dabei mit etwas Ingwer angereichert sein, da Ingwer Ihren Magen beruhigt und Ihre Muskeln im Wettkampf vor Überlastungen schützt..

Noch 10 Minuten

Trinken Sie 10 Minuten vor dem Start noch ein paar Schluck von Ihrem mit Ingwer angereicherten Getränk, also ein verdünntes Sportgetränk oder leicht gesüßten Tee mit etwas Salz.

Die Versorgung im Wettkampf

Bei einem 10 km-Lauf brauchen Sie im Wettkampf keine Energie zu sich nehmen. Trinken Sie, wenn es heiß ist, unterwegs ein paar Schluck Wasser – mehr brauchen Sie nicht. Bei einem Halbmarathon empfehlen wir Ihnen, mit einem Trinkgürtel zu laufen. Im Trinkgürtel sollte das Getränk sein, das Sie auch schon bei den langen Läufen im Einsatz hatten. Dadurch sind Sie unabhängig von der Versorgung des Veranstalters und geben Ihrem Körper die Versorgung, die er gewohnt ist.

Viele Teilnehmer machen den Fehler, im Rennen zu viel zu trinken und Sportgetränke des Veranstalters zu nehmen, die sie noch nie vorher getrunken haben – häufig sind dann Magenbeschwerden oder auch Durchfälle die Folge.

Die Strategie mit einem Trinkgürtel

Teilen Sie die Trinkflaschen gedanklich auf die Strecke auf: Wenn Sie 4 kleine 125 ml-Flaschen dabeihaben, dann trinken Sie die erste nach 5 Kilometern, die zweite nach 10, die dritte nach 12,5 und die vierte nach 15. Somit haben Sie schon mal 500 ml hochwertig getrunken. Ob Sie zusätzlich noch Wasser dazutrinken sollen, hängt davon ab, wie heiß es ist und wie lange Sie insgesamt für den Halbmara-

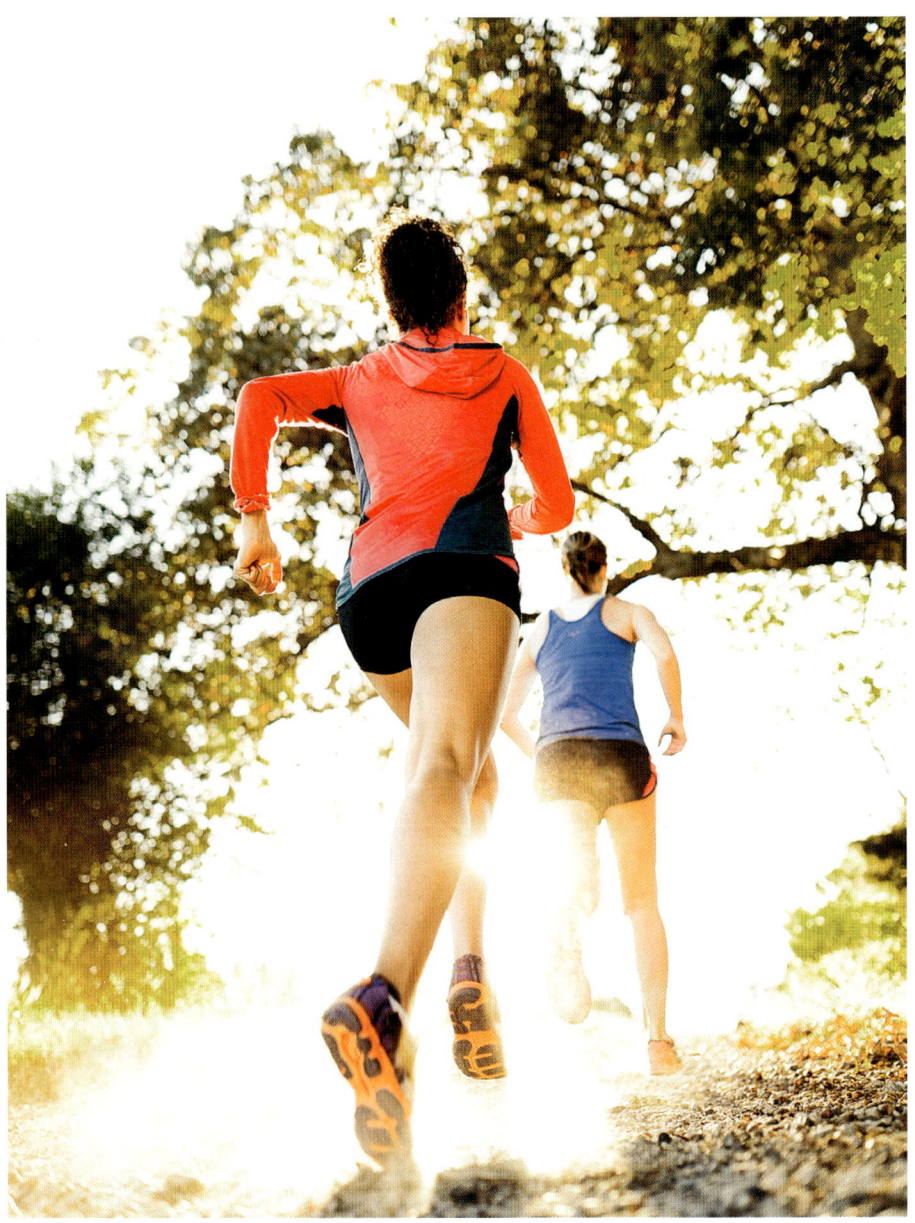

thon brauchen. Nur wenn es über 25 Grad warm ist oder wenn Sie deutlich über 2 Stunden brauchen, sollten Sie zusätzlich hin und wieder ein paar Schluck Wasser nachtrinken, sodass Sie auf insgesamt 1000 ml Flüssigkeitsaufnahme kommen.

Energie-Riegel zwischendurch

Wenn Sie im Halbmarathon länger als 1:30 Stunden benötigen, reicht die Energie aus den 4 x 125 ml Sportgetränken im Wettkampf nicht aus. Die beste Strategie wäre, nach Kilometer 10 einen kleinen, gut verträglichen Energie-Riegel zu essen, der neben Kohlenhydraten auch etwas Eiweiß und Fett enthält. Den Energie-Riegel sollten Sie dabei besonders lange kauen, um Ihrem Magen Verdauungsarbeit abzunehmen. Ein gut verträglicher Energie-Riegel beruhigt einen im Wettkampf gestressten Magen, indem er die Magenschleimhäute auskleidet. Die Energie aus diesem Riegel steht Ihren Muskeln nach ungefähr 30 Minuten zur Verfügung – also gerade rechtzeitig für das letzte Drittel eines Halbmarathons.

Push für die letzten Kilometer

Natürlich sind die letzten Kilometer in einem Wettkampf immer hart. Wir empfehlen Ihnen, schnelle Energie, die über die Mundschleimhaut aufgenommen werden kann, mitzunehmen, wie beispielsweise einen Gel-Chip von ultraSPORTS. In diesem ist nicht nur Glukose fürs Durchhalten enthalten, sondern auch Guarana und

Rhodiola für eine mental kräftigende und auffrischende Wirkung.

Bananen

Bananen enthalten viele Ballaststoffe und liegen lange im Magen. Bis die Energie einer Banane vom Körper verwertet werden kann, dauert es mindestens 90 Minuten. Die Energie kommt also für den Wettkampf zu spät – also besser Bananen im Wettkampf gar nicht nehmen, obwohl die Veranstalter sie überall anbieten.

Zusätzliche Kühlung bei heißem Wettkampfwetter

Wenn die Außentemperaturen im Wettkampf über 25 Grad betragen, sollten Sie bei den Wasserstellen Ihren Nacken mit Wasser kühlen. Nehmen Sie dazu einen Schwamm, der Ihnen gereicht wird oder nehmen Sie eine Handvoll kaltes Wasser und massieren Sie mit dem kalten Wasser Ihren Nacken. Das sorgt für kurzfristige Kühlung und erfrischt.

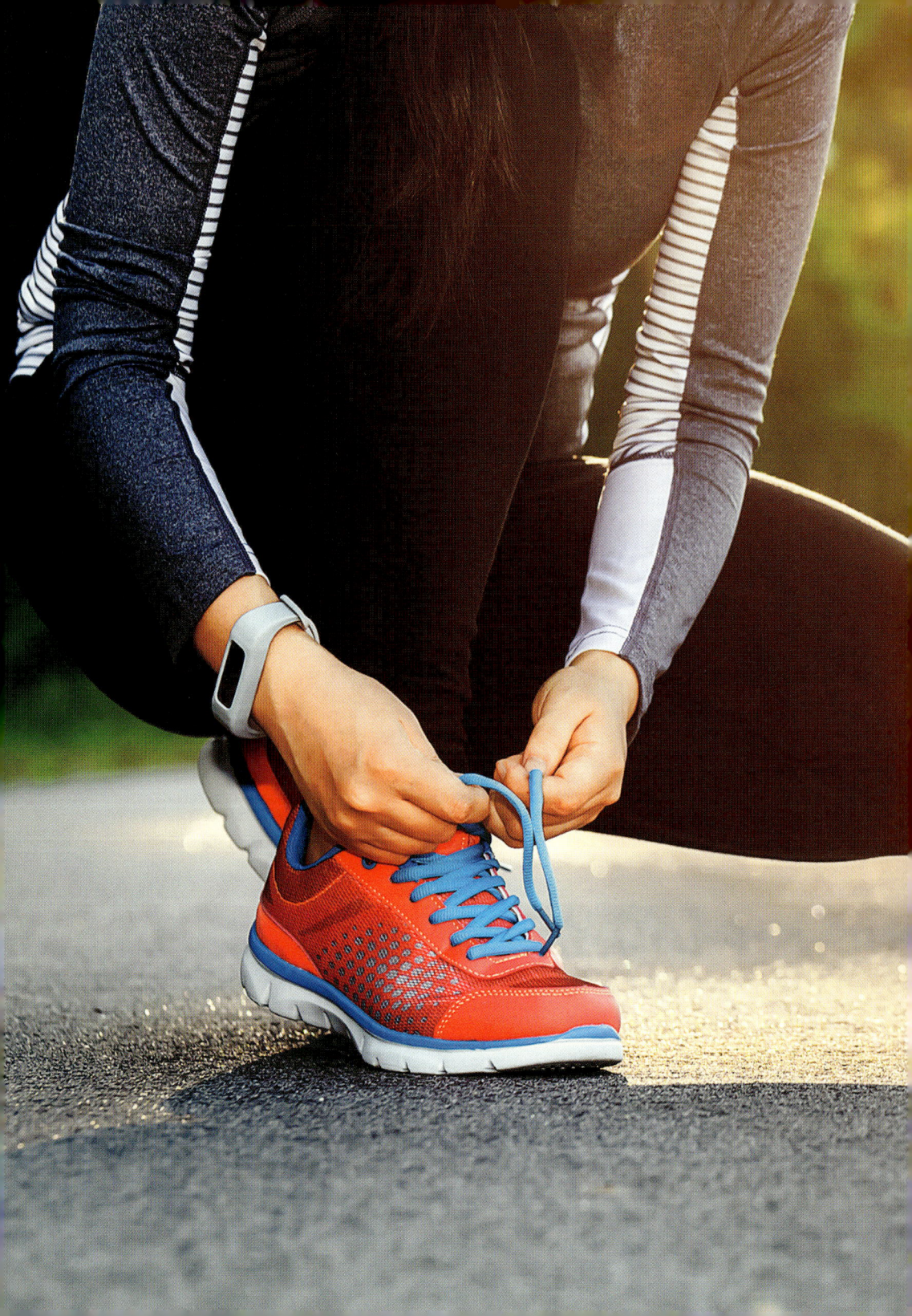

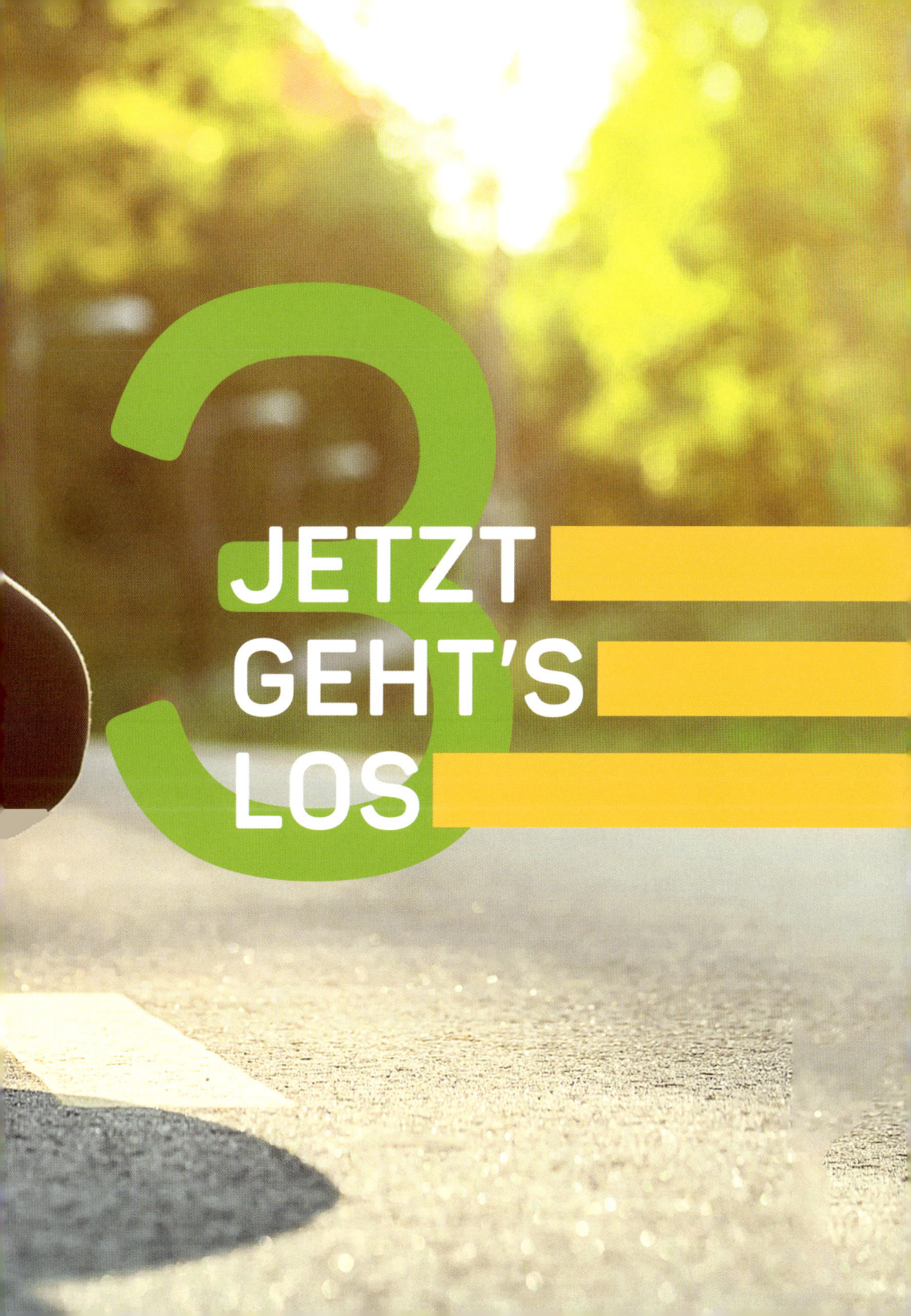

3

JETZT
GEHT'S
LOS

Die Vier-Wochen-Vorlaufphase

Wir unterscheiden eine Vier-Wochen-Vorlaufphase und den Trainingsbeginn. Für unser Lauftraining ist es zunächst wichtig, dass wir unseren Körper auf die neue Belastung vorbereiten. Wir wissen inzwischen, dass unser Bindegewebe länger als unser Herz-Kreislauf-System braucht, um sich an die neue Belastung anzupassen. Einsteigern, die lange gar keinen Sport mehr gemacht haben, empfehlen wir daher, nicht sofort mit dem Lauftraining anzufangen, sondern sich zunächst im ersten Monat auf die Mobilitäts- und Stabilisationsübungen zu beschränken. Damit bauen Sie in Bezug auf Ihre Körperhaltung eine stabile Mitte auf. Zudem verhindert diese wertvolle Vorarbeit, dass Sie Ihren Bewegungsapparat beim Trainingsstart überlasten. Damit beugen Sie Verletzungen vor.

Die Alltagsbewegung erhöhen – das Vorglühen

In der Vorlaufphase empfehlen wir Ihnen, nach Lust und (Vor-)liebe – leichte Sporteinheiten miteinzubauen. Das können einfache Spaziergänge (gehen, nicht laufen), ein paar Bahnen im Schwimmbad oder kurze Radtouren sein. Ein- bis zweimal pro Woche bewusst an die frische Luft gehen, auch wenn es regnet! Spüren Sie Sonne, Wind und Wetter auf Ihrer Haut. Dieses Vorglühen des Körpers ist nicht zu unterschätzen. Das eigentliche Lauftraining kann dann vier Wochen später beginnen.

Auch wenn Sie schon fortgeschrittener Läufer oder ambitionierte Läuferin sind, sollten Sie sich eine vierwöchige Vorlaufphase gönnen, in der Sie deutlich weniger laufen als in der ersten Trainingswoche. Ihr Bindegewebe wird es Ihnen danken.

Die Dr. Feil Ernährung einschleifen

Ebenso wäre es gut, bereits vor Trainingsstart die wichtigsten Ernährungstipps zu verinnerlichen: Also weniger Kohlenhydrate in Form von Brot, Nudeln, Reis, Kartoffeln und Zucker, dafür mehr gute Fettsäuren, mehr Eiweiß und ebenso deutlich mehr Gemüse, Kräuter und Gewürze. Fangen Sie an, Ihre eigenen Rezepte nach Dr. Feil zu optimieren. Natürlich können Sie auch bereits die Wochenrezepte testen. Vielleicht versuchen Sie schon einmal, sich statt Ihres gewohnten Frühstücks zwei- bis dreimal pro Woche den Gewürzquark (siehe Anhang I) anzurühren, am Anfang mit weniger Gewürzen.

> Meine Ziele

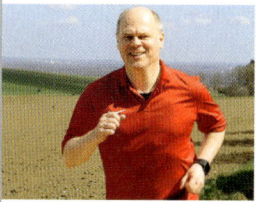

„Wer keinen Mut zum Träumen, hat keine Kraft zum Kämpfen." Ein alter Sponti-Spruch. Aber da ist viel Wahres dran. Wenn Sie also den Traum haben, fitter, beweglicher, schlanker und gesünder zu werden, dann kämpfen Sie für diesen Traum!

Dafür ist es wichtig, sich das „Happy End" immer wieder vor Augen zu führen, sodass es sich in Ihr Gehirn einbrennt. Meine Ziele waren, rund 10 Kilo abzunehmen, die alten Hosen mit Bundweite 33 wieder tragen zu können und den Halbmarathon gut zu schaffen. Ich verinnerlichte mir diese Bilder: Ich im Hemd mit dem geraden Schnitt („nicht comfort fit!") und wie ich durchs Marathontor des Münchner Olympiastadions einlaufen werde, begleitet von dem Getöse der Zuschauer, die Arme in den Himmel reißend. Psychologen sprechen hier von „self-fulfilling prophecies", also quasi sich von selbst verwirklichenden Vorhersagen. Ich glaube fest an dieses Konzept. Denn ich spürte, wie mir diese Bilder jedesmal richtig Auftrieb gaben, ja mich mit Freude erfüllten. Deshalb habe ich mir diese Bilder nicht nur beim Laufen ins Gedächtnis geholt, sondern auch und gerade dann, wenn ich mal keinen Bock zum Laufen hatte.

Für mich war es schwer, alle beruflichen und privaten Termine so unter einen Hut zu bringen, dass ich mich regelmäßig mit anderen zum Sport verabreden konnte. Das hat aber nichts gemacht. Das ist ja das Schöne am Laufen. Ich habe meinen Plan und ich laufe, wann es mir in den Kram passt. Schuhe an. Zur Tür raus. Los geht's. Wenn Sie wie ich auf ein Ziel hintrainieren – und genau das empfehle ich Ihnen, – müssen Sie jedoch ein wenig Disziplin aufbringen. Dreimal in der Woche Laufen heißt dreimal in der Woche Laufen. Es sei denn, man ist krank.

Ich habe beim Laufen immer Stress abgebaut und bin erholt zurückgekommen, vielleicht nicht in den Beinen. Aber im Kopf. Beim Laufen kann man wunderbar den ganzen Tag noch einmal Revue passieren lassen und verarbeiten. Egal ob Streitgespräche, die einem nachgehen, oder Erfolge, auf die man stolz ist. Ich komme runter. Bin ausgeglichener. Kein anderer, aber doch ein fröhlicherer Mensch. Auch zur Freude meiner Familie und Freunde.

Trainingsbeginn – Vorbemerkungen

Sie machen Gesundheitssport, um fitter zu werden. Klasse. Schon bald werden Sie feststellen, dass unser Herz ein wunderbarer Muskel ist. Er gewöhnt sich schnell an die neue Belastung. Auch wenn Sie jetzt schon nach fünf Minuten schnaufen wie eine Dampflok. Bereits in drei Monaten werden Sie acht bis zehn Kilometer am Stück schaffen. Versprochen!

Damit Sie sich nicht überfordern, aber auch nicht unterfordern, basiert unsere Trainingssteuerung auf Pulsfrequenzwerten. Hierzu ist es nötig, die für Sie individuellen Trainingspulswerte zu bestimmen.

So ermitteln Sie Ihre Trainingspulswerte

Da Ruhepuls und Maximalpuls bei jedem Menschen anders ist und sowohl Alter und Geschlecht als auch die höchst persönliche Genetik eine Rolle spielen, kann man nicht allgemein sagen, in welchem Pulsbereich Sie laufen sollten. Manche Menschen sind Hochpulser, andere Niedrigpulser. Das ist nichts Gutes oder Schlechtes, das ist einfach so. Wichtig ist nicht die Zahl, sondern der prozentuale

Wert in Abhängigkeit vom individuellen Maximalpuls. Der Maximalpuls bezeichnet die Anzahl der Schläge, die Ihr Herz in einer Minute macht, wenn Sie sich völlig verausgaben, bis Sie wirklich nicht mehr können.

Ruhepuls messen

Die einfachste Methode der Pulsmessung ist die Messung an der daumenwärts gelegenen Handgelenkinnenseite. Tasten Sie den Puls mit Zeige- und Mittelfinger Ihrer anderen Hand. Sobald Sie Ihren Puls gut spüren, können Sie starten. Zählen Sie die Pulsschläge über einen Zeitraum von 15 Sekunden und multiplizieren Sie diese Zahl mit 4. Der Ruhepuls eines Erwachsenen liegt bei etwa 60 bis 80 Schlägen pro Minute. Für eine Ruhepulsmessung sollten Sie ungestört sein. Setzen Sie sich hin und entspannen Sie sich für etwa fünf Minuten, bevor Sie die Messung starten.

Ein Beispiel: Die Messung ergab 18 Schläge in 15 Sekunden – der Puls liegt also bei (18 × 4) = 72 Schlägen pro Minute. Doch Achtung: Das ist nur eine Momentaufnahme. Um Ihren Ruhepuls seriös zu bestimmen, müssen Sie diese Pulskontrolle mindestens eine Woche lang täglich wiederholen, immer unter den gleichen Bedingungen. Empfehlenswert ist eine Messung über eine Woche lang jeden Morgen vor dem Aufstehen im Bett. Notieren Sie sich die Werte, dann haben Sie ein klares Bild.

Trainingspuls bestimmen

Im Training spielt der Ruhepuls für uns nur eine untergeordnete Rolle. Im Training interessiert uns, auf welche Werte der Pulsschlag (also Ihre Herzfrequenz) während des Laufens ansteigt. Das können Sie nicht mehr mit den Fingern messen. Am einfachsten ist hier die Messung über eine Pulsuhr mit Brustgurt. Mit diesem Gurt bestimmt sie den Puls während Sie laufen. Ein Blick auf die Uhr genügt.

Wir steigern uns

Vielleicht denken Sie, wenn ich mich nicht quäle, komme ich nicht voran. Völlig falsch. Im Gesundheitssport quälen wir uns nicht. Wir steigern uns. Machen Sie sich keine Sorgen, wenn Ihre Pulswerte daher immer wieder mal nach oben schnellen. Das kommt vor. Aber laufen Sie auf keinen Fall ständig im „oberen Drehzahlbereich". Auf den Schnitt kommt es an, nicht auf einzelne Spitzenwerte.

Unterschiedliche Pulswerte

Am Anfang irritiert es Sie sicherlich, dass Sie beim Laufen der gleichen Strecke ganz unterschiedliche Pulswerte haben, manchmal bis zu 25 Schläge oberhalb des Normalwertes. Und das, obwohl Sie doch gerade erst losgelaufen sind und unmöglich schon „fertig" sein können. Das ist nichts Ungewöhnliches. Ihr Körper will Ihnen damit letztlich etwas sagen: Haben Sie gut geschlafen? War am Vortag eine feuchtfröhliche Feier mit Freunden? Ist das Wetter heute schwül? Oder ist bei Ihnen eine Erkältung im Anmarsch? All das könnten Gründe für einen höheren Puls sein. Ihr Körper steckt das – wenn Sie mal älter als 25 Jahre alt sind – nicht mehr so einfach weg. Er arbeitet noch daran, während Sie ihm schon wieder den zusätzlichen Lauf zumuten. Das ist nicht schlimm: Tagesformen unterscheiden sich nun mal. Und die alte Regel heißt: Wer feiern kann, kann auch laufen. Wenn die Werte jedoch extrem sind und/oder Sie das Gefühl haben sollten, dass eine Erkrankung im Anmarsch ist, dann hören Sie an dem Tag mit dem Training auf. Gönnen Sie Ihrem Körper die Regeneration, die er braucht. Sonst trainieren Sie sich nur „kaputt".

Bestimmung des Maximalpulses

Training im aeroben Bereich bedeutet, dass Sie bei Dauerläufen im Schnitt eine Pulsfrequenz von 70–82 Prozent Ihres Maximalpulses haben. Wenn nun alle Trainingseinheiten in Abhängigkeit vom Maximalpuls ausgeführt werden, ist die grundlegende Frage, wie man den Maximalpuls richtig bestimmt. Hier gibt es in der Tat eine ganze Reihe von Formeln und

Rechenbeispielen, die allesamt nicht un-umstritten sind. Schlimmer noch: Sie sind oft sogar falsch und gelten nur für eine Minderheit der Bevölkerung.

Die verbreitetste Formel zur Bestimmung des Maximalpulses lautet:
220 minus Lebensalter

Bei einem Alter von 49 Jahren hieße das: der Maximalpuls läge bei
220 – 49 = 171 Schlägen pro Minute.

Daraus ergäbe sich ein optimaler Trai-ningspuls im Bereich von 70 – 82 Prozent von 171 Schlägen, also zwischen
(171 : 100) × 70 = 120 Schläge/Minute
(171 : 100) × 82 = 140 Schläge/Minute

Leider trifft diese einfache Formel nur bei rund 30 Prozent der Bevölkerung zu. Gut, wenn Sie dazugehören. Wenn nicht, dann können Sie damit rein gar nichts anfan-gen. Selbst gängige Formeln stimmen nur manchmal.

Die Strunz-Formel für den optimalen Trainingspuls

Es gibt jedoch noch weitere Formeln zur Berechnung des optimalen Trainings-pulses. Bereits 1957 veröffentlichte der Sportwissenschaftler Matti Karvonen erste Ergebnisse. Auch die 1986 ent-wickelte Lagerström-Formel finden Sie häufig in Laufforen. Beide Ansätze bildeten die Grundlagen, aus denen der Internist Dr. Ulrich Strunz einen – wie er

es nannte – Herzschutzpuls entwickelte. Strunz gilt seit Anfang der 2000-er Jahre als „Fitnesspapst" in Deutschland. Dabei errechnete sich die von ihm empfohlene individuelle Trainingsfrequenz wie folgt:

(220 – ¾ der Lebensalters – Ruhepuls) × Trainingszustand + Ruhepuls

Den Trainingszustand bewertete er nach dem Leistungsstand, den sich die Perso-nen selbst zuschreiben sollten:

Wert Untrainierte	= 0,6
Wert mäßig Trainierte	= 0,65
Wert mittelmäßig Fitte	= 0,7
Wert Trainierte	= 0,75
Wert Leistungssportler	= 0,8

Wenn wir hier das Beispiel von Wolfgang Grandjean vor der Lauf geht's-Aktion her-anziehen, dann ergäben sich in seinem Fall (49 Jahre, mittelmäßig fit, Ruhepuls 72) folgende Werte:

(220 – 37 – 72) × 0,7 + 72	=
111 × 0,7 + 72	=
77,7 + 72	=
Trainingspuls von 150	

In diesem Beispiel sollten Sie also mit einem Pulsschlag von maximal 150 Schlägen trainieren. Sie sehen: Mit der Faustformel (220 – Lebensalter) × 0,7 beziehungsweise × 0,82 liegt die Trai-ningsempfehlung zwischen 120 und 140, also doch etwas anders als mit anderen Berechnungsarten.

Maximalpulsbestimmung nach Dr. Feil

Machen wir es uns doch leicht. Wenn Formeln nicht mehr weiterhelfen, dann probieren wir es einfach aus. Dafür müssen Sie sich allerdings einmal so richtig schinden. Wir nutzen hierzu Teile der Tabata-Methode (siehe S. 24). Am Ende des kleinen Trainingsprogramms messen Sie Ihren Puls. Entweder mit dem Finger am Handinnengelenk oder – einfacher und genauer – indem Sie vorher Ihre Pulsuhr anlegen und dann den erreichten Maximalwert ablesen. Aber Achtung: Der Körper muss bei Laufeinsteigern erst einmal aus dem Winterschlaf kommen. Als Laufeinsteiger sollten Sie die Maximalpulsbestimmung daher erst nach der vierwöchigen Vorglühphase machen.

Schritt 1: Warmmachen

Zunächst einmal machen Sie sich warm. Nutzen Sie dazu unser Mobilisations- und Stabilisationsprogramm auf Seite 72, danach gehen Sie acht Minuten in einem flotten Schritt oder laufen langsam, um in Schwung zu kommen.

Schritt 2: Kniehebeübung

Sie stellen sich hin und haben eine Uhr mit Sekundenzeiger im Blick.

Für 20 Sekunden laufen Sie nun auf der Stelle. Aber so richtig, als ob Sie gegen den 100-Meter-Star Ursain Bolt rennen

wollten. Ziehen Sie dabei die Knie abwechselnd übertrieben nach oben (ca. 45 Grad-Winkel) und bewegen Sie die Arme gegengleich wie beim Laufen. Geben Sie wirklich alles.

Dann machen Sie 10 Sekunden Pause, in denen Sie wieder nach Luft schnappen.

Das Ganze wiederholen Sie 5-mal. Und zwar direkt hintereinander.
Also: 20 Sekunden auspowern – 10 Sekunden Pause und sofort wieder los. Gesamtdauer: 2:30 Minuten.

Nach der letzten 20-Sekunden-Einheit messen Sie Ihren Puls oder schauen auf Ihre Pulsuhr. Der hier gemessene Wert beziehungsweise der bei dieser Übung auf der Pulsuhr angezeigte Maximalwert stellt Ihren persönlichen Maximalpuls dar.

Steigender Maximalpuls?

Es kann gut sein, dass Ihr wirklicher Maximalpuls etwas über dem Wert liegt, der sich aus der Übung ergibt. Das hat einen einfachen Grund: Gerade Anfänger schaffen es nicht, beim ersten Mal alles aus sich herauszuholen. Sie schinden sich nicht genug. Das ist nicht schlimm, sondern sogar ein großer Vorteil. Es schützt Sie vor Überlastung.
Starten Sie Ihr Training also ruhig in Abhängigkeit von dem hier gemessenen Maximalpuls. Vielleicht wiederholen Sie die Bestimmung monatsweise. Es wäre nicht ungewöhnlich, wenn Sie herausfänden,

dass Sie sich doch stärker belasten können als anfangs gedacht.

Den eigenen Maximalpuls übertroffen

Nachdem Wolfgang Grandjean den Test das erste Mal gemacht hatte, ergab sich ein Maximalpuls von 183. Daraus ergab sich die Empfehlung für einen Trainingspuls zwischen 128 und 150 Schlägen. Das war super für den Anfang. Ihn irritierte allerdings, dass seine Herzschlags-Durchschnittwerte immer im oberen Bereich, also zwischen 140 und 155 Schlägen lagen. Bei seinem ersten 10 Kilometer-Lauf sechs Wochen nach Trainingsstart zeigte ihm die Pulsuhr an, dass er sogar seinen Maximalwert übertroffen hatte. Zwischenzeitlich hatte er an einem Berganstieg einen Spitzenwert von 196 Schlägen pro Minute. Was war da los? Entweder hatte er beim ersten Test nicht alles gegeben oder es nicht geschafft, alles aus sich rauszuholen. Dennoch war genau das positiv. Denn es bewahrte ihn davor, zu schnell zu viel zu trainieren. Ab Woche 7 passte er dann seinen Trainingspuls anhand seines richtigen Maximalpulses von 196 an.

Pulsbereiche selbst errechnen

Haben Sie Ihren eigenen Wert bestimmt, können Sie Ihre Trainingsbereiche selbst errechnen. Bleiben wir bei Wolfgang Grandjean: Sein persönlicher Maximalwert müsste nach dem Erlebnis beim 10 km-Lauf mindestens bei 196 liegen. Denn dies war der Maximalwert, den die Uhr während des Laufs angezeigt hatte. Daraus er

rechnete sich dann sein neuer optimaler Trainingsbereich:

196 : 100 = 1,96
70 % sind also 1,96 × 70 = 137,2 Schläge pro Minute
82 % sind 1,96 × 82 = 160,7 Schläge pro Minute

Bei ihm, der einen relativ hohen Puls hat, liegt der optimale Trainingsbereich also zwischen 137 und 160 Schlägen pro Minute. Die Strunz'sche Formel mit der Trainingsvorgabe Puls 150 war also ganz gut.

Wolfgang Grandjean hat sich den Spaß erlaubt, seine Trainingswerte von der Uhr ein Jahr lang in eine Excel-Tabelle zu übertragen. Männer sind so. Das Interessante dabei: Der Trainingspuls-Durchschnitt liegt bei 154 Schlägen pro Minute. Das entspricht auch ganz genau dem Bereich, in dem er noch locker laufen und sich mit anderen unterhalten konnte, ohne übermäßig (ein bißchen schon!) aus der Puste zu kommen. Da wären wir wieder beim Gefühl: Wenn Sie sich richtig einschätzen können, brauchen Sie keine Pulsuhr.

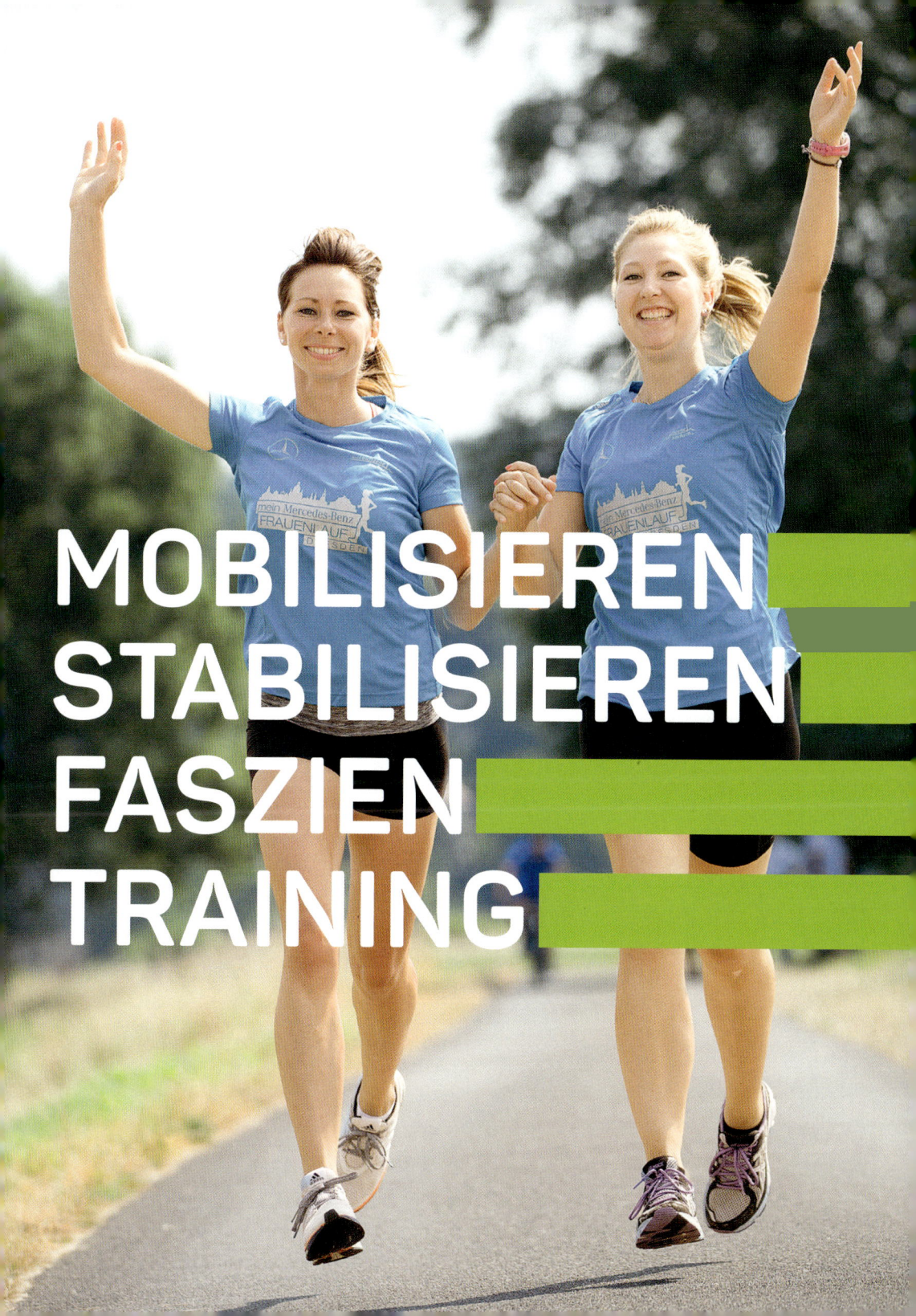

MOBILISIEREN
STABILISIEREN
FASZIEN
TRAINING

Das Mobilisierungs-Programm (Mobi)

Die Mobilisierungs-Übungen beinhalten Ausfallschritte, Hüftkreisen, Beinschwingen, Rumpfdehnungen und Übungen zur Aktivierung von Knie und Fußgelenken. Allen ist dabei gemeinsam, dass Bindegewebestrukturen mobilisiert und Verklebungen gelöst werden. Solche Verklebungen entstehen durch einen inaktiven Lebensstil oder durch einseitige Belastungen, zum Beispiel durch häufiges Sitzen. Neben dem Lösen von Verklebungen aktivieren diese Übungen zudem auch viele Muskelgruppen und schulen Ihre Balance, auf einem Bein zu stehen. Diese Balance brauchen Sie nachher beim Laufen. Nach den Mobilisierungs-Übungen werden Sie feststellen, dass Sie sich leichter und frischer fühlen und eigentlich gleich loslaufen wollen.

Generell sollten Sie bei all den Übungen die Dehnung spüren. Dadurch erhöhen Sie Ihre Flexibilität und verringern auch den Stress in Ihrem Körper, da bei jeder Dehnung das Stresshormon Cortisol abgebaut wird. Übertreiben Sie es aber nicht. Gehen Sie nur so weit in die Anspannung, dass es leicht zieht, aber nicht weh tut. Tasten Sie sich dabei langsam vorwärts.

Wiederholen Sie jede Übung zunächst fünfmal. Das reicht völlig aus. Nicht schummeln. Fünfmal bedeutet natürlich: jedes Bein oder jeden Arm fünfmal. Ab der fünften Woche erhöhen wir dann die Übungszahl zunächst auf 7, ab Woche 13 auf 10.

Können Sie sich die Übungen trotz der (tollen) Bilder und Beschreibungen nicht richtig vorstellen? Dann schauen Sie sie sich unsere Übungsvideos an: www.dr-feil.com/ldg-videos

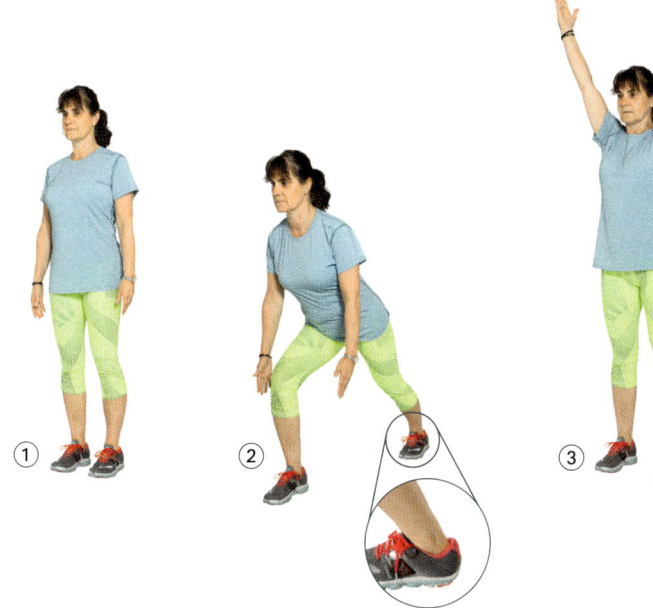
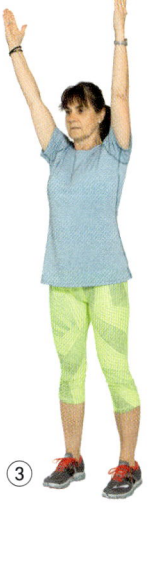
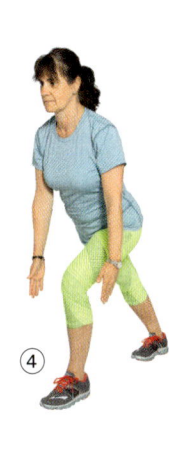

1. Ausfallschritt nach vorn

① **Ausgangsposition:** Stellen Sie sich aufrecht hin. Die Füße stehen etwa schulterbreit auseinander. Arme und Hände hängen parallel zum Körper nach unten. Spannen Sie den Körper an.

② Machen Sie nun mit dem rechten Bein einen Ausfallschritt nach vorne.
Wichtig: Ihr linker Fuß wird nicht angehoben, die Ferse bleibt fest auf dem Boden. Sie spüren die Anspannung in der linken Wade. Bewegen Sie die Arme nach unten, sodass Ihre Hände rechts und links vom rechten Knie sind. Kippen Sie Ihre Hüfte und beugen Sie Ihren Oberkörper nach vorne. Halten Sie Ihren Oberkörper aber gerade und krümmen Sie die Wirbelsäule nicht.

③ Gehen Sie wieder in die Ausgangsposition. Also machen Sie einen Schritt nach hinten. Strecken Sie die Arme nach oben.

④ Wiederholen Sie die Übung, jetzt mit dem linken Bein. Machen Sie einen Ausfallschritt, beugen Sie Oberkörper und Arme, sodass die Hände rechts und links vom linken Knie sind.

Woche 01–04: je 5 Wiederholungen
Woche 05–12: je 7 Wiederholungen
Woche 13–26: je 10 Wiederholungen

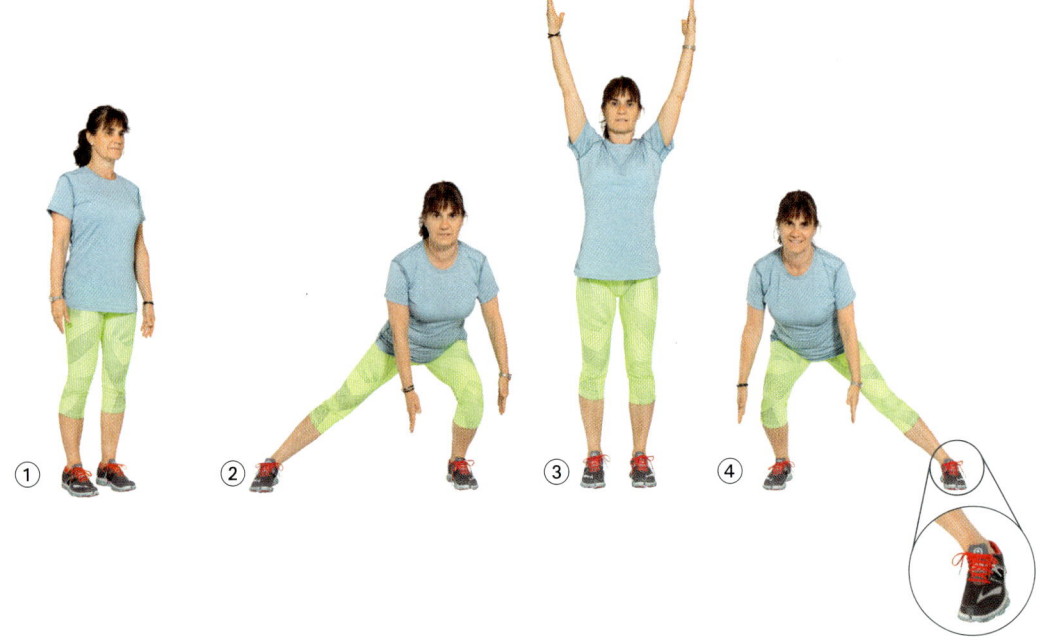

2. Ausfallschritt zur Seite

① **Ausgangsposition:** Stellen Sie sich aufrecht hin. Die Füße stehen etwa schulterbreit auseinander. Arme und Hände hängen parallel zum Körper nach unten. Spannen Sie den Körper an.

② Machen Sie nun mit dem rechten Bein einen Ausfallschritt zur Seite.
Wichtig: Ihr linker Fuß wird nicht angewinkelt, Ferse und Ballen bleiben wie festgeklebt auf dem Boden. Sie spüren die Anspannung im hinteren linken Oberschenkel.
Bewegen Sie die Arme seitlich nach unten, sodass Ihre Hände rechts und links vom rechten Knie sind. Die Hüfte kippt leicht nach vorne. Der Oberkörper bleibt gerade. Beugen Sie die Wirbelsäule nicht.

Sie spüren eventuell eine weitere Anspannung im unteren Rückenbereich.

③ Gehen Sie wieder in die Ausgangposition. Also Beine wieder schulterbreit zusammen und strecken Sie nun die Hände nach oben.

④ Wiederholen Sie die Übung, jetzt mit dem seitlichen Ausfallschritt im linken Bein.

Woche 01–04: je   5 Wiederholungen
Woche 05–12: je   7 Wiederholungen
Woche 13–26: je 10 Wiederholungen

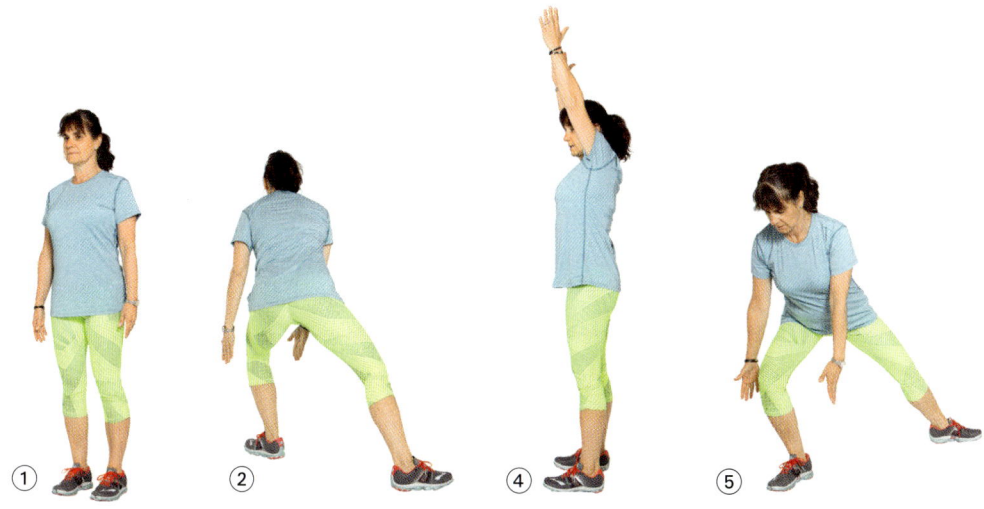

3. Ausfallschritt gedreht nach hinten

① **Ausgangsposition:** Stellen Sie sich aufrecht hin. Die Füße stehen etwa schulterbreit auseinander. Arme hängen parallel zum Körper nach unten. Spannen Sie den Körper an.

② Ihr linker Fuß bleibt stehen und zeigt geradeaus auf „12 Uhr mittag". Machen Sie nun mit dem rechten Bein einen Ausfallschritt nach hinten. Drehen Sie dazu Ihre Hüfte. Ihr rechter Fuß steht bei etwa „4 Uhr". Gehen Sie leicht in die Knie. Sie spüren die Anspannung im rechten Oberschenkel und im Beckenbereich.

③ Beugen Sie die Arme seitlich nach unten, sodass sie rechts und links vom rechten Knie sind. Neigen Sie auch den Oberkörper in Richtung Knie. Halten Sie

Ihren Oberkörper aber gerade und beugen Sie die Wirbelsäule nicht. Sie spüren eventuell eine weitere leichte Anspannung im Rücken bis in die Schulterpartie. Das ist ein Zeichen, dass Ihre gesamte Muskelkette aktiviert wird.

④ Gehen Sie wieder in die Ausgangposition. Stellen Sie die Beine wieder schulterbreit zusammen und strecken Sie die Hände nach oben.

⑤ Wiederholen Sie die Übung, jetzt mit dem linken Bein nach hinten auf „8 Uhr".

Woche 01–04: je   5 Wiederholungen
Woche 05–12: je   7 Wiederholungen
Woche 13–26: je 10 Wiederholungen

Übungsvideos auf www.dr-feil.com/ldg-videos

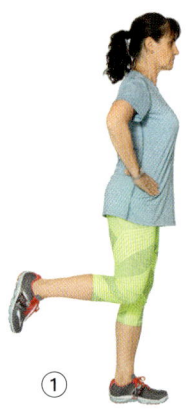

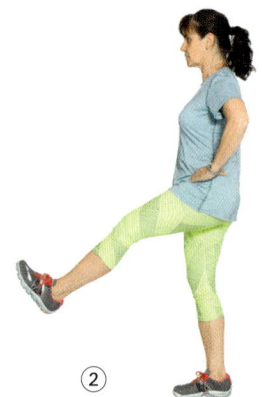

4. Fussballer – Beinschwung

Diese Übung ist im wahrsten Sinne des Wortes ein Balanceakt. Sie aktiviert die Körpermitte und Ihre eigene Körperstabilität. Sieht einfach aus, kann Sie aber ganz schön aus dem Gleichgewicht bringen. Sie können sich anfangs auch abstützen oder den Fuß aufsetzen. Die Stabilität kommt mit der Zeit.

① **Ausgangsposition:** Stellen Sie sich aufrecht hin. Stellen Sie sich auf ihr linkes Bein und verankern Sie es im Boden. Legen Sie die linke Hand an die linke Hüfte, um Stabilität zu gewinnen. Der Körper bleibt gerade und gestreckt. Das rechte Bein ist leicht angehoben. Der rechte Arm hängt seitlich runter.

② Bewegen Sie nun Ihr rechtes Bein vor und zurück, als wollten Sie einen Fußball treten. Bei der Rückwärtsbewegung knicken Sie das Bein ein, sodass die Ferse Richtung Po geht. Der Oberkörper bleibt dabei aufrecht und stabil. Versuchen Sie in einer fließenden Bewegung und dabei stabil auf dem Standbein zu bleiben. Der linke Arm bleibt an der Hüfte, mit dem rechten Arm gegebenenfalls etwas ausbalancieren. Wiederholen Sie die Übung mit dem linken Bein.

Woche 01–04: je 5 Wiederholungen
Woche 05–12: je 7 Wiederholungen
Woche 13–26: je 10 Wiederholungen

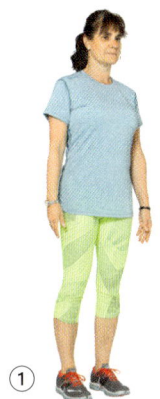 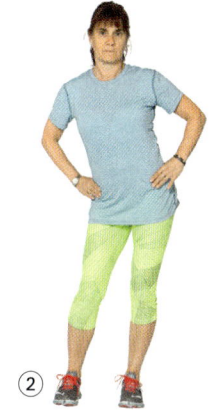 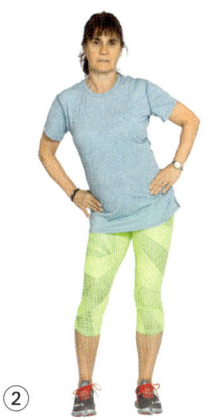

5. Hüfte/Becken kreisen

Diese Übung gibt es schon seit Turnvater Jahns Zeiten. Weil sie eben gut ist. Wenn Sie sie oft genug machen, können Sie schon bald wieder Hula-Hoop-Reifen kreisen lassen.

① **Ausgangsposition:** Stellen Sie sich aufrecht hin. Die Füße sind schulterbreit auseinander. Fassen Sie sich mit den Händen an die Hüfte. Der Stand ist leicht gebeugt, aber die Füße bleiben fest am Boden verankert.

② Kreisen Sie nun das Becken. Also nach rechts, nach hinten, nach links, nach vorne.

Wichtig: Der Kopf bleibt immer in Verlängerung der Füße. Beine, Becken und Oberkörper drehen sich rundum.

Woche 01–04: je   5 Wiederholungen
Woche 05–12: je   7 Wiederholungen
Woche 13–26: je 10 Wiederholungen

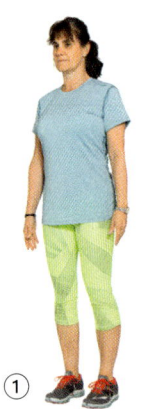 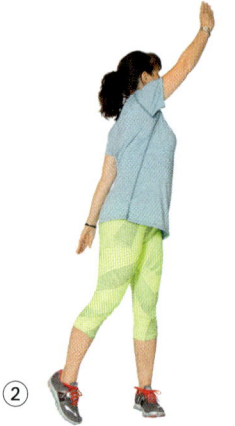 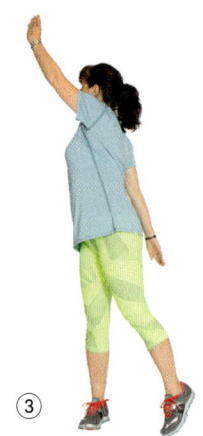

① ② ③

6. Seitliche Dehnung nach oben – Kirschen pflücken

① **Ausgangsposition:** Stellen Sie sich aufrecht hin. Die Füße stehen etwa schulterbreit auseinander. Die Arme hängen seitlich am Körper herab.

② Ihr linker Fuß bleibt fest am Boden stehen. Versuchen Sie nun mit der rechten Hand eine imaginäre Kirsche zu pflücken, die sich links über Ihrem Kopf befindet. Drehen Sie dazu den Oberkörper mit nach links. Strecken Sie sich richtig nach oben und greifen Sie mit den Fingern nach der Kirsche. Ihr Kopf dreht sich, ihr Blick folgt in Richtung der „pflückenden" Hand. Der rechte Fuß geht auf die Zehenspitzen und wird mit eingedreht.

③ Nun das Ganze in die andere Richtung. Ihr rechter Fuß bleibt fest am Boden stehen und Sie versuchen nun, mit der linken Hand die Kirsche zu pflücken, die sich rechts über Ihrem Kopf befindet.

④ Machen Sie die Bewegung nach rechts und nach links im Wechsel. Es entsteht eine fließende Bewegung.

Woche 01–04: je 5 Wiederholungen
Woche 05–12: je 7 Wiederholungen
Woche 13–26: je 10 Wiederholungen

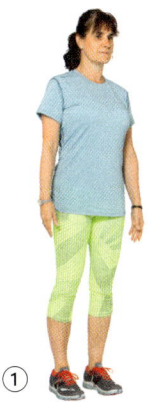

①

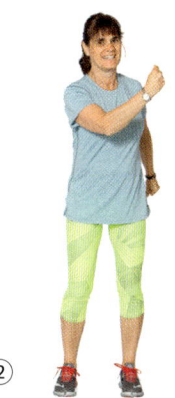

②

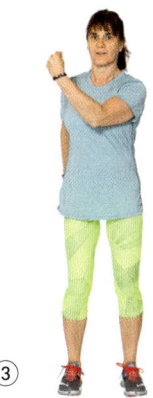

③

7. Boxhiebe

Beim Boxen geht es beileibe nicht nur darum, dem anderen auf die Nase zu hauen. Kaum ein anderes Training ist so vielfältig und trainiert gleichermaßen Ausdauer, Schnellkraft und Koordination. Ein gutes Beispiel dafür ist unser Aufwärtshaken.

① **Ausgangsposition:** Stellen Sie sich aufrecht hin. Die Füße sind etwa schulterbreit auseinander. Der Oberkörper ist leicht vorgeneigt. Die Arme vor der Brust anwinkeln, die Hände zur Faust ballen.

② Führen Sie nun einen Aufwärtshaken zur gegenüber liegenden Seite aus. Mit der rechten Faust schlagen Sie von rechts unten nach links oben, als ob Sie einem imaginären Gegner einen Kinnhaken ver-

passen wollten. Drehen Sie dabei die Hüfte nach links und drehen Sie Ihren rechten Fuß mit ein. Sie spüren die Anspannung im ganzen Rücken bis in die Schulter.

③ Nun schlagen Sie mit der linken Faust von links unten nach rechts oben. Drehen Sie dabei die Hüfte mit nach rechts und drehen Sie Ihren linken Fuß mit ein.

Woche 01–04: je   5 Wiederholungen
Woche 05–12: je   7 Wiederholungen
Woche 13–26: je 10 Wiederholungen

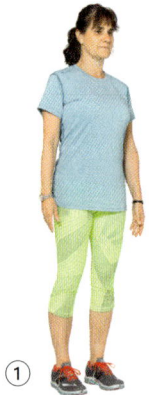 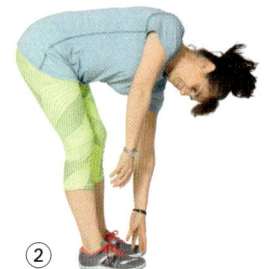 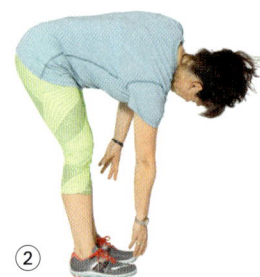

① ② ②

8. Rücken fallen lassen

① **Ausgangsposition:** Stellen Sie sich aufrecht hin. Die Füße sind etwa schulterbreit auseinander. Wenn Sie nicht bis zum Boden kommen, dürfen Sie ein wenig in die Knie gehen. Die Beine sind also leicht gebeugt.

② Beugen Sie den Oberkörper nach vorne und versuchen Sie mit den Fingerspitzen den Boden zu berühren. Bleiben Sie mit dem Oberkörper nach vorne gebückt und versuchen Sie es mit der rechten und linken Hand im Wechsel.

Woche 01–04: je 5 Wiederholungen
Woche 05–12: je 7 Wiederholungen
Woche 13–26: je 10 Wiederholungen

Tipp: Gehen Sie nur so weit nach unten wie es geht. Sie werden merken, Woche für Woche geht es etwas weiter.

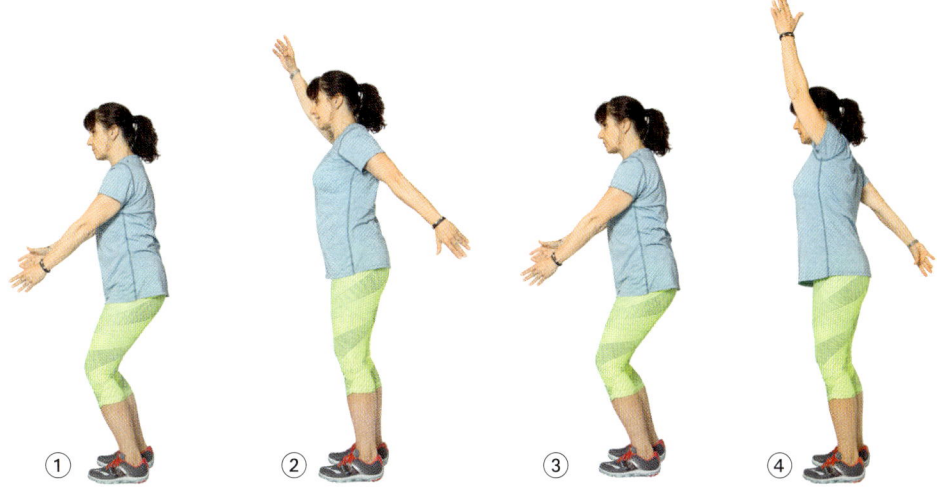

9. Armschwung

Diese Übung ist simpel und strengt kaum an. Aber sie wärmt gut auf und fördert die Durchblutung. Auch diese Übung löst verklebte Bindegewebefasern und mobilisiert die Beweglichkeit in der Schulter. Ein mobilisierter Armschwung ist wichtig, da er das Laufen deutlich erleichtert. Durch die dynamische Bewegung wird zusätzlich auch die Koordination geschult.

① **Ausgangsposition:** Sie stehen aufrecht, die Füße etwa schulterbreit auseinander. Spannen Sie den Körper nicht an, sondern bleiben Sie locker. Gehen Sie leicht in die Knie. Die Hände sind offen.

② Die rechte Hand zeigt mit den Fingerspitzen nach oben, die linke nach unten.

③ Nun bringen Sie Schwung in die Arme. Bewegen Sie gleichzeitig den rechten Arm nach unten und den linken nach oben. Und sofort weiter den linken wieder nach unten und den rechten nach oben.

④ Versuchen Sie in eine fließende Bewegung zu kommen. Bei jedem Armschwung gehen Sie leicht in die Knie und schwingen hier mit. So kommt Ihr gesamter Körper in Bewegung. Sie merken, wie sich der Rücken entspannt..

⑤ Schwingen Sie 15–20 Sekunden am Stück.

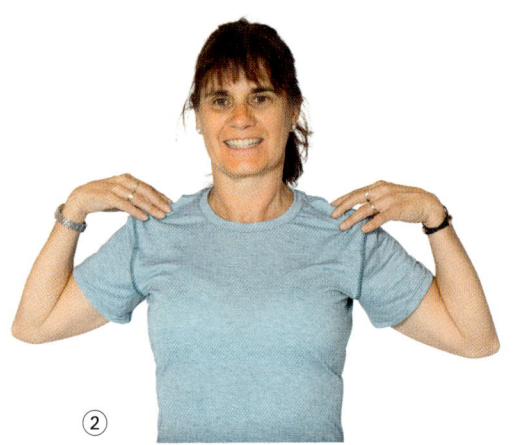
②

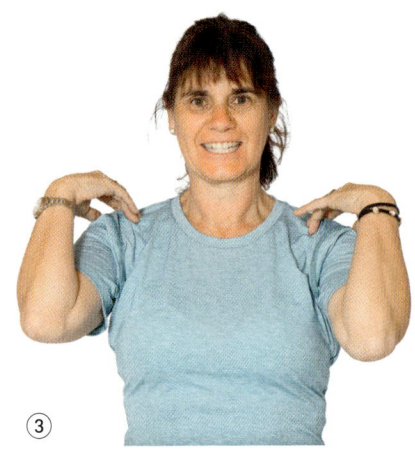
③

10. Schultern kreisen

Auch diese Übung werden Sie noch aus dem Turnunterricht kennen. Sie strengt kaum an, lockert und ist wichtig, damit Sie später beim Laufen nicht verspannen.

① **Ausgangsposition:** Stellen Sie sich aufrecht hin. Die Füße stehen etwa schulterbreit auseinander. Öffnen Sie die Brust und ziehen Sie den Bauchnabel nach innen. Der Kopf bleibt senkrecht in der Verlängerung des Körpers.

② Winkeln Sie Ihre Arme an und legen Sie Ihre Hände auf die Schultern.

③ Kreisen Sie mit Ihren Ellbogen nach vorne. Machen Sie die Kreise möglichst groß. Es soll aber auf jeden Fall noch angenehm bleiben.

④ Wiederholen Sie die Übung in die andere Richtung. Kreisen Sie jetzt mit den Ellbogen nach hinten.
Wichtig: Die Übung sollte immer mit den Ellbogen nach hinten enden. So ist sichergestellt, dass Sie in „aufrechter" Position bleiben.

Woche 01–04: je   5 Wiederholungen
Woche 05–12: je   7 Wiederholungen
Woche 13–26: je 10 Wiederholungen

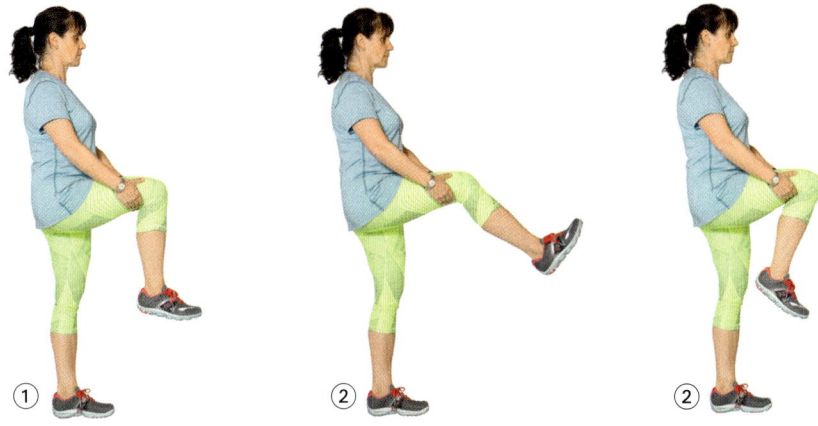

11. Knie aktivieren

① **Ausgangsposition:** Stellen Sie sich aufrecht hin. Stellen Sie sich auf ihr linkes Bein und verankern Sie es im Boden. Heben Sie das rechte Bein und ziehen Sie das rechte Knie zur Taille. Legen Sie beide Hände an die Unterseite des Oberschenkels in die Kniebeuge. Bleiben Sie stabil im Gleichgewicht.

② Bewegen Sie das Kniegelenk, indem Sie den Unterschenkel nach vorne und hinten bewegen.

③ **Beinwechsel.** Stellen Sie sich auf Ihr rechtes Bein und verankern Sie es im Boden. Heben Sie das linke Bein und ziehen Sie das linke Knie zur Taille. Legen Sie beide Hände an die Unterseite des Oberschenkels in die Kniebeuge und bewegen Sie das Kniegelenk, indem Sie den Unterschenkel nach vorne und hinten bewegen.

Woche 01–04: je   5 Wiederholungen
Woche 05–12: je   7 Wiederholungen
Woche 13–26: je 10 Wiederholungen

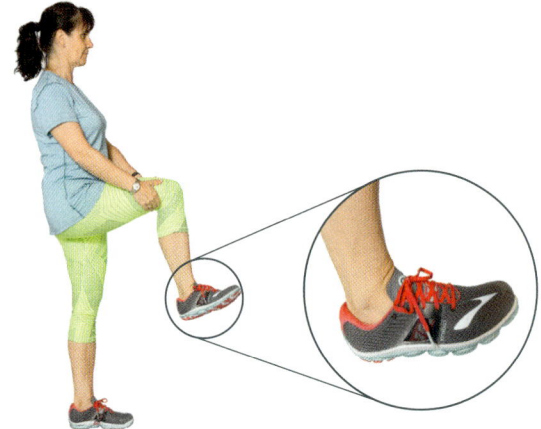

12. Füße kreisen

① **Ausgangsposition:** Gleiche Ausgangsposition wie bei der vorherigen Übung. Stellen Sie sich aufrecht hin. Stellen Sie sich auf Ihr linkes Bein und verankern Sie es im Boden.

② Heben Sie das rechte Bein und ziehen Sie das rechte Knie zur Taille. Legen Sie beide Hände an die Unterseite des Oberschenkels in die Kniebeuge. Bleiben Sie stabil im Gleichgewicht.

③ Jetzt bleibt der Unterschenkel ruhig und Sie kreisen allein den Fuß, zunächst links herum, dann rechts herum.

④ **Beinwechsel.** Stellen Sie sich wieder auf das rechte Bein und nehmen die Ausgangsposition ein. Diesmal den linken Fuß in beide Richtungen kreisen.

Woche 01–04: je   5 Wiederholungen
Woche 05–12: je   7 Wiederholungen
Woche 13–26: je 10 Wiederholungen

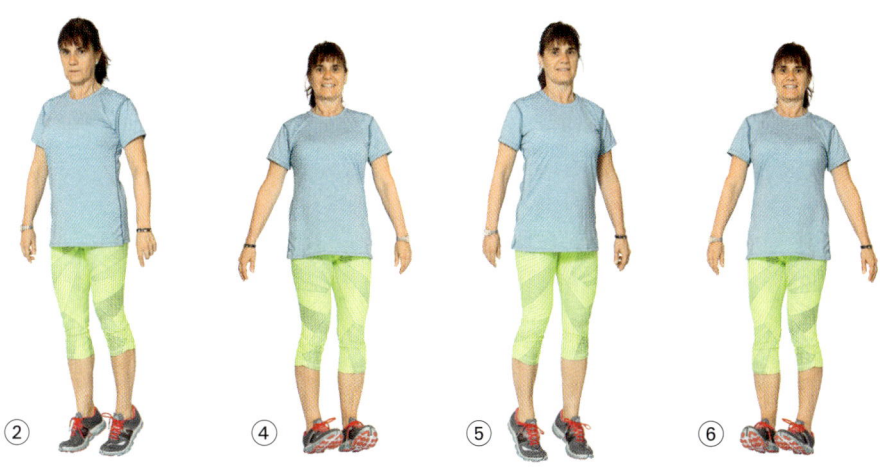

13. Fußtwist

① **Ausgangsposition:** Stellen Sie sich aufrecht hin. Beide Füße stehen parallel etwas weniger als schulterbreit auseinander.

② Gehen Sie auf die Zehenspitzen und drehen Sie die Füße nach links.

③ Stellen Sie den Fuß wieder ganz auf. Ihre Füße stehen nun etwa im 45 Grad-Winkel zum Ausgangpunkt.

④ Heben Sie nun Zehen und Fußballen an und stellen sich auf die Ferse. Drehen Sie auf der Ferse nach um 90 Grad weiter nach links und setzen den Fuß wieder auf. Das Ganze ergibt eine Bewegung zur Seite wie beim Twist.

⑤ Auf der Zehenspitze drehen. Auf der Ferse drehen. Sie bewegen sich also in die linke Richtung. Falls Sie ins Straucheln kommen, balancieren Sie sich mit den Armen aus.

⑥ Und weil's so schön war, wieder nach rechts zurück.

Woche 01–04: je   5 Wiederholungen
Woche 05–12: je   7 Wiederholungen
Woche 13–26: je 10 Wiederholungen

Das Stabi-Programm (Stabi)

Während beim Mobilisierungspro-
gramm (Mobi) der Hauptaspekt darin
lag, alle beim Laufen benötigten Gelenke
zu mobilisieren sowie Verklebungen im
Bindegewebe und Verkürzungen von
Muskelfasern zu beheben, geht es jetzt im
Stabi-Programm gezielt um die Kräftigung
der beim Laufen benötigten Muskulatur.

Positiver Nebeneffekt: die Fettverbrennung wird erhöht durch die verstärkt
aufgebaute Muskulatur. Sie kommen
buchstäblich in Form. Durch regelmäßiges.
Mobi- und Stabi-Training laufen Sie insgesamt aufrechter, eleganter und halten ein
Lauftraining besser durch.

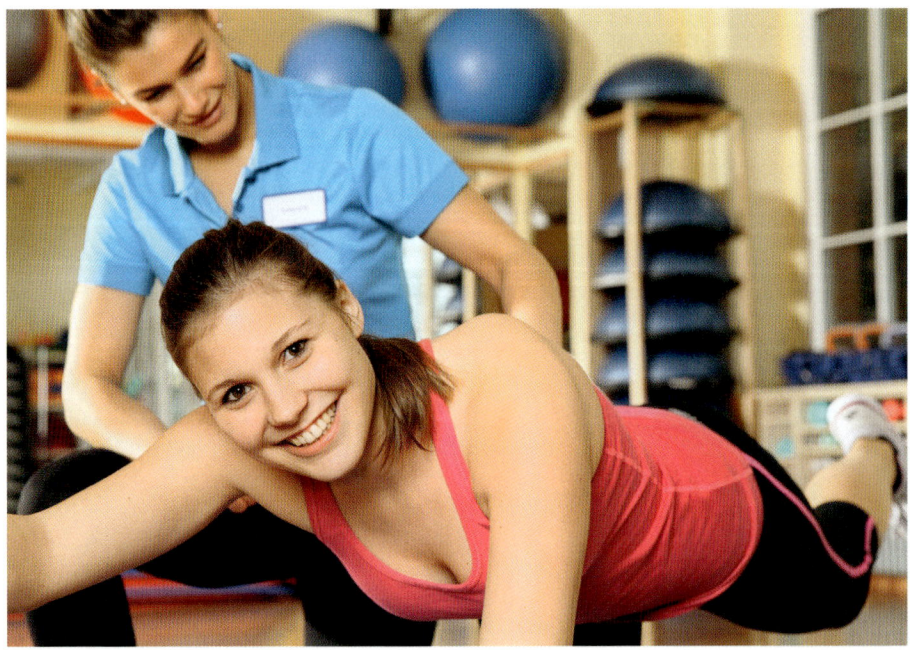

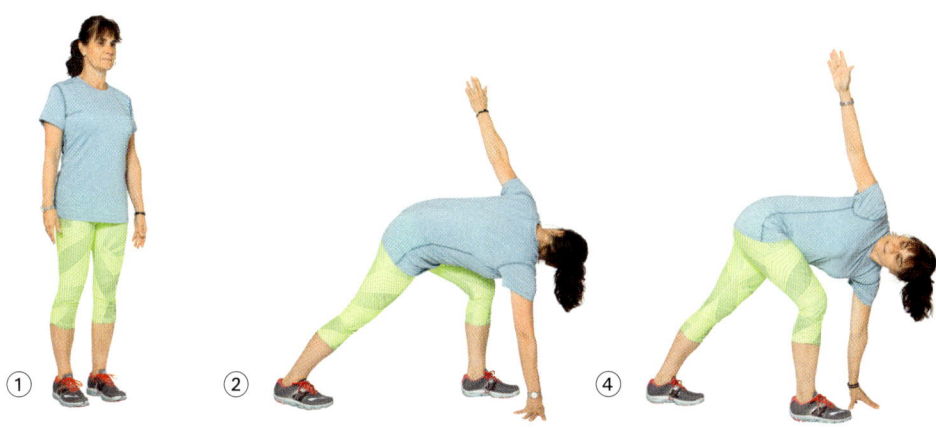

① ② ④

1. Ausfallschritt rückwärts mit gestrecktem Arm nach oben

Diese Übung kräftigt die Oberschenkel-muskulatur. Diese benötigen wir, um die Beine beim Laufen auch noch am Ende der Laufeinheit anheben zu können. Gleichzeitig unterstützt Sie diese Übung, damit Sie einen längeren Schritt beim Laufen bekommen.

① **Ausgangsposition:** Stellen Sie sich locker aufrecht hin.

② Machen Sie aus der Standposition ei-nen weiten Ausfallschritt mit dem rechten Bein nach hinten. Stützen Sie sich mit dem rechten Arm auf dem Boden ab.

③ Bewegen Sie nun den linken Arm nach oben. Kopf und Blick folgt folgt dem lin-ken Arm und blicken in Richtung der Fin-gerspitzen. Halten Sie diese Position 2–3 Sekunden lang.

④ Das Ganze mit links wiederholen.

Woche 01–04: je   5 Wiederholungen
Woche 05–12: je   7 Wiederholungen
Woche 13–26: je 10 Wiederholungen

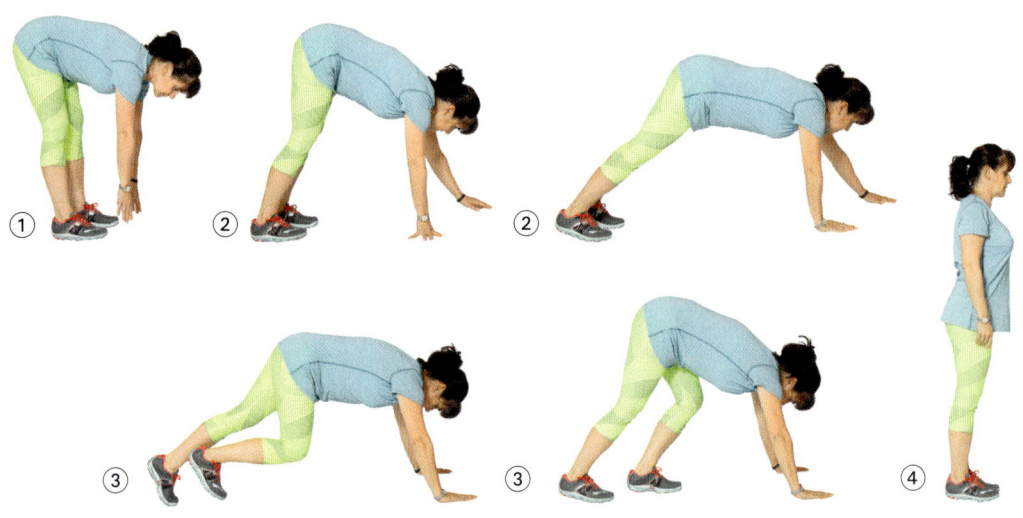

2. Handlauf zum Liegestütz (und Strecksprung)

Beim Handlauf sind viele Muskeln gefordert. Diese Übung kräftigt Ihre Muskulatur besonders in der Körpermitte. Mit dem Strecksprung werden zusätzlich die Wadenmuskeln trainiert.

① **Ausgangsposition:** Stellen Sie sich aufrecht hin. Beugen Sie sich langsam nach vorn, bis die Hände den Boden berühren. Die Beine bleiben dabei gestreckt.

② Laufen Sie nun mit den Händen nach vorne bis in die Liegestützposition. Die Arme sind nun unter den Schultern. Die Beine sind weiter gestreckt.

③ Die Hände bleiben, wo sie sind. Laufen Sie nun mit den Füßen mit kleinen Schritten und gestreckten Knien so weit Sie kommen, am besten bis zu den Händen. Auch hier sind die Beine gestreckt. Ihr Körper macht eine Brücke.

④ Richten Sie sich wieder ganz auf und gehen in die Ausgangsposition.
Erst ab Woche 20: Verschärfen Sie die Übung: Machen Sie zum Abschluss nach jedem Handlauf einen Strecksprung nach oben (zum Himmel).

Woche 01–04: je   5 Wiederholungen
Woche 05–12: je   7 Wiederholungen
Woche 13–26: je 10 Wiederholungen

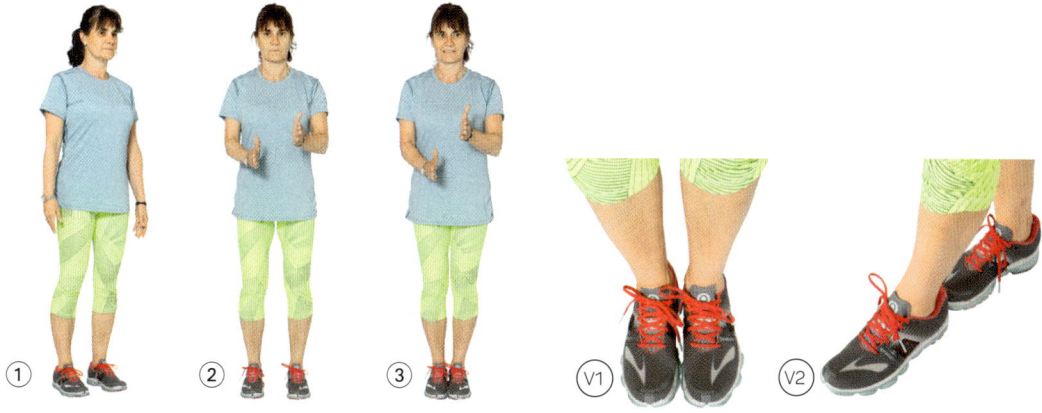

① ② ③ V1 V2

3. Roboterhack

Auch diese Übung kräftigt Ihre Körpermitte und unterstützt einen guten Laufstil.

① **Ausgangsposition:** Stellen Sie sich aufrecht hin. Die Beine schulterbreit auseinander.

② Ziehen Sie Füße und Beine in Gedanken auseinander, als würden Sie ein Tuch zwischen Ihren Beinen spannen. Bauen Sie Körperspannung auf, indem Sie den Bauchnabel Richtung Wirbelsäule ziehen. Die Arme sind angewinkelt vor dem Körper. Die Handflächen zeigen zueinander, die Fingerspitzen nach vorne, als ob Sie damit etwas hacken wollten.

③ Machen Sie mit Unterarmen und Händen 10 Sekunden lang kurze schnelle Hackbewegungen. Versuchen Sie dabei, die ganz Zeit die Spannung in den Beinen und dem Oberkörper beizubehalten. 5 Wiederholungen zu je 10 Sekunden.

Variation 1: „enge Füße" (ab Woche 5)
Der Übungsaufbau bleibt gleich, aber nun stehen die Füße eng aneinander. 5 Wiederholungen zu 10 Sekunden.

**Variation 2: „Tandemschritt"
(ab Woche 9)**
Nun stellen Sie die Füße hintereinander. Einmal den rechten Fuß vorn, einmal den linken, 3 Wiederholungen zu 10 Sekunden.

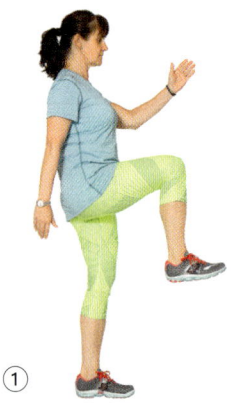

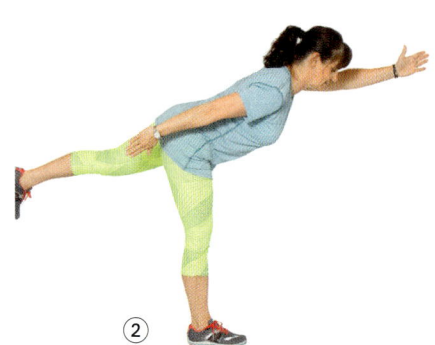

4. Standwaage

Die Standwaage verbessert Ihre Stabilität sowohl im Fußgelenk als auch in den Beinen. Wenn Sie anfänglich aus der Standwaagen-Position kippen, macht das gar nichts – einfach wieder neu ansetzen.

Im Laufe der Zeit stimmen sich Ihre Muskeln und Ihre Nerven immer besser ab – Ihre neuromuskuläre Koordination wird ständig besser. Ebenso natürlich Ihre Kraft in den Beinen.

① **Ausgangsposition:** Stellen Sie sich auf Ihr linkes Bein. Heben Sie das rechte Bein an. Winkeln Sie Ihren linken Arm an wie in der Laufposition.

② Beugen Sie Ihren Oberkörper nach vorne. Am besten so, dass er parallel zum Boden ist, wenigstens so weit Sie können. Ihr linker Arm geht in Verlängerung des Oberkörpers gestreckt nach vorne. Gleichzeitig geht das linke Bein gestreckt nach hinten. Der rechte Arm geht ebenfalls parallel zum linken Bein nach hinten.

③ Jetzt wieder zurück in die Ausgangsposition und dann ist die andere Seite dran.

Woche 01–04: je 5 Wiederholungen
Woche 05–12: je 7 Wiederholungen
Woche 13–26: je 10 Wiederholungen

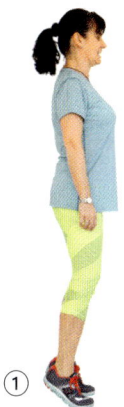
(1)

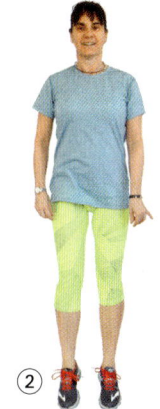
(2)

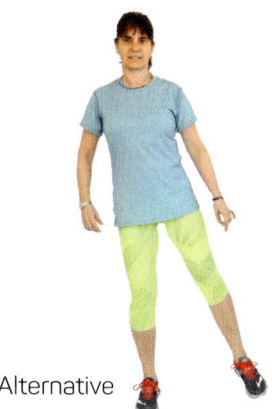
Alternative

5. Hoppala – die Faszien-Hopser

Die Hopser aktivieren Ihre Bindegewebe-strukturen in den Fußgelenken. Die kolla-genen Fasern in den Fußgelenken können durch die Hopser Energie aufnehmen. Sie werden spüren, dass Ihr folgendes Lauf-training sich besonders leicht anfühlt.

(1) **Ausgangsposition:** Stellen Sie sich aufrecht hin. Die Füße sind etwa schul-terbreit auseinander. Stellen Sie sich auf Fußballen und Zehen.

(2) Beginnen Sie nun zu federn, indem Sie die Ferse auf- und absenken. Versuchen Sie dabei mit dem ganzen Körper mitzu-federn. Arme und Hände hängen nach unten, federn aber mit. So fühlen Sie die Entlastung auch in den Schultern. Ma-

chen Sie das etwa 15–30 Sekunden ohne Unterbrechung.

(3) In Schwung gekommen, erweitern Sie die Bewegung und springen vom Boden ab. Sie landen wieder auf dem Fußballen und hopsen nun immer weiter hoch und runter, als ob ein Minitrampolin unter Ihnen wäre. Machen Sie das ebenfalls 15–30 Sekunden.

Alternative: Anstatt mit beiden Beinen parallel zu hopsen, verlagern Sie nun die Federung auf ein Bein und schwingen Sie das andere nur balancierend mit. In einer zweiten Phase können Sie komplett vom Boden abheben und hopsen, nacheinan-der mit dem rechten und dem linken Bein.

Faszienpflege in der Praxis

Führen Sie jede Übung aus, indem Sie etwa zehnmal langsam hin- und zurückrollen. Wenn Sie es gut drauf haben, können Sie nach einigen Wochen die Anzahl der Wiederholungen erhöhen.

Spüren Sie an einer bestimmten Stelle einen Schmerz, dann sind Sie auf eine verhärtete Stelle gestoßen. Halten Sie diese Position ganz kurz – auch wenn es weh tut – und massieren hier in kleinen Bewegungen besonders lange. Mit etwas Glück schaffen Sie es, die Versteifung bzw. Verklebung zu lösen. Sie merken sehr schnell,

wie angenehm sich dies anfühlt. Fachleute sprechen dann vom „fascial release".

Bei Beinen, Schenkeln und Waden bitte immer nacheinander beide Seiten gleich stark massieren. Anderenfalls drohen Dysbalancen. Und die sind nie gut.

Rollen Sie nicht über Gelenke wie Kniescheibe oder das Sprunggelenk.

Als Untergrund können Sie eine Gymnastikmatte nehmen oder den Teppich zu Hause.

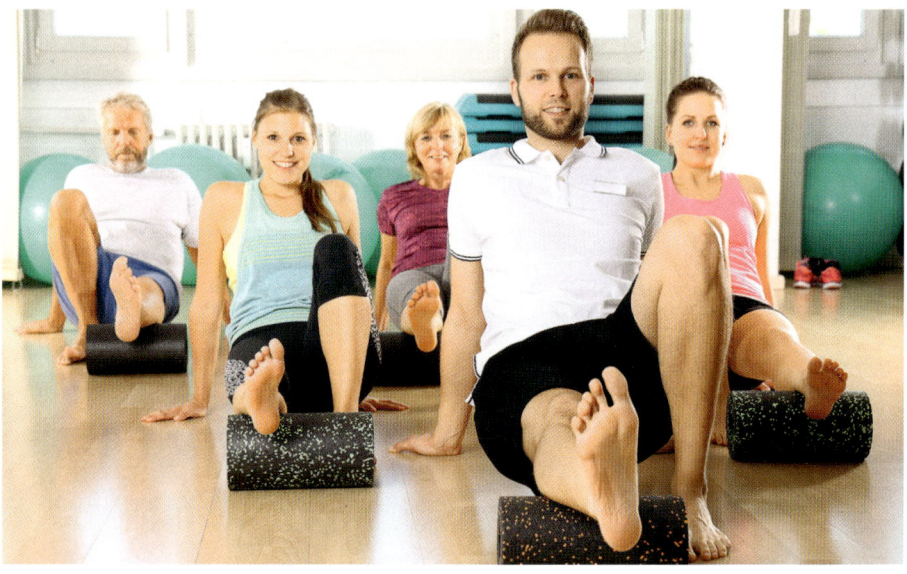

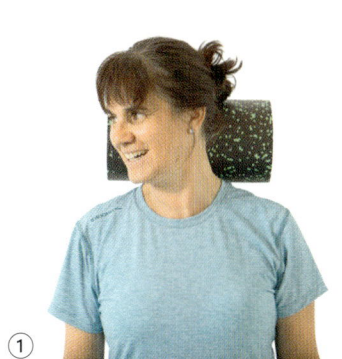 ① 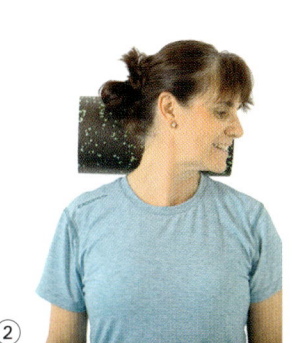 ② 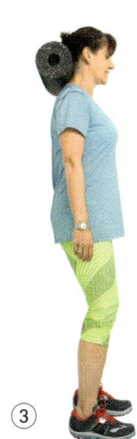 ③

Nackenschmerzen

Verspannte Nackenmuskeln treten bei allen Personen auf, die viel am Computer in verkrampfter Haltung arbeiten. Ihre Nackenmuskulatur ermüdet, und das umhüllende Fasziengewebe neigt zu Verklebungen. Die Folge sind Nackenschmerzen. Diese können sich übrigens auch beim oder nach dem Laufen einstellen, wenn Sie beim Laufen Ihren Kopf zu stark nach vorne neigen. Verändern Sie also bewusst beim Laufen die Kopfhaltung – lieber nach vorne schauen und aufrecht laufen, auch mal nach links und rechts sehen, und nicht nur ständig auf den Boden schauen.

① **Ausgangsposition:** Stellen Sie sich gerade mit dem Rücken vor eine Wand. Beugen Sie die Knie leicht an und stellen Sie die Füße komplett auf.

② Legen Sie die Rolle nun in den Nacken. Ihr Nacken drückt sie an die Wand. Bewegen Sie den Kopf abwechselnd ganz langsam nach links und rechts.

③ Gehen Sie leicht in die Knie und wieder zurück, sodass sich die Rolle zwischen Kopfansatz und oberem Nacken hin- und herbewegt. Variieren Sie die Intensität, indem Sie sich stärker in Richtung Wand lehnen.

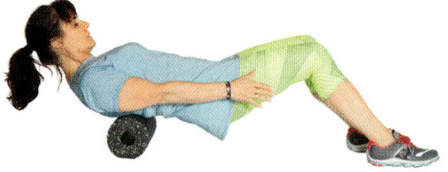

①

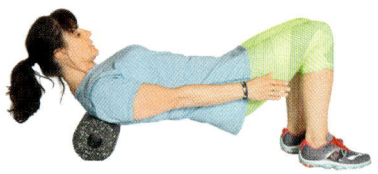

②

Rückenschmerzen

① **Ausgangsposition:** Legen Sie sich mit den Schultern auf die Rolle. Die Füße stehen auf dem Boden, die Knie sind gebeugt, die Hüfte ist angehoben.

② Rollen Sie nun die Wirbelsäule entlang runter und wieder hoch.

Tipp: Rollen Sie nicht direkt über die einzelnen Wirbel. Hat die Rolle eine Vertiefung in der Mitte, können Sie beide Seiten der Wirbelsäule in einem „Rollgang" machen.

Nutzen Sie eine normale Rolle, rollen Sie bitte die linke Rückenseite und die rechte Rückenseite nacheinander aus.

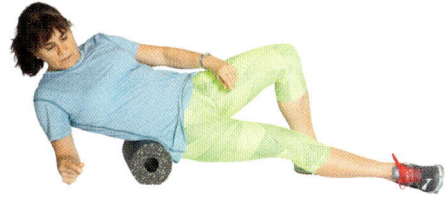

Lendenwirbelschmerzen

(1) **Ausgangsposition:** Positionieren Sie die Rolle am oberen Beckenkamm. Die Füße stehen auf dem Boden, die Knie sind gebeugt. Stabilisieren Sie Ihren Rücken, indem Sie Ihre Arme anwinkeln und die Unterarme seitlich auf den Boden auflegen.

(2) Rollen Sie nun vom Becken bis zum Rippenansatz runter und wieder hoch.

Tipp: Rollen Sie nicht direkt über die einzelnen Wirbel. Hat die Rolle eine mittlere Vertiefung, können Sie beide Seiten der Wirbelsäule in einem „Rollgang" machen.

Nutzen Sie eine normale Rolle, rollen Sie bitte die linke Rückenseite und die rechte Rückenseite nacheinander aus.

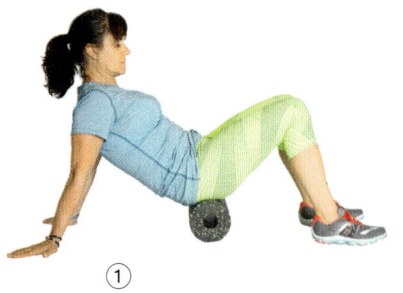

①

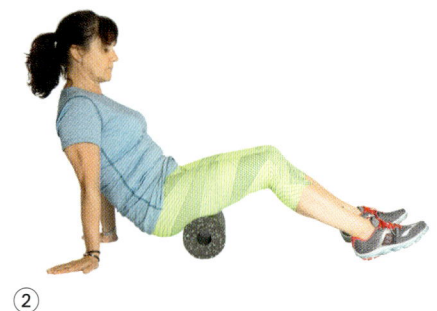

②

Gesäßschmerzen

① **Ausgangsposition:** Setzen Sie sich mit dem Gesäß auf die Rolle. Ihre Hände berühren den Boden, Ihre Arme stützen den Oberkörper. Die Knie sind angewinkelt. Die Füße stehen auf dem Boden.

② Bewegen Sie nun den Po langsam vor und zurück über die Rolle.

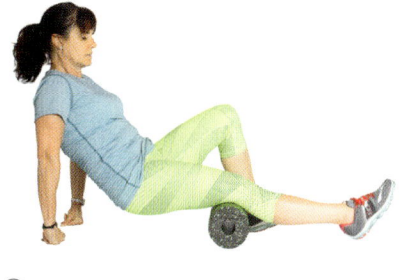

①

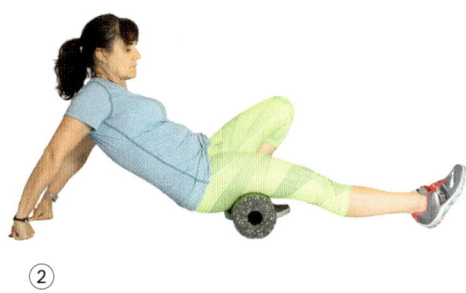

②

Oberschenkelschmerzen – Rückseite

Diese Übung machen Sie bitte einzeln für das rechte und für das linke Bein.

① **Ausgangsposition:** Setzen Sie sich mit gestreckten Beinen hin. Legen Sie sich die Rolle in die Kniekehle des rechten Beins. Das linke Bein ist leicht angewinkelt, der linke Fuß ist auf dem Boden. Die nach hinten gestreckten Arme stützen den Oberkörper ab. Das Gesäß ist über dem Boden. Ihre Hände berühren den Boden.

② Rollen Sie nun auf dem rechten Bein den Oberschenkel entlang hoch bis zum Gesäß und wieder zurück.

③ **Seitenwechsel.** Legen Sie die Rolle nun in die Kniekehle des linken Beins. Nun ist das rechte Bein leicht angewinkelt und der rechte Fuß auf dem Boden.

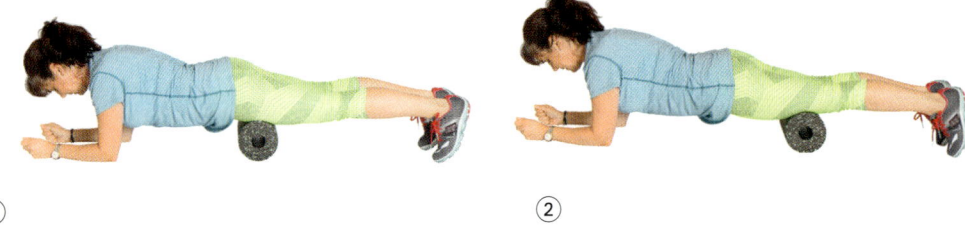

①   ②

Oberschenkelschmerzen – Vorderseite

Diese Übung ist nichts für Weicheier. Das kann am Anfang wirklich weh tun.

① **Ausgangposition:** Legen Sie sich auf den Bauch. Positionieren Sie die Rolle am Oberschenkelansatz. Stützen Sie sich auf den Unterarmen ab. Die Beine sind gestreckt, die Füße schweben über dem Boden. Körper und Beine bilden eine Linie.

② Ziehen Sie sich durch Anziehen der Arme nach vorne, sodass die Rolle bis kurz vor die Knie wandert. Rollen Sie sich hin und her.

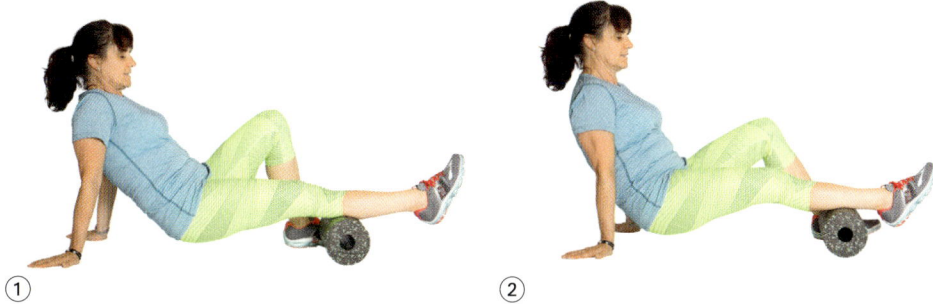

① ②

Wadenschmerzen

① **Ausgangposition:** Setzen Sie sich mit gestreckten Beinen hin. Legen Sie sich die Rolle unter die rechte Wade. Das linke Bein ist leicht angewinkelt, der linke Fuß ist auf dem Boden. Die nach hinten gestreckten Arme stützen den Oberkörper ab. Das Gesäß ist über dem Boden. Ihre Hände berühren den Boden, Ihre Arme stützen den Oberkörper.

② Rollen Sie nun mit dem rechten Bein die Wade hoch und runter.

③ **Seitenwechsel.** Rollen Sie nun mit dem linken Bein die Wade hoch und runter.

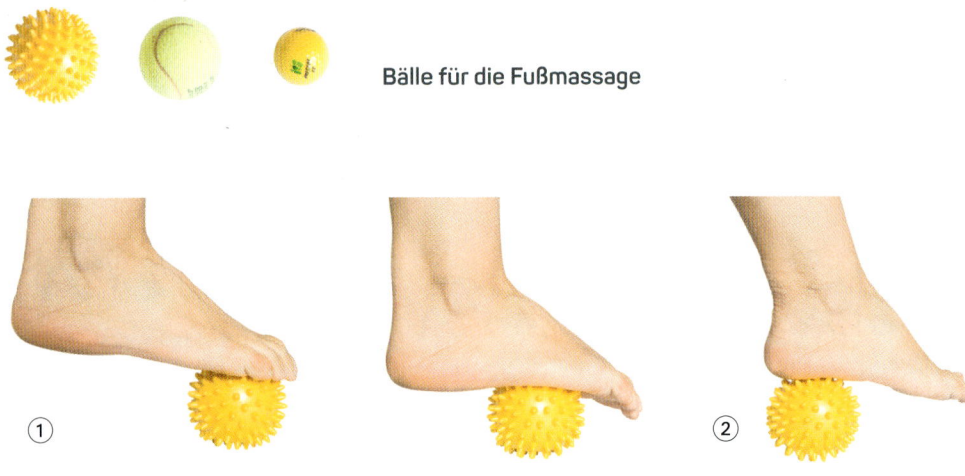

Bälle für die Fußmassage

① ②

Fußmassage

Für diese Übung benötigen wir die Rolle nicht. Nehmen Sie einen Tennisball, einen Igelball oder – noch besser – einen Golfball. Angesprochen wird hier ein Band im Fuß, das das Fußgewölbe stützt.

① **Ausgangsposition:** Sie können die Übung im Sitzen oder im Stehen machen. Je mehr Gewicht Sie auf den Fuß verlagern, desto höher die Massagewirkung. Aber übertreiben Sie es nicht. Wenn Sie stehen, müssen Sie sich gegebenenfalls mit der Hand abstützen. Positionieren Sie den Golfball direkt unter dem Zehenballen.

② Rollen Sie den Ball bis zur Ferse und wieder zurück.

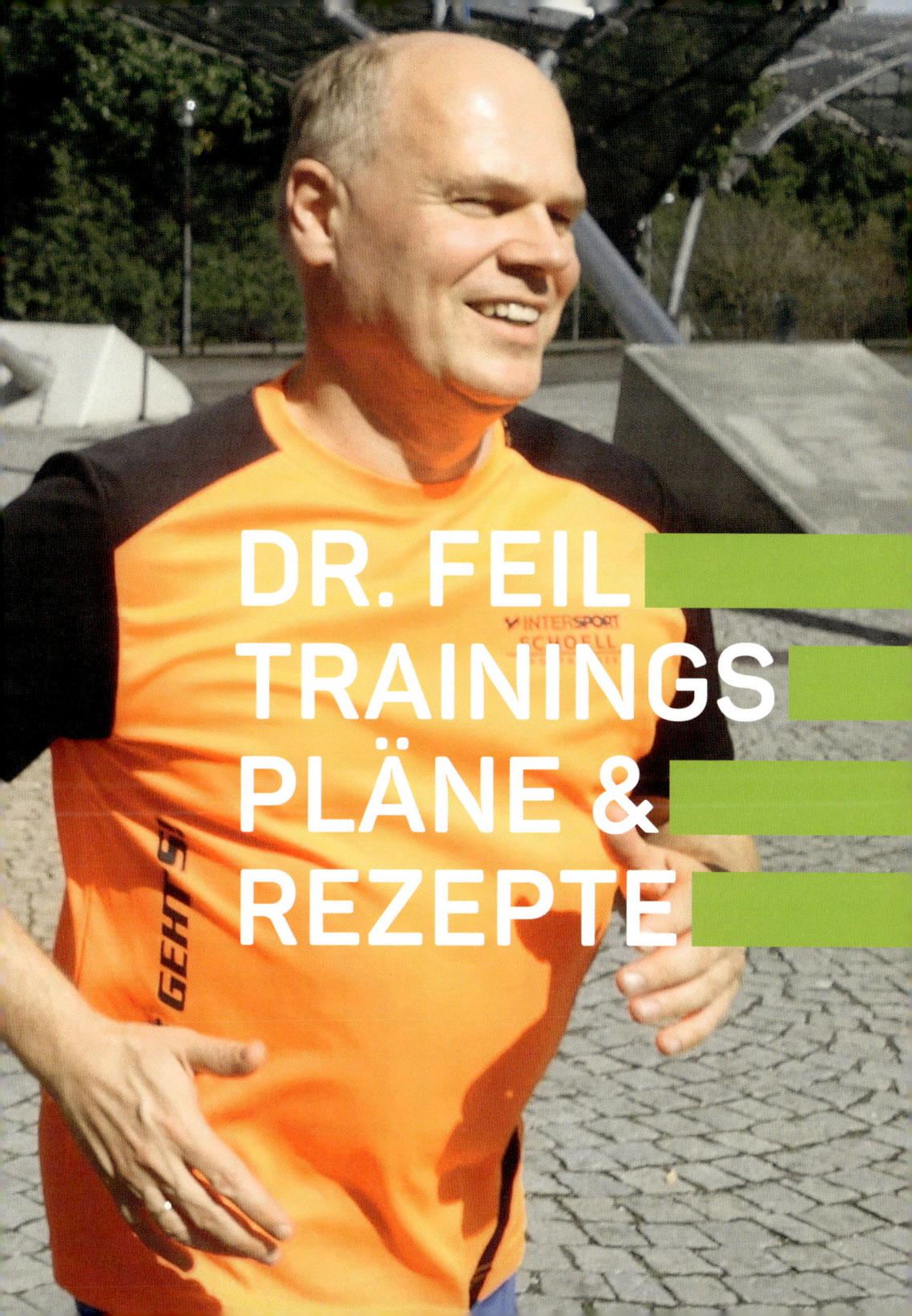

DR. FEIL TRAININGS PLÄNE & REZEPTE

1te TRAININGS-WOCHE

	Einstieg	Geübt	Ambitioniert
DI	Lauf- & Gehwechsel ⚙ 5 × Mobi & Stabi ⚙ 8 × 1min lockeres Laufen (70–80 %) mit je 1min Gehpause ⚙ 2 min Gehen	Ruhiger Dauerlauf ⚙ 5 × Mobi & Stabi ⚙ 20 min Laufen (75 %)	Ruhiger Dauerlauf ⚙ 5 × Mobi & Stabi ⚙ 30 min Laufen (75 %)
DO	Lauf- & Gehwechsel ⚙ 2 min Gehen ⚙ 10 × 1min lockeres Laufen (70–80 %) mit je 1min Gehpause ⚙ 2 min Gehen	Ruhiger Dauerlauf ⚙ 25 min Laufen (75 %)	Ruhiger Dauerlauf ⚙ 45 min Laufen (75 %)
SA	HIIT-Trainingseinheit ⚙ 5 × Mobi & Stabi ⚙ 5 min Gehen ⚙ 5 × Kniehebe-Tabata ⚙ 5 min Gehen	HIIT-Trainingseinheit ⚙ 5 × Mobi & Stabi ⚙ 5 min Einlaufen ⚙ 8 × Kniehebe-Tabata ⚙ 5 min Laufen	HIIT-Trainingseinheit ⚙ 5 × Mobi & Stabi ⚙ 5 min Einlaufen ⚙ 8 × Kniehebe-Tabata ⚙ 5 min Laufen
SO	Lauf- & Gehwechsel ⚙ 5 × Mobi & Stabi ⚙ 6 × 2min lockeres Laufen (70–80 %) mit je 1min Gehpause ⚙ 2 min Gehen	Langsamer langer Dauerlauf ⚙ 5 × Mobi & Stabi ⚙ 60 min Laufen (70 %) ⚙ 5 Steigerungsläufe über 80 m	Langsamer langer Dauerlauf ⚙ 5 × Mobi & Stabi ⚙ 65 min Laufen (70 %) ⚙ 5 Steigerungsläufe über 80 m

› Aller Anfang macht Spaß...

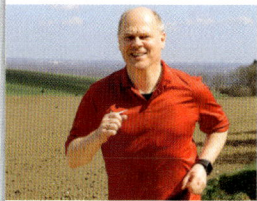

Die Schuhe sind gekauft. Ich will starten. Draußen regnet es. Nicht gerade die besten Bedingungen. Aber mit Ausreden kann man nicht anfangen!

Zuerst das Aufwärmprogramm: Mobi und Stabi mache ich im Wohnzimmer. Ich muss mir noch vor jeder Übung fünfmal die Bilder anschauen. Wandere öfter zwischen Buch und Teppich hin und her als die eigentlichen Übungen zu machen. Naja – auch Bewegung. Uhaaa – ich spüre genau, wo es in den einzelnen Muskelpartien zieht. Mann, bin ich steif. Total eingerostet. Aber die Übungen machen warm. Und jetzt bin ich sogar richtig *heiß* aufs Laufen. Zu sehen, wie es klappt. Und ob überhaupt. Zuvor noch die Pulsuhr einstellen. Zwei Minuten später – eine *gefühlte* halbe Stunde – hat die Uhr das GPS-Signal gefunden und es kann losgehen.

Viel zu schnell

Ich laufe los. So wie in der Schule damals. Also: Ich renne. Ich atme schnell. Ich hechele. Der Doc sagt, man soll sich beim Laufen noch locker unterhalten können. Ja, wie denn? Erstens bin ich allein und zweitens schnellt mein Puls in ungeahnte Höhen. Die Uhr zeigt ruckzuck 92 Prozent des Maximalwertes. Keine Frage, ich bin viel zu schnell. Jetzt eine Minute lockeres Gehen. Naja, so locker schaut das bei mir nicht aus. Wie? Die Minute ist schon rum? Die Uhr ist aber übel drauf! Die Laufminute kommt mir immer doppelt so lang vor wie die Gehminute.

Laufen ist doch nicht Gehen, oder?

Beim zweiten Mal versuche ich, es langsamer anzugehen. Klappt aber nicht. Laufen ist doch nicht Gehen! Wie soll ich denn so langsam werden, dass ich mich nur mit 70–80 Prozent des Maximalpulses belaste? Da müsste ich mich ja vom Sherpa tragen lassen. Wieder gehen. Wieder laufen. Langsam gewöhne ich mich dran. Jetzt waren es schon viermal. Das heißt, ich kann umdrehen und wieder Richtung Haustür rennen. Oder laufen. Oder gehen.

Meine ersten Werte: Fettverbrennung light

Ganze 2,5 Kilometer war ich heute unterwegs, habe angeblich 383 kcal verbrannt und benötige dringend eine Dusche. Meine ersten Werte. In zwei Monaten werde ich darüber nur noch müde lächeln. Anfänger! ;-)

103

Eingelegter Hering mit Zwiebeln, Äpfeln und Essiggurken

Für 2 Personen

400 g Heringsfilets
180 g Essiggurken
(Abtropfgewicht)
250 g Naturjoghurt
(3,5 % Fett)
1–2 mittelgroße Äpfel
1–2 mittelgroße rote Zwiebeln
Pfeffer
3 Lorbeerblätter
8 Wacholderbeeren
1 frische rote Chili

1. Waschen Sie die Heringsfilets ab.
2. Schneiden Sie die Zwiebeln in feine Ringe und lassen Sie sie 5 Minuten stehen. Entkernen Sie die Chili und schneiden Sie sie klein.
3. Schneiden Sie die Essiggurken und Äpfel in feine Scheiben
4. Geben Sie die Zwiebeln, den Fisch, die Äpfel und die Essiggurken in eine große Dose mit Deckel. Schütten Sie den Joghurt darüber und pfeffern Sie das Ganze gut.
5. Fügen Sie zum Schluss die Lorbeerblätter und die Wacholderbeeren hinzu, schließen Sie die Dose und schütteln Sie, bis sich alles gut vermischt hat.

Tipp Am besten schmeckt der Hering am nächsten Tag. Also einfach über Nacht in den Kühlschrank stellen und am nächsten Tag gut durchgezogen genießen.

Dr. Feil Info Hering ist der Fisch mit dem höchsten entzündungssenkenden Potenzial, da er besonders reich an Omega 3-Fettsäuren ist und nur wenig Arachidonsäure enthält.

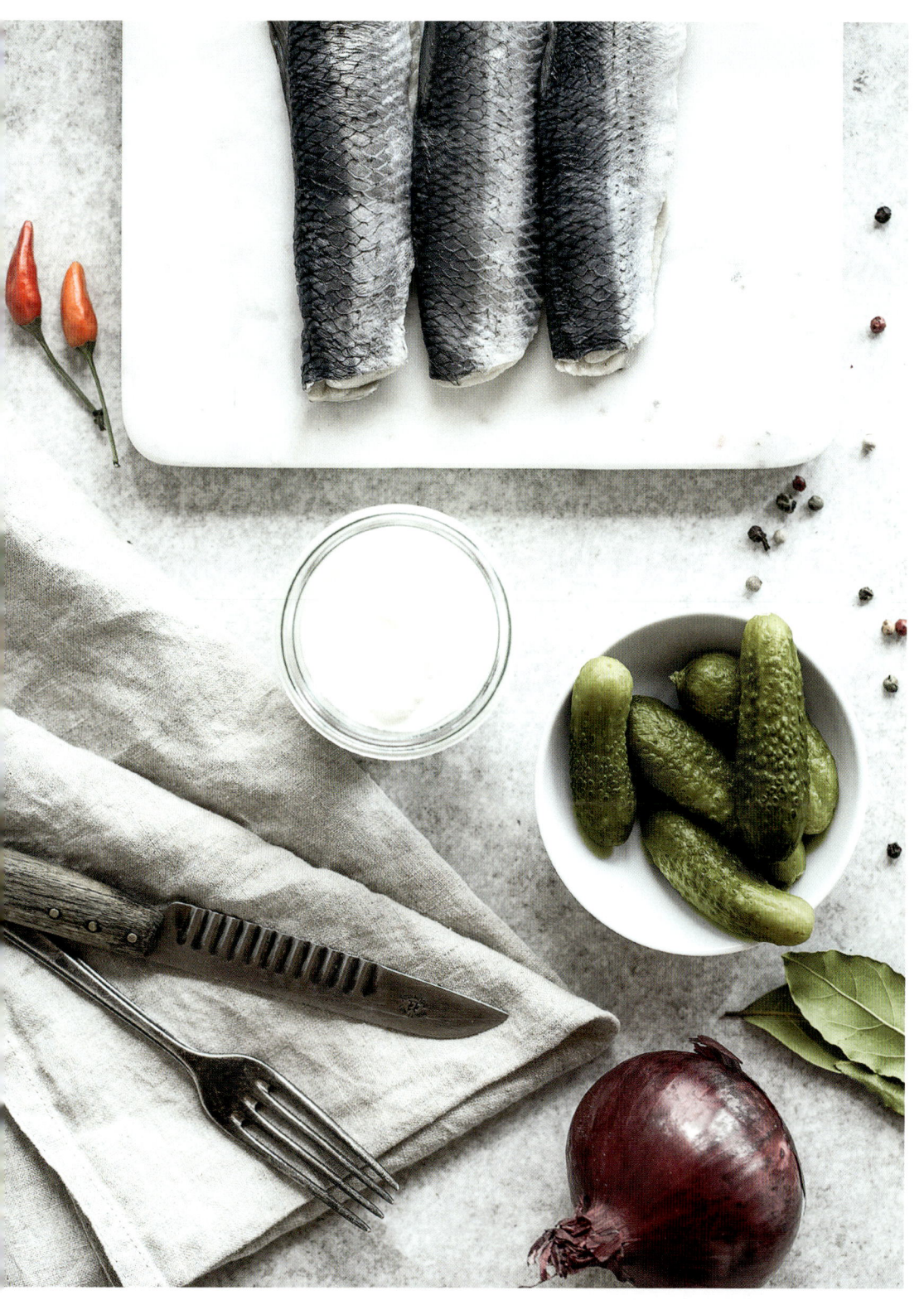

2te TRAININGS-WOCHE

	Einstieg	Geübt	Ambitioniert
DI	**Lauf- & Gehwechsel** ⚙ 5 × Mobi & Stabi ⚙ 7 × 2 min lockeres Laufen (70–80 %) mit je 1 min Gehpause ⚙ 2 min Gehen	**Ruhiger Dauerlauf** ⚙ 5 × Mobi & Stabi ⚙ 25 min Laufen (75 %)	**Ruhiger Dauerlauf** ⚙ 5 × Mobi & Stabi ⚙ 40 min Laufen (75 %)
DO	**Lauf- & Gehwechsel** ⚙ 2 min Gehen ⚙ 8 × 2 min lockeres Laufen (70–80 %) mit je 1 min Gehpause ⚙ 2 min Gehen	**Ruhiger Dauerlauf** ⚙ 30 min Laufen (75 %)	**Ruhiger Dauerlauf** ⚙ 50 min Laufen (75 %)
SA	**HIIT-Trainingseinheit** ⚙ 5 × Mobi & Stabi ⚙ 5 min Gehen ⚙ 5 × Kniehebe-Tabata ⚙ 5 min Gehen	**HIIT-Trainingseinheit** ⚙ 5 × Mobi & Stabi ⚙ 5 min Einlaufen ⚙ 8 × Kniehebe-Tabata ⚙ 5 min Laufen	**HIIT-Trainingseinheit** ⚙ 5 × Mobi & Stabi ⚙ 5 min Einlaufen ⚙ 8 × Kniehebe-Tabata ⚙ 5 min Laufen
SO	**Lauf- & Gehwechsel** ⚙ 5 × Mobi & Stabi ⚙ 10 × 2 min lockeres Laufen (70–80 %) mit je 1 min Gehpause ⚙ 2 min Gehen	**Langsamer langer Dauerlauf** ⚙ 5 × Mobi & Stabi ⚙ 65 min Laufen (70 %) ⚙ 5 Steigerungsläufe über 80 m	**Langsamer langer Dauerlauf** ⚙ 5 × Mobi & Stabi ⚙ 70 min Laufen (70 %) ⚙ 5 Steigerungsläufe über 80 m

Kleider machen LäuferInnen

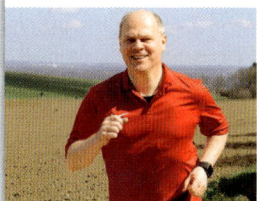

Ein Laufshirt habe ich noch nicht. Aber mein altes München-1860-Trikot. Das ziehe ich zwar sonst nur im Fanblock im Stadion an und es hat bestimmt noch nicht viel Schweiß abbekommen, aber: Was soll's? Funktionsmaterial ist es allemal. Muss für den Anfang genügen. Außerdem ist es draußen noch so kalt, dass ich eh meine dicke Fleecejacke drüberziehen muss. Plus Mütze. Plus Handschuhe. Ich spüre, dass die Hände beim Laufen kalt sind, obwohl mein Körper warm ist. Der Doc sagt: „Die Körperwärme fließt von den Händen zu den Muskeln – kalte Finger sind deshalb bei kalten Außentemperaturen normal." Normal vielleicht schon. Aber ohne Handschuhe eben doch verdammt unangenehm.

Zu warm bringt nichts – außer am Kopf

Das mit der Kleidungswahl ist so eine Sache. Ich neige dazu, mich zu warm anzuziehen. Der erste Wettereindruck ist offensichtlich jedes Mal stärker als meine Erfahrung, dass ich mich nach dem Aufwärmprogramm um 20 Prozent wärmer fühle. Wo ich es lieber warm als kalt habe, ist der Kopf. Da ich meine Haare – wie man so schön sagt – *offen* trage, also im Bruce-Willis-Look, habe ich mir ein Headband besorgt. Klingt hip! Ist hip. Aber um ehrlich zu sein, ist es nichts weiter als ein neuartiges Kopftuch aus Funktionsmaterial. Ziemlich praktisch, denn wenn es dann doch zu warm wird, verwende ich es als Stirnband.

Baumwolle scheuert

Etwas habe ich diese Woche wieder zurück in den Schrank gelegt: Shirts aus Baumwolle. Auch wenn Rocky damit die Treppen hochrennt. Die Baumwolle saugt den Schweiß regelrecht auf, der Stoff scheuert und verursacht beispielsweise wunde Brustwarzen. Also besser enganliegende Kleidung aus Funktionsmaterial. Zumindest bei der untersten Schicht direkt am Körper.

Geiz ist dumm

Worüber ich besonders froh bin: Dass ich über meinen schwäbischen Schatten gesprungen bin und die teure Jacke mit gut sichtbaren Reflektorstreifen gekauft habe. Denn es ist abends schon verdammt dunkel. Schlimm genug, dass ich kaum was sehe. Aber so werde ich wenigstens vom Lichtkegel der Scheinwerfer vorbeifahrender Autos erfasst. Bringt Sicherheit!

107

Spinat-Kichererbsen-Pfanne mit Rind oder Lammfleisch

Für 2 Personen

250 g frischer Spinat
(Alternativ: TK Spinat)
150 g Kichererbsen (gekocht)
200 g Rind oder Lammfilet
2 Knoblauchzehen
2 Frühlingszwiebeln
½ Bund Petersilie
(Alternativ: TK-Petersilie)
100 g Schafskäse
Pfeffer
3 TL Kurkuma
3 TL Butterschmalz
1 Bio-Zitrone

1. Hacken Sie Frühlingszwiebeln und Knoblauch klein und lassen Sie sie für mindestens 5 Minuten stehen.
2. Entsehnen Sie das Fleisch und schneiden Sie es in dünne Scheiben. Salzen und pfeffern Sie das Fleisch leicht.
3. Waschen Sie den Spinat, (bzw. tauen Sie den TK-Spinat in einem Topf auf).
4. Waschen Sie die Zitrone, schneiden Sie die Schale dünn ab, schneiden Sie die Schale in kleine Stücke und pressen Sie die Zitrone aus.
5. Hacken Sie die Petersilie klein.
6. Erhitzen Sie in einer großen Pfanne 2 TL Butterschmalz, braten Sie das Fleisch scharf an, nehmen Sie es aus der Pfanne und geben Sie einen weiteren TL Butterschmalz in die Pfanne.
7. Braten Sie Frühlingszwiebeln und Knoblauch bei mittlerer Hitze in der Pfanne an.
8. Fügen Sie den Spinat hinzu, blanchieren Sie ihn kurz und löschen Sie ihn mit einem Schuss Zitronensaft ab (bzw. geben Sie den TK-Spinat dazu).
9. Geben Sie Kichererbsen und Fleisch in die Pfanne, schmecken Sie mit Kurkuma, Pfeffer und Salz ab.
10. Bröseln Sie den Schafskäse darüber und bestreuen Sie das Gericht vor dem Servieren mit Petersilie und Zitronenschale.

Dr. Feil Info *Pfeffer enthält Piperin. Dies bewirkt, dass die gesundheitsfördernden Wirkstoffe aus pflanzlichen Lebensmitteln länger im Körper wirken können. So können Sie pflanzliche Lebensmittel weitaus besser verwerten. Deshalb sollten Sie Pfeffer bei allen Speisen mit Gemüse, Salat und Beeren verwenden.*

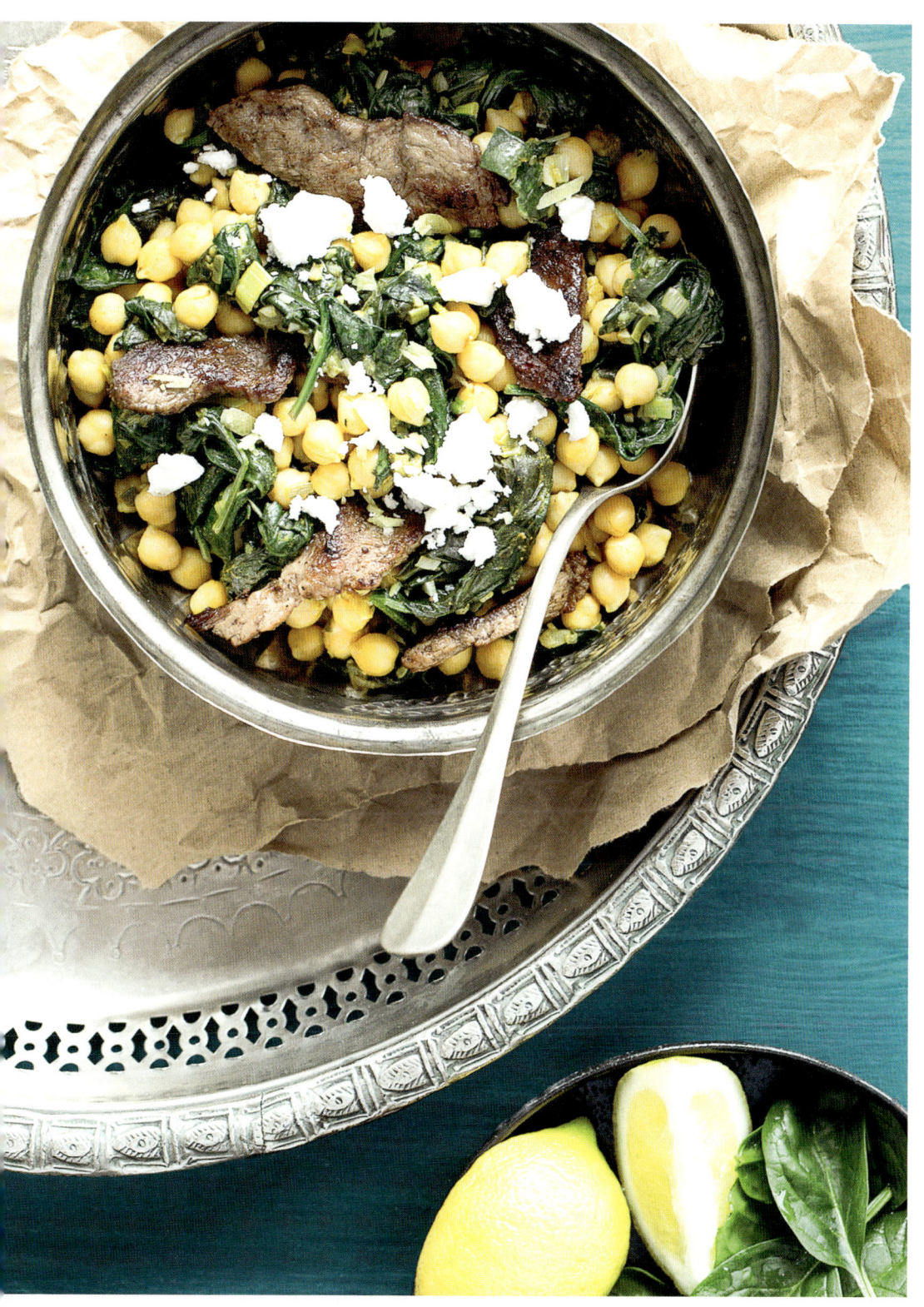

3te TRAININGSWOCHE

	Einstieg	Geübt	Ambitioniert
DI	**Lauf- & Gehwechsel** ✿ 5 × Mobi & Stabi ✿ 6 × 3 min lockeres Laufen (70–80 %) mit je 1 min Gehpause ✿ 2 min Gehen	**Ruhiger Dauerlauf** ✿ 5 × Mobi & Stabi ✿ 30 min Laufen (75 %)	**Ruhiger Dauerlauf** ✿ 5 × Mobi & Stabi ✿ 45 min Laufen (75 %)
DO	**Lauf- & Gehwechsel** ✿ 2 min Gehen ✿ 7 × 3 min lockeres Laufen (70–80 %) mit je 1 min Gehpause ✿ 2 min Gehen	**Ruhiger Dauerlauf** ✿ 35 min Laufen (75 %)	**Ruhiger Dauerlauf** ✿ 55 min Laufen (75 %)
SA	**HIIT-Trainingseinheit** ✿ 5 × Mobi & Stabi ✿ 5 min Gehen ✿ 5 × Kniehebe-Tabata ✿ 5 min Gehen	**HIIT-Trainingseinheit** ✿ 5 × Mobi & Stabi ✿ 5 min Einlaufen ✿ 8 × Kniehebe-Tabata ✿ 5 min Laufen	**HIIT-Trainingseinheit** ✿ 5 × Mobi & Stabi ✿ 5 min Einlaufen ✿ 8 × Kniehebe-Tabata ✿ 5 min Laufen
SO	**Lauf- & Gehwechsel** ✿ 5 × Mobi & Stabi ✿ 8 × 3 min lockeres Laufen (70–80 %) mit je 1 min Gehpause ✿ 2 min Gehen	**Langsamer langer Dauerlauf** ✿ 5 × Mobi & Stabi ✿ 70 min Laufen (70 %) ✿ 5 Steigerungsläufe über 80 m	**Langsamer langer Dauerlauf** ✿ 5 × Mobi & Stabi ✿ 75 min Laufen (70 %) ✿ 5 Steigerungsläufe über 80 m

Disziplin durch Rituale

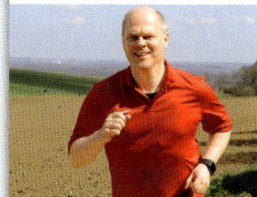 Letzte Woche war ich bei einem Vortrag von Marc Gassert. Der Autor studierte in Tokio Japanologie und erlernte bei namhaften Shaolin-Großmeistern im Kloster deren Philosophie und die Kampfkunst. In seinem Vortrag ging es um Disziplin. Sein Credo lautet: Nicht das Anfangen wird belohnt, sondern das Durchhalten.

Nicht das Anfangen, das Durchhalten wird belohnt

Denn so geht es mir gerade auch beim Lauftraining. Klar habe ich die Daten aus dem Trainingsplan brav in meinen privaten Terminkalender übertragen. Aber ich muss es dann halt auch tun. Und es kommen immer so viele Dinge dazwischen. Da dauert es in der Arbeit länger und wenn ich erst um 20:30 Uhr zu Hause ankomme, habe ich nun wirklich keine Lust mehr. Ich bringe die Willenskraft nicht auf, mich zu motivieren, die Schuhe anzuziehen und durch den *blöden* Wald zu hecheln. Das ist ja auch nicht schlimm, wenn es einmal vorkommt. Aber in dieser Woche ist es gleich mehrfach passiert – mir fehlen die Trainingseinheiten und ich komme im wahrsten Sinne der Worte *aus dem Tritt*.

Inneren Schweinehund überwinden

Marc Gassert hatte im Vortrag einen Trick parat, wie wir unseren inneren Schweinehund überwinden. Wenn wir die Willenskraft nicht jeden Tag neu aufbringen wollen, so müssen wir Rituale schaffen, die wir in unseren Alltag einbauen. Als Kind haben wir vielleicht noch mit unseren Eltern gestritten, ob wir uns wirklich die Zähne putzen müssen. Heute machen wir es täglich, ohne darüber nachzudenken. Es ist die Morgenroutine und das abendliche Ritual vor dem Zubettgehen. So haben wir es in unserem Alltag verankert.

Routine hilft

Genauso mache ich es jetzt mit dem Training. Montags und Mittwochs gehe ich in der Mittagspause ins Fitnesscenter und mache Mobi, Stabi und Dehnübungen für den Rücken. Dienstags und donnerstags stehe ich eine Stunde früher auf, mache eine verkürzte Mobi und Stabi und laufe im Wald meine Runde. Immer! So wird es zum Teil meines Alltags. Und mit der Regelmäßigkeit bedarf es keiner Überwindung mehr, sich aufzurappeln. Ganz im Gegenteil. Schaffe ich es einmal nicht, fehlt mir gleich was!

Mango-Avocado-Salat mit Garnelen

Für 2 Personen
Salat
1 kleine rote Zwiebel
200 g gelbe Cocktailtomaten
1 grüne Paprika
½ oder eine kleine Mango
1 Avocado
1 Bund frische Minzeblätter
200 g Rucola und gemischte Salatblätter
300 g Garnelen
Etwas Butter zum Anbraten
Chili

Salatsauce
Pfeffer
Saft von 1–2 Limetten
1 Prise frisch gemahlenes Chilipulver oder 1 frische Chilischote (kleingehackt)
1 TL Honig
1 EL japanische, traditionell hergestellte Sojasauce

1. Schneiden Sie die rote Zwiebel in Ringe und lassen Sie sie 5 Minuten ruhen.
2. Schneiden Sie Paprika und Mango klein, halbieren Sie die Avocado und schneiden Sie sie in feine Scheiben. Halbieren Sie die Cocktailtomaten.
3. Waschen Sie Rucola, Salatblätter und Minzeblätter.
4. Vermischen Sie die Zutaten für die Salatsauce.
5. Erhitzen Sie Kokosöl in einer Pfanne, fügen Sie Chili dazu und braten Sie die Shrimps darin gut an.
6. Richten Sie auf dem Teller die Salatblätter, Avocadoscheiben, Mango, Paprika, Tomaten und Zwiebeln an, legen Sie die angebratenen Garnelen darüber und beträufeln Sie das Ganze zum Schluss mit der Salatsauce.

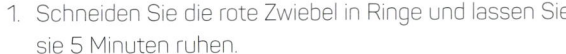

Dr. Feil Info *Avocado enthält Avocatin B. Das ist ein Wirkstoff, der Leukämie-Zellen angreift und vor Blutkrebs schützt. Außerdem senken Avocados Entzündungsreaktionen durch ihren guten Vitamin C- und Kupfergehalt.*

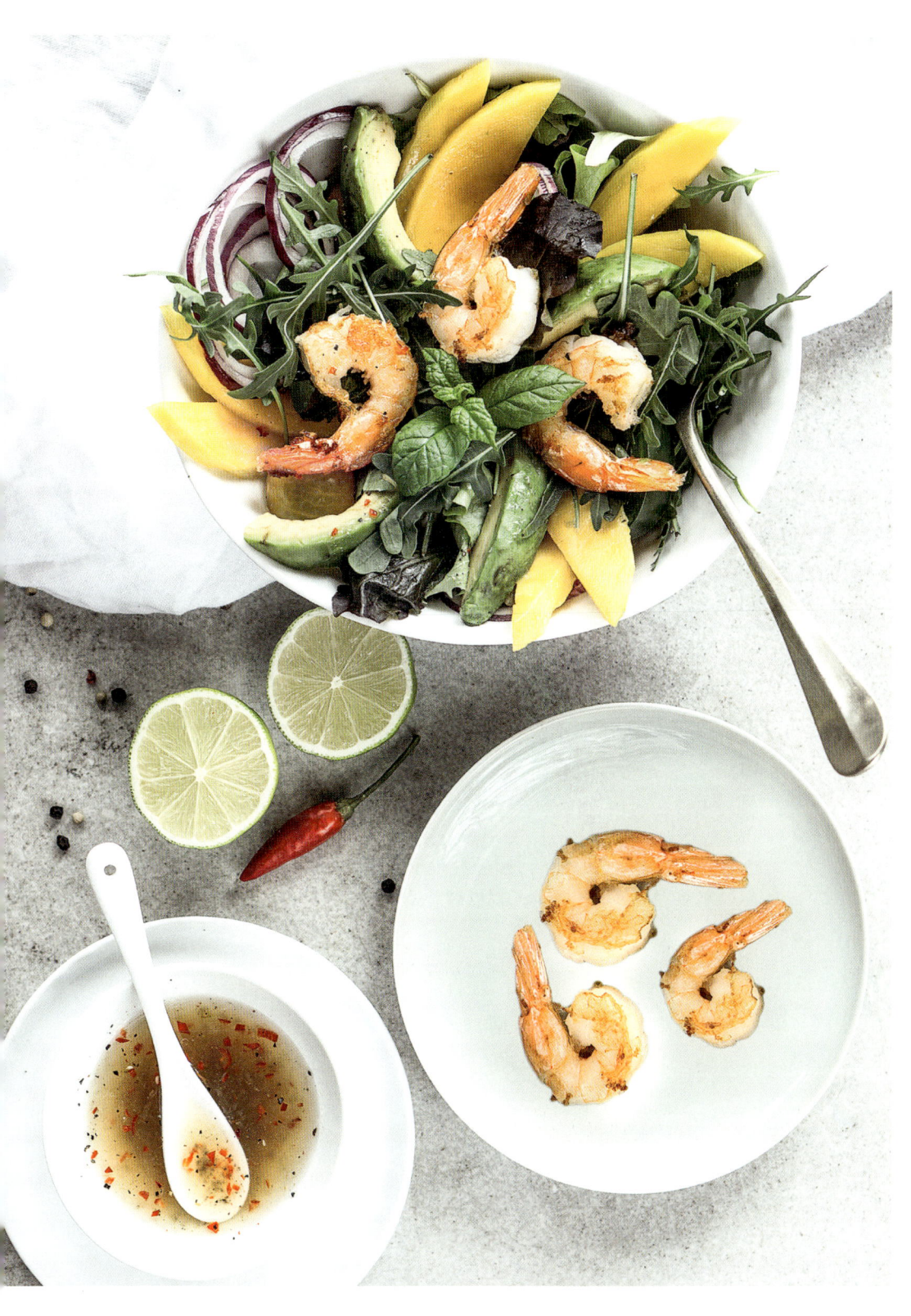

4te TRAININGS-WOCHE

	Einstieg	Geübt	Ambitioniert
DI	**Lauf- & Gehwechsel** ⚙ 5 × Mobi & Stabi ⚙ 5 × 4 min lockeres Laufen (70–80 %) mit je 1 min Gehpause ⚙ 2 min Gehen	**Ruhiger Dauerlauf** ⚙ 5 × Mobi & Stabi ⚙ 35 min Laufen (75 %)	**Ruhiger Dauerlauf** ⚙ 5 × Mobi & Stabi ⚙ 50 min Laufen (75 %)
DO	**Lauf- & Gehwechsel** ⚙ 2 min Gehen ⚙ 6 × 4 min lockeres Laufen (70–80 %) mit je 1 min Gehpause ⚙ 2 min Gehen	**Ruhiger Dauerlauf** ⚙ 40 min Laufen (75 %)	**Ruhiger Dauerlauf** ⚙ 60 min Laufen (75 %)
SA	**HIIT-Trainingseinheit** ⚙ 5 × Mobi & Stabi ⚙ 5 min Gehen ⚙ 5 × Kniehebe-Tabata ⚙ 5 min Gehen	**HIIT-Trainingseinheit** ⚙ 5 × Mobi & Stabi ⚙ 5 min Laufen ⚙ 8 × Kniehebe-Tabata ⚙ 5 min Laufen	**HIIT-Trainingseinheit** ⚙ 5 × Mobi & Stabi ⚙ 5 min Laufen ⚙ 8 × Kniehebe-Tabata ⚙ 5 min Laufen
SO	**Lauf- & Gehwechsel** ⚙ 5 × Mobi & Stabi ⚙ 4 × 5 min lockeres Laufen (70–80 %) mit je 1 min Gehpause ⚙ 2 min Gehen	**Langsamer langer Dauerlauf** ⚙ 5 × Mobi & Stabi ⚙ 75 min Laufen (70 %) ⚙ 5 Steigerungsläufe über 80 m	**Langsamer langer Dauerlauf** ⚙ 5 × Mobi & Stabi ⚙ 80 min Laufen (70 %) ⚙ 5 Steigerungsläufe über 80 m

> Laufstilfragen

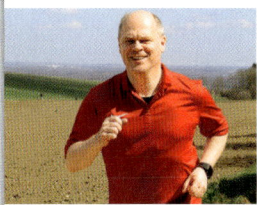 Laufe ich eigentlich oder gehe ich nur schnell? Darüber habe ich mir nie Gedanken gemacht. Ich bin einfach losgelaufen, und gut! Nicht die schlechteste *Vorgehensweise*. Aber jetzt in der vierten Woche fange ich doch an, mich zu beobachten und überprüfe, wie ich laufe. Ich möchte mir nichts Falsches angewöhnen! Denn eine gute Lauftechnik schützt vor Verletzungen. Aufrechtes Laufen erhöht laut dem Doc die Körperenergie. Beim Loslaufen denke ich immer daran – aber mit der Zeit ertappe ich mich, dass ich doch etwas stärker gebeugt nach vorne komme. Offensichtlich habe ich noch nicht genügend Kraft in meiner Körpermitte.

Was ist eigentlich der Unterschied zwischen Gehen und Laufen? Das Watscheln der Geher bei der Olympiade sieht doch irgendwie krank aus! Warum? Geher müssen immer einen Fuß auf dem Boden haben. Eine Flugphase ist beim Gehen nicht erlaubt. Beim Laufen hingegen ergeben sich aus der schnellen Bewegung ganz natürlich *Flugphasen*, in denen beide Füße nicht auf dem Boden sind. Aber wie setze ich den Fuß nach der Flugphase wieder auf? Landet zunächst die Ferse? Und rolle ich den Fuß dann ganz ab? Oder lande ich auf dem flachen Fuß? Was ist besser?

Dr. Feil: Abwechslung ist gesund

Das Aufsetzen mit dem flachen Fuß federt die Landung nach der Flugphase besser ab. Es ist sozusagen ein natürlicher Stoßdämpfer. Wer schnell läuft, wird automatisch seinen Schritt und damit die Flugphase verlängern. Dann ist diese so genannte Mittelfußlandung gut geeignet. Einsteiger, vor allem wenn Sie noch ein paar Kilos zu viel auf den Rippen haben, neigen jedoch eher zu kurzen Schritten mit kurzen Flugphasen. Hier ist das Abrollen von Ferse auf Vorderfuß die effizienteste Methode. Übrigens: Beobachten Sie sich mal beim Laufen und probieren Sie mal ganz bewusst unterschiedliche Laufstile aus. Sie werden merken, womit Sie am besten zurecht kommen. Auf der sichersten Seite scheint zu sein, wer Extreme meidet und ab und zu den Laufstil variiert. Das schont Bänder und Gelenke und schützt vor einseitiger Überlastung.

Koriander-Lachs mit Sahnelauch

Für 2 Personen

2 Stangen Lauch (ca. 550 g)
200 ml Sahne
Ca. 400 g Wildlachs
½ TL Koriander gemahlen
Pfeffer
Salz
frischer Dill
frische Korianderblätter
10 g Butterschmalz

1. Waschen Sie den Lauch und schneiden Sie ihn in dünne Ringe.
2. Verrühren Sie die Sahne mit gemahlenem Koriander, Salz und Pfeffer.
3. Erhitzen Sie das Butterschmalz und dünsten Sie den Lauch darin für ca. 5 Minuten an.
4. Heizen Sie den Backofen auf 200 Grad vor.
5. Waschen Sie den Wildlachs, tupfen Sie ihn trocken, teilen Sie ihn in zwei Portionen auf.
6. Geben Sie den Lauch in eine Auflaufform und legen Sie den Lachs auf das Lauchbett. Gießen Sie Sahne darüber und lassen Sie dann alles im vorgeheizten Backofen etwa 20 Minuten garen.
7. Streuen Sie vor dem Servieren gehackte frische Korianderblätter und gehackten Dill über den Lachs.

Dr. Feil Info *Lauch hat einen blutdrucksenkenden Effekt, genauso wie Zwiebel und Knoblauch. Außerdem sorgen diese Zwiebelgewächse für elastische Arterien. Deshalb sollten Sie generell viel Lauch, Zwiebeln und Knoblauch essen.*

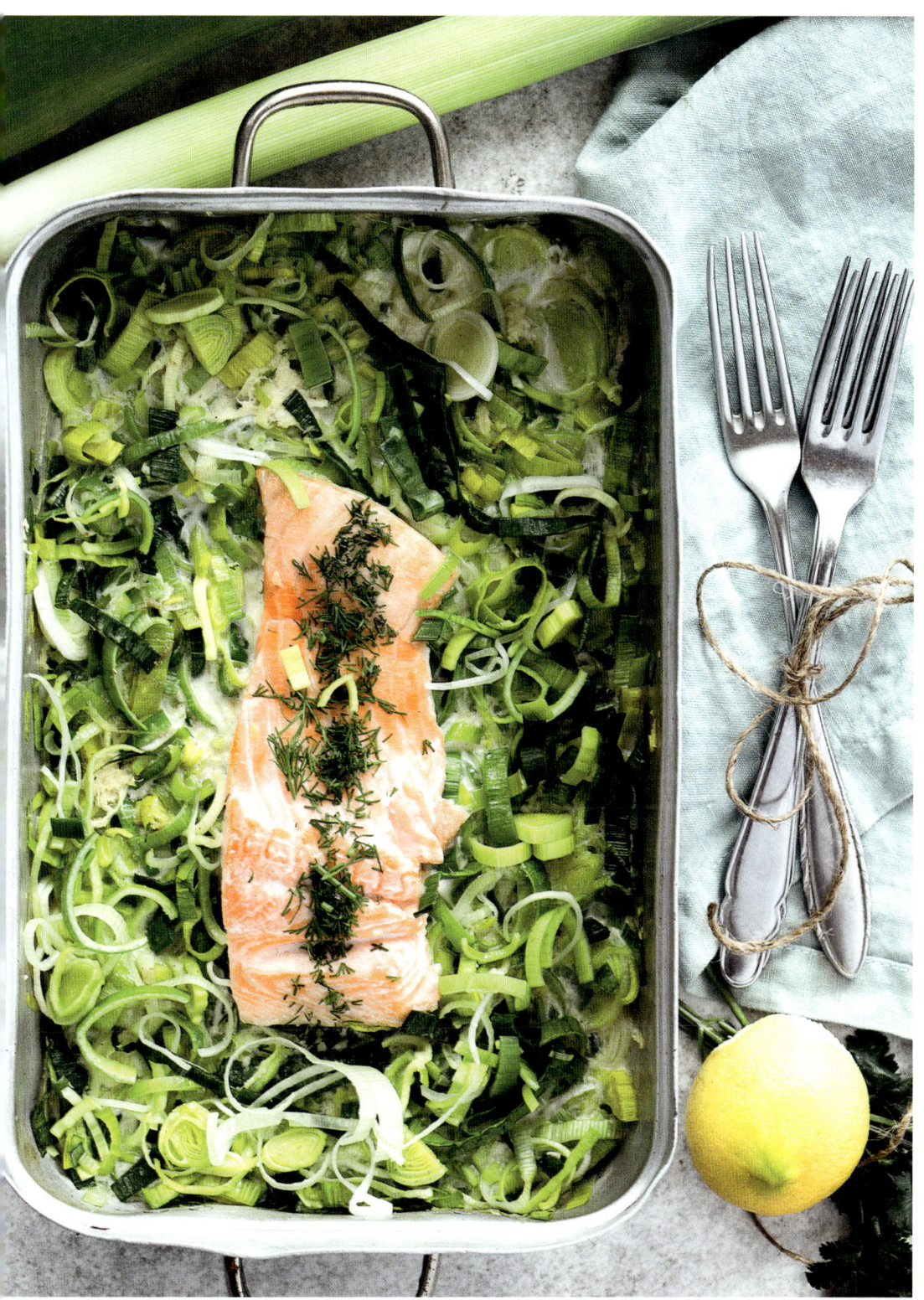

5te TRAININGS-WOCHE

	Einstieg	Geübt	Ambitioniert
DI	**Lauf- & Gehwechsel** ⚙ 7 × Mobi & Stabi ⚙ 5 × 5 min lockeres Laufen (70–80 %) mit je 1 min Gehpause ⚙ 2 min Gehen	**Tempoläufe** ⚙ 7 × Mobi & Stabi ⚙ 10 min Laufen (70 %) ⚙ 5 × 3 min schnelles Laufen (85 %) mit 4 min Trabpause ⚙ 10 min Laufen (70 %)	**Tempoläufe** ⚙ 7 × Mobi & Stabi ⚙ 10 min Laufen (70 %) ⚙ 5 × 3 min schnelles Laufen (85 %) mit 4 min Trabpause ⚙ 10 min Laufen (70 %)
DO	**Lauf- & Gehwechsel** ⚙ 2 min Gehen ⚙ 3 × 6 min lockeres Laufen (70–80 %) mit je 1 min Gehpause ⚙ 2 min Gehen	**Ruhiger Dauerlauf** ⚙ 45 min Laufen (75 %)	**Ruhiger Dauerlauf** ⚙ 60 bis 65 min Laufen (75 %)
SA	**HIIT-Trainingseinheit** ⚙ 7 × Mobi & Stabi ⚙ 5 min Gehen ⚙ 6 × Kniehebe-Tabata ⚙ 5 min Gehen	**HIIT-Trainingseinheit** ⚙ 7 × Mobi & Stabi ⚙ 5 min Laufen ⚙ 8 × Kniehebe-Tabata ⚙ 5 min Laufen	**HIIT-Trainingseinheit** ⚙ 7 × Mobi & Stabi ⚙ 5 min Laufen ⚙ 8 × Kniehebe-Tabata ⚙ 5 min Laufen
SO	**Lauf- & Gehwechsel** ⚙ 7 × Mobi & Stabi ⚙ 4 × 6 min lockeres Laufen (70–80 %) mit je 1 min Gehpause ⚙ 2 min Gehen	**Langsamer langer Dauerlauf** ⚙ 7 × Mobi & Stabi ⚙ 80 min Laufen (70 %) ⚙ 5 Steigerungsläufe über 80 m	**Langsamer langer Dauerlauf** ⚙ 7 × Mobi & Stabi ⚙ 85 min Laufen (70 %) ⚙ 5 Steigerungsläufe über 80 m

> Übermut tut selten gut!

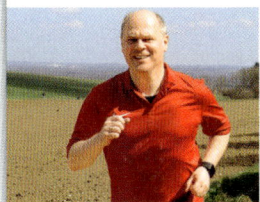

Vier freie Tage am Stück: Da lauf ich täglich. Regenerationspausen? Gelacht! Das ist doch nur was für Weicheier! Da es draußen etwas kühler als sonst ist, lauf ich gleich los, ohne Mobi und Stabi. Sagen wir es so: Das Lauffieber hat mich gepackt. Ich bin richtig heiß auf die tollen Steigerungen, weil es so gut klappt. Die Quittung für diesen fast schon pubertär anmutenden Übermut folgt auf dem Fuße. Oder genauer: in die Wade. Eine Zerrung, die es in sich hat. Ich denke „Ach, das bisschen Ziehen, das ist normal." Ich laufe weiter. Nachmittags kann ich kaum mehr Treppen steigen. Ans Laufen ist gar nicht mehr zu denken. So ein Ärger! Natürlich weiß ich insgeheim, dass ich Depp trotz besseren Wissens wirklich jeden blöden Anfängerfehler gemacht habe: Den Trainingsplan übermotiviert übererfüllt, aufs Warmmachen verzichtet, die Signale des Körpers in den Wind geschlagen und einfach weitergelaufen. Wie blöd war das denn? Und nun?

Dr. Feil: Die PECH-Strategie nach Dr. Feil

Wenden Sie bei Verletzungen die PECH-Strategie an. Dies ist die beste Sofortmaßnahme bei Zerrungen, Prellungen oder Verstauchungen.
Merke: PECH gehabt. Die vier Buchstaben stehen für Anweisungen:

P = PAUSIEREN

Kein weiteres Training, kein weiterer Sport. Der betroffene Muskel sollte erst dann wieder belastet werden, wenn Sie im Ruhezustand keine Schmerzen mehr haben. Das gilt aber nur für den verletzten Muskel. Andere Muskeln sollten weiterbelastet und mit der Faszienrolle ausgerollt werden. Wer also eine Zerrung in der Wade hat, kann sein Bauchmuskel- oder Rückentraining weiterhin durchführen. Ebenso Aqua-Jogging. Hier kommt es nicht zum Bodenkontakt und damit nicht zu einer Wadenbelastung.

E = EIS

Im Sinne der Akutversorgung soll der betroffene Muskel direkt gekühlt werden.

C = COMPRESSION

Verhindern Sie eine Schwellung, indem Sie den Muskel mit einer elastischen Binde umbinden.

H = HOCHLEGEN

Legen Sie das verletzte Bein hoch. Es verhindert ebenfalls eine Schwellung, weil so bereits ausgetretene Flüssigkeit über die Lymphbahnen abgeführt wird.

Auberginen-Tomaten-Auflauf

Für 4 Personen

1 kg Auberginen
3 Knoblauchzehen
1 große Dose
Tomaten (800 g),
Abtropfgewicht: 480 g
1 EL Butterschmalz
100 g Parmesan
1 Bund frisches Basilikum
3 TL Olivenöl
Scharfer Paprika, Chili, Salz,
Pfeffer,
Dr. Feil-Gewürz oder Zimt
500 g Mozzarella

1. Heizen Sie den Backofen auf 180 Grad Umluft vor.
2. Schneiden Sie die Auberginen in 0,5 cm dicke Scheiben und bestreichen Sie sie mit der Dr. Feil-Öl-Marinade (3 TL Olivenöl + 1 TL-Dr. Feil Gewürzmischung oder Zimt)
3. Legen Sie die Auberginen auf ein Blech mit Backpapier legen und backen Sie sie für 20 Minuten.
4. Hacken Sie den Knoblauch fein und lassen Sie ihn mindestens 5 Minuten stehen.
5. Erwärmen Sie Butterschmalz in einen mittleren Topf, dünsten Sie dann den Knoblauch an, fügen Sie danach die Tomaten hinzu und würzen Sie und mit Chili, scharfem Paprika, Pfeffer und Salz. Rühren Sie ab und zu um.
6. Reiben Sie den Parmesan und schneiden Sie den Mozzarella in Würfel.
7. Schichten Sie Tomatensauce, Auberginen und Mozzarella in dieser Reihenfolge aufeinander und streuen Sie ganz zum Schluss den Parmesan über den Auflauf.
8. Dann 30 Minuten im Ofen backen.

Dr. Feil Info *Auberginen sind ein Segen für den Darm, denn sie enthalten viele lösliche Faserstoffe. Außerdem wirken sie durch ihren Kaliumgehalt blutdrucksenkend.*

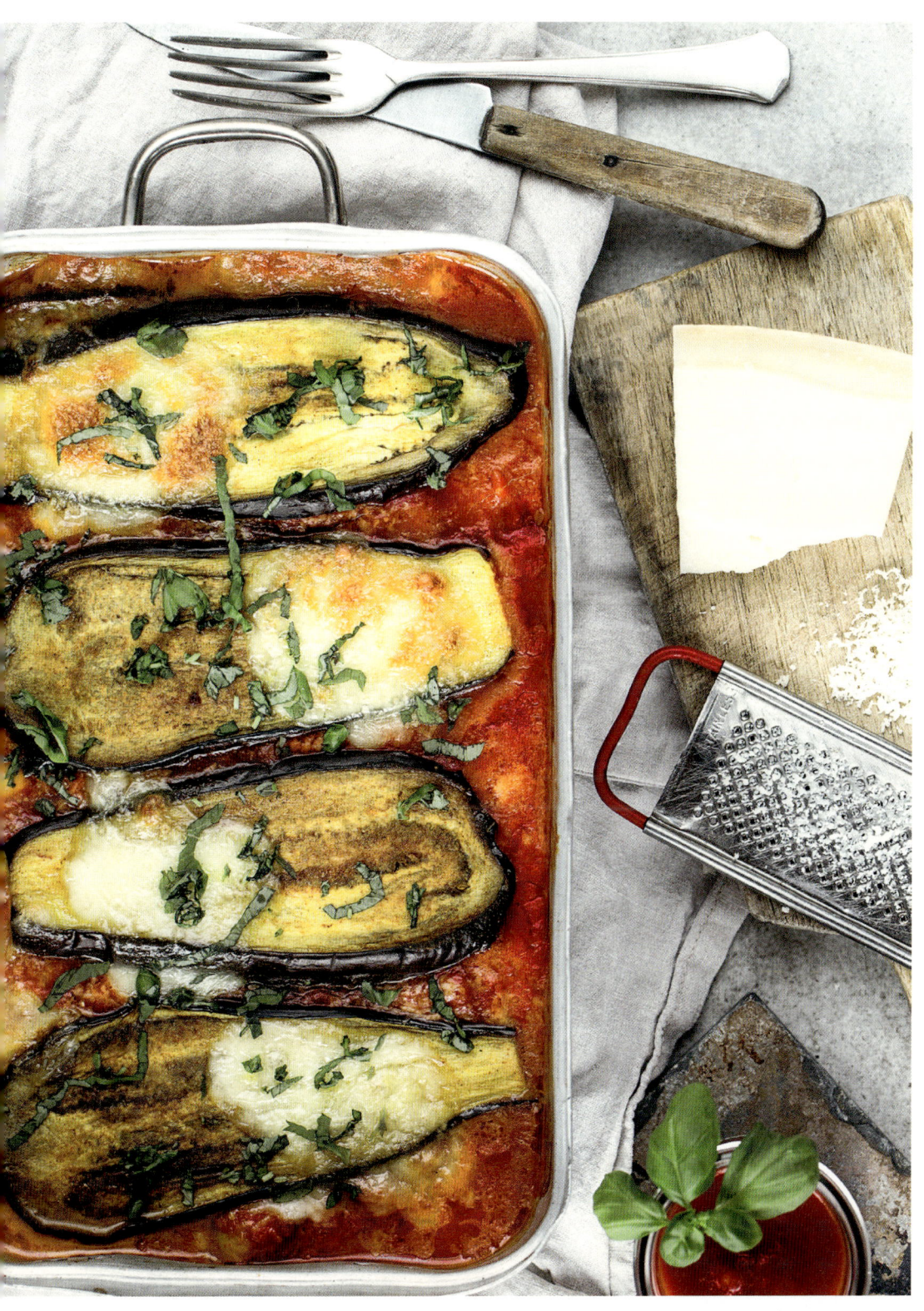

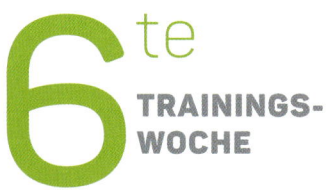

6te TRAININGS-WOCHE

	Einstieg	Geübt	Ambitioniert
DI	**Lauf- & Gehwechsel** ⚙ 7 × Mobi & Stabi ⚙ 3 × 7 min lockeres Laufen (70–80 %) mit je 1 min Gehpause ⚙ 2 min Gehen	**Tempoläufe** ⚙ 7 × Mobi & Stabi ⚙ 10 min Laufen (70 %) ⚙ 3 × 1000 m in 6:20 min Laufen (85 %) mit 400 m Trabpause ⚙ 10 min Laufen (70 %)	**Tempoläufe** ⚙ 7 × Mobi & Stabi ⚙ 10 min Laufen (70 %) ⚙ 3 × 1000 m in 5:30 min Laufen (85 %) mit 400 m Trabpause ⚙ 10 min Laufen (70 %)
DO	**Lauf- & Gehwechsel** ⚙ 2 min Gehen ⚙ 3 × 8 min lockeres Laufen (70–80 %) mit je 1 min Gehpause ⚙ 2 min Gehen	**Ruhiger Dauerlauf** ⚙ 50 min Laufen (75 %)	**Ruhiger Dauerlauf** ⚙ 60 bis 65 min Laufen (75 %)
SA	**HIIT-Trainingseinheit** ⚙ 7 × Mobi & Stabi ⚙ 5 min Gehen ⚙ 6 × Kniehebe-Tabata ⚙ 5 min Gehen	**HIIT-Trainingseinheit** ⚙ 7 × Mobi & Stabi ⚙ 5 min Laufen ⚙ 8 × Kniehebe-Tabata ⚙ 5 min Laufen	**HIIT-Trainingseinheit** ⚙ 7 × Mobi & Stabi ⚙ 5 min Laufen ⚙ 8 × Kniehebe-Tabata ⚙ 5 min Laufen
SO	**Lauf- & Gehwechsel** ⚙ 7 × Mobi & Stabi ⚙ 3 × 9 min lockeres Laufen (70–80 %) mit je 1 min Gehpause ⚙ 2 min Gehen	**Langsamer langer Dauerlauf** ⚙ 7 × Mobi & Stabi ⚙ 65 min Laufen (70 %) ⚙ 5 Steigerungsläufe über 80 m	**Langsamer langer Dauerlauf** ⚙ 7 × Mobi & Stabi ⚙ 70 min Laufen (70 %) ⚙ 5 Steigerungsläufe über 80 m

Schweißperlenspiele

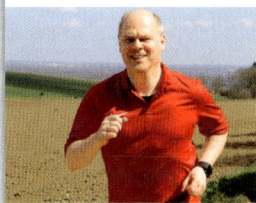

Es gibt Menschen, von denen sagt man: „Boah, der schwitzt wie's Tier!" Ich gehöre leider dazu. Vor allem wenn es draußen warm ist, rinnt mir der Schweiß bei Anstrengung nur so aus den Poren. Was passiert da in meinem Körper? Der Doc behauptet ja, dass das gesund sein soll. Schwitzen kühle den Körper. Der Organismus leite die Hitze von innen nach außen. Das sei derselbe Effekt, der eintritt, wenn wir scharf gewürzte Speisen essen. Der Schweiß perlt mir dann oft von der Stirn, ich habe dicke Schweißränder unter den Achselhöhlen oder feuchte Hände. Das ist nichts Besonderes. Es liegt einfach und allein daran, dass wir Menschen an diesen Stellen besonders viele Schweißdrüsen haben.

Jetzt vergeht ja kein Tag, an dem mir die Werbung nicht einhämmert, wie wichtig die *Elektrolyte* sind. Also Mineralstoffe und Spurenelemente, die beim Ausschwitzen meinem Körper ebenfalls flöten gehen und die doch so wichtig sind, um das Zusammenspiel von Nerven- und Muskelzellen so steuern. Muss ich also zu *isotonischen Getränken* greifen, denen bereits Elektrolyte beigemischt wurden?

Kranenburger mit einer Prise Salz

Der Doc gibt Entwarnung. Es reiche, ein Glas Kranenburger, also hundsgewöhnliches Leitungswasser mit einer Prise Salz vor dem Lauf zu trinken. Vor allem, wenn es draußen mal wieder wärmer als 20 Grad ist. Das sei günstiger als jedes isotonische Getränk und genüge, um den Natriumverlust auszugleichen. Ob das allerdings wirklich ausreicht? Schließlich bin ich nach einem Lauf nach wie vor klatschnass.

Dr. Feil:
Obwohl wir im Training schwitzen, brauchen wir im Moment keine zusätzliche Flüssigkeit mitnehmen. Das ist erst ab Belastungen über 90 Minuten notwendig. Dies ist bei den fortgeschrittenen Läufern erst ab Trainingswoche 16 der Fall, bei den Laufbeginnern und Gelegenheitsläufern ab der 20.

Eiersalat mit grünem Spargel

Für 4 Personen:

6 Eier
500 g grüner Spargel
Salz
1–2 TL Senf
1 rote Paprika
100 g gekochter Schinken
2 Avocados (je ca. 250 g)
1–2 Zitronen
150 ml Gemüsebrühe
weißer Pfeffer
1 Bund Schnittlauch
1 Bund Frühlingszwiebeln

1. Kochen Sie die Eier für ca. 8 Minuten im kochenden Wasser hart.
2. Waschen Sie den grünen Spargel kurz ab, entfernen Sie die holzigen Enden, schneiden Sie ihn in grobe Stücke und dämpfen Sie ihn, bis er durch, aber noch bissfest ist.
3. Waschen Sie die Paprikaschote und schneiden Sie sie in kleine Würfel. Schneiden Sie den Schinken in Streifen. Schälen Sie die Eier und schneiden Sie sie in Stücke oder Scheiben. Schneiden Sie den Schnittlauch und die Frühlingszwiebeln in feine Ringe und lassen Sie die Zwiebeln 5 Minuten ruhen.
4. Halbieren Sie die Avocados, schneiden Sie eine Avocado in Spalten.
5. Für die Salatsauce zerdrücken Sie die zweite Avocado mit Zitronensaft. Fügen Sie Brühe, Senf und den Schnittlauch hinzu, vermischen Sie alles gut. Schmecken Sie es mit Pfeffer und Salz ab.
6. Vermengen Sie alle Zutaten für den Salat vorsichtig miteinander und heben Sie das Avocado-Zitronendressing unter. Mit dem restlichen Schnittlauch garnieren.

Dr. Feil Info *Eier machen gute Laune. Grund dafür ist der hohe Gehalt der Aminosäure Tryptophan. Außerdem verbessert der hohe Cholingehalt der Eier die Gedächtnisleistung und die Kommunikation zwischen Muskulatur und Gehirn. Da Eier auch eine gute Quelle für Vitamin B12 sind, unterstützen sie zusätzlich die Blutbildung und die Zellteilung. Übrigens: Das Cholesterin in den Eiern hat keinen Einfluss auf Ihre Cholesterinwerte.*

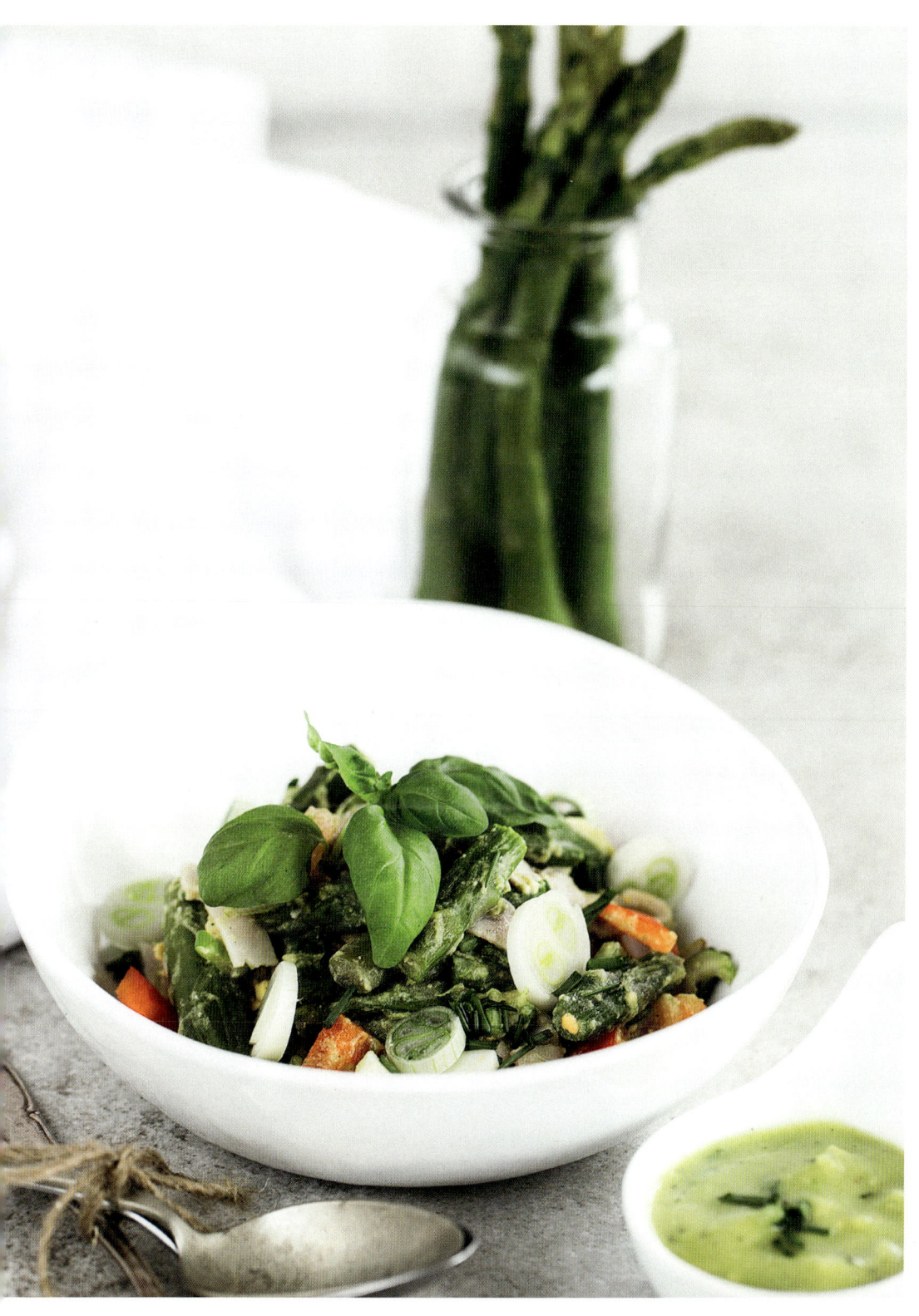

7te TRAININGS-WOCHE

	Einstieg	Geübt	Ambitioniert
DI	**Lauf- & Gehwechsel** ⚙ 7 × Mobi & Stabi ⚙ 3 × 10 min lockeres Laufen (70–80 %) mit je 1 min Gehpause ⚙ 2 min Gehen	**Tempoläufe** ⚙ 7 × Mobi & Stabi ⚙ 10 min Laufen (70 %) ⚙ 6 × 3 min schnell (85 %) mit 4 min Trabpause ⚙ 10 min Laufen (70 %)	**Tempoläufe** ⚙ 7 × Mobi & Stabi ⚙ 10 min Laufen (70 %) ⚙ 6 × 3 min schnell (85 %) mit 4 min Trabpause ⚙ 10 min Laufen (70 %)
DO	**Lauf- & Gehwechsel** ⚙ 7 × Mobi & Stabi ⚙ 3 × 12 min lockeres Laufen (70–80 %) mit je 1 min Gehpause ⚙ 2 min Gehen	**Ruhiger Dauerlauf** ⚙ 55 min Laufen (75 %)	**Ruhiger Dauerlauf** ⚙ 60 bis 65 min Laufen (75 %)
SA	**HIIT-Trainingseinheit** ⚙ 7 × Mobi & Stabi ⚙ 5 min Gehen ⚙ 6 × Kniehebe-Tabata ⚙ 5 min Gehen	**HIIT-Trainingseinheit** ⚙ 7 × Mobi & Stabi ⚙ 5 min Laufen ⚙ 8 × Kniehebe-Tabata ⚙ 5 min Laufen	**HIIT-Trainingseinheit** ⚙ 7 × Mobi & Stabi ⚙ 5 min Laufen ⚙ 8 × Kniehebe-Tabata ⚙ 5 min Laufen
SO	**Lauf- & Gehwechsel** ⚙ 7 × Mobi & Stabi ⚙ 2 × 15 min lockeres Laufen (70–80 %) mit je 1 min Gehpause ⚙ 2 min Gehen	**Langsamer langer Dauerlauf** ⚙ 7 × Mobi & Stabi ⚙ 75 min Laufen (70 %) ⚙ 5 Steigerungsläufe über 80 m	**Langsamer langer Dauerlauf** ⚙ 7 × Mobi & Stabi ⚙ 80 min Laufen (70 %) ⚙ 5 Steigerungsläufe über 80 m

Hände hoch – Seitenstechen?

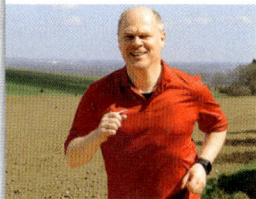

15 Minuten gelaufen, und dann ist es passiert. Der Schmerz unterm Brustkorb kommt schnell und unvermittelt: Seitenstechen. Meine Güte, das hatte ich das letzte Mal vor über 30 Jahren beim 3.000 Meter-Lauf im Schulsport. Unser Sportlehrer sagte dann immer, wir sollten die Arme nach oben strecken, den Bauch anspannen und etwas langsamer weiterlaufen. Na gut! Im Wald sieht mich eh keiner. Also Arme hoch wie beim Banküberfall und weiterlaufen. Oh Gott, muss das bescheuert aussehen! Bringen tut es leider nichts. Mir fällt ein, dass es auch damals im Schulsport nichts gebracht hatte. Woher kommen bloß diese Seitenstiche?

Die gute Nachricht: Es geht auch ohne Seitenstechen. Ich berherzige zwei Tipps vom Doc und laufe wirklich gut damit:
Erstens: Vor dem Laufen esse ich nichts mehr oder allenfalls nur noch eine leicht verdauliche Kleinigkeit. Selbst die Banane (Magnesium) esse ich – wenn überhaupt – mindestens eine Stunde vor Trainingsbeginn. Sonst liegt sie nur schwer im Magen und begünstigt das Auftreten von Seitenstechen.
Zweitens: Ich eile mit Weile. Das heißt, ich versuche bewusst, das Anfangstempo im Training langsam zu halten und nicht zu schnell zu starten. Es wirkt!

Und wenn es mir doch noch mal passiert? Mittlerweile weiß ich, was zu tun ist. Runter vom Gas! Ich mache eine kurze Gehpause. Zur Not bleibe ich auch mal ganz stehen, beuge mich nach vorne und massiere die schmerzende Stelle. Nach wenigen Minuten ist der Spuk vorbei. Allein das Strecken nach oben hat bei mir nie was gebracht. Die Sinnhaftigkeit dieser Maßnahme wird wohl für immer das Geheimnis meines gymnasialen Sportlehrers bleiben.

Dr. Feil:
Die häufigste Erklärung für Seitenstechen sind Ermüdung, Verkrampfung und/oder eine verminderte Blutzufuhr zum Zwerchfell. Oft wird auch eine falsche, unregelmäßige Atemtechnik vermutet. Aber zu Ihrer Beruhigung: Je mehr Sie Ihre Ausdauer steigern, umso seltener kommet das Seitenstechen!

Hackfleischbällchen mit Kohlrabi-Sahne-Sauce

Für 2 Personen

2 große Kohlrabi
200 ml süße Sahne
1 Schuss Weißwein
250 g Hackfleisch
1 kleine Zwiebel
½ Packung TK Petersilie
oder ½ Bund frische
1 kleine Zehe Knoblauch
1 Ei
Chili, Pfeffer, Salz
4 EL Butterschmalz
zum Andünsten
½ Packung gemischte
Kräuter

1. Würfeln Sie die Zwiebel fein, schälen Sie den Knoblauch und pressen Sie ihn durch. Lassen Sie Zwiebel und Knoblauch für mindestens 5 Minuten stehen.
2. Mischen Sie das Hackfleisch mit Zwiebeln, Knoblauch, Petersilie und Ei, würzen Sie mit Salz, Chili und Pfeffer und formen Sie aus der Masse Ballen von Tischtennisballgröße.
3. Erhitzen Sie 3 EL Butterschmalz und braten Sie die Hackfleischbällchen von beiden Seiten an, bis sie durch sind.
4. Schälen Sie den Kohlrabi und schneiden Sie ihn in gleichmäßige Stifte. Erhitzen Sie in einem Topf 1 TL Butterschmalz und dünsten Sie die Kohlrabi an. Mit etwas Weißwein ablöschen, Sahne hinzufügen, 5 Minuten köcheln lassen und mit Pfeffer und Salz abschmecken. Kräuter ganz zum Schluss hinzufügen.

Dr. Feil Info *Von allen Gemüsesorten enthalten Kohlrabi am meisten gesundheitsförderndes Glucosinolat. Dieser Stoff schützt vor Krebs und gleicht bakterielle Ungleichgewichte im Darm aus.*

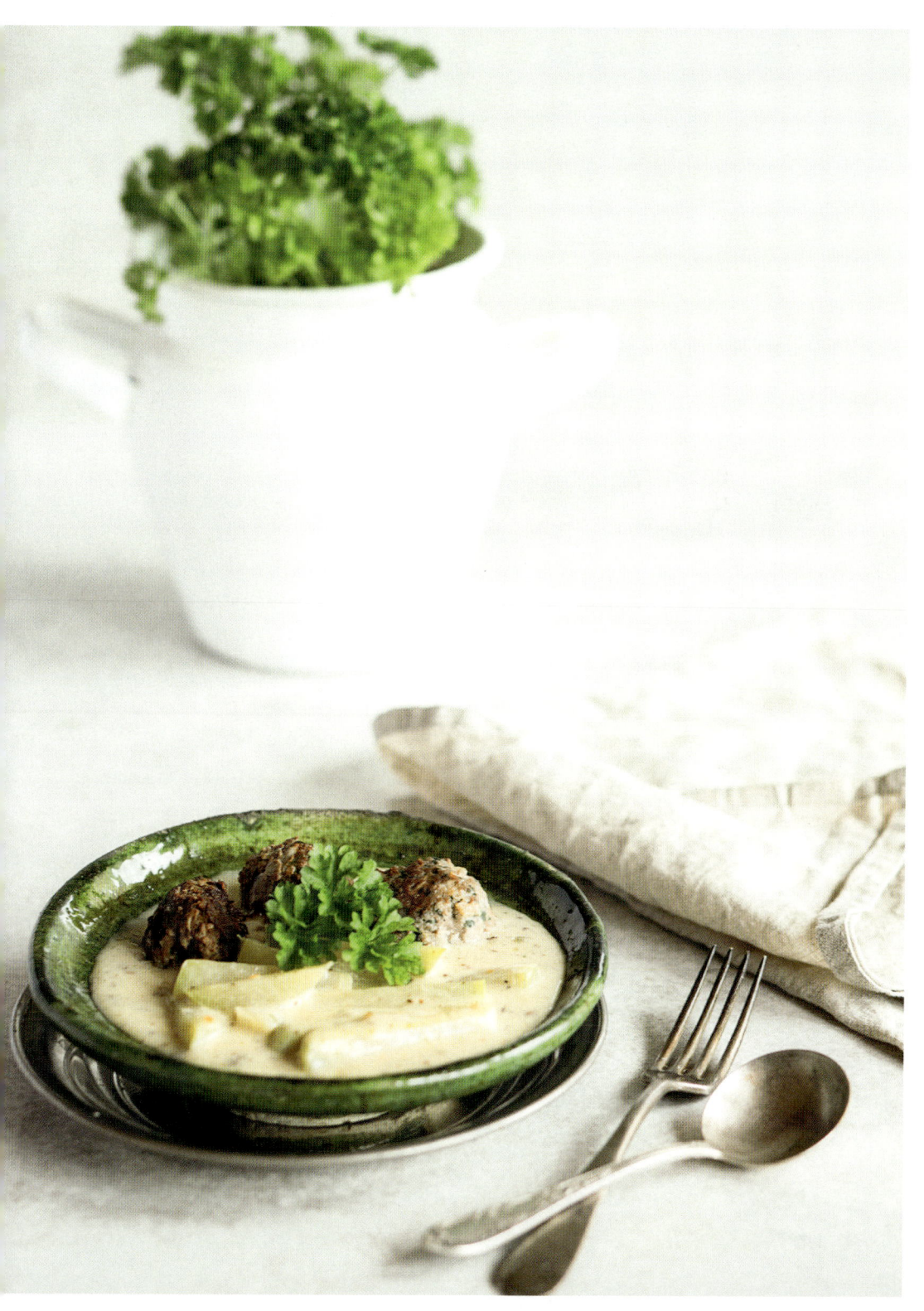

8te TRAININGS-WOCHE

	Einstieg	Geübt	Ambitioniert
DI	Ruhiger Dauerlauf ⚙ 7 × Mobi & Stabi ⚙ 20 min Laufen (75 %)	Tempoläufe ⚙ 7 × Mobi & Stabi ⚙ 10 min Laufen (70 %) ⚙ 3 × 2000 m in 13:20 min Laufen (80 - 85 %) mit 6 min Pause ⚙ 10 min Laufen (70 %)	Tempoläufe ⚙ 7 × Mobi & Stabi ⚙ 10 min Laufen (70 %) ⚙ 3 × 2000 m in 11:40 min Laufen (80 - 85 %) mit 6 min Pause ⚙ 10 min Laufen (70 %)
DO	Ruhiger Dauerlauf ⚙ 22 min Laufen (75 %)	Ruhiger Dauerlauf ⚙ 60 min Laufen (75 %)	Ruhiger Dauerlauf ⚙ 60 bis 65 min Laufen (75 %)
SA	HIIT-Trainingseinheit ⚙ 7 × Mobi & Stabi ⚙ 5 min Gehen ⚙ 6 × Kniehebe-Tabata ⚙ 5 min Gehen	HIIT-Trainingseinheit ⚙ 7 × Mobi & Stabi ⚙ 5 min Laufen ⚙ 8 × Kniehebe-Tabata ⚙ 5 min Laufen	HIIT-Trainingseinheit ⚙ 7 × Mobi & Stabi ⚙ 5 min Laufen ⚙ 8 × Kniehebe-Tabata ⚙ 5 min Laufen
SO	Ruhiger Dauerlauf ⚙ 7 × Mobi & Stabi ⚙ 25 min Laufen (75 %)	Langsamer langer Dauerlauf ⚙ 7 × Mobi & Stabi ⚙ 80 min Laufen (70 %) ⚙ 5 Steigerungsläufe über 80 m	Langsamer langer Dauerlauf ⚙ 7 × Mobi & Stabi ⚙ 85 min Laufen (70 %) ⚙ 5 Steigerungsläufe über 80 m

Die Waage kann doch nicht stimmen

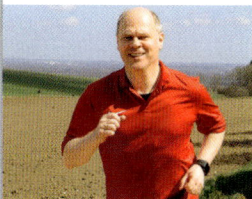

Jeden Morgen schiele ich mehr als nur verstohlen auf die Waage. Bringt die Rennerei auch endlich was im Kampf gegen die Pfunde? Enttäuschung pur. Die Waage ist nicht mein Freund. In den ersten zwei Wochen habe ich direkt mal zwei Kilo – oder wie ich lieber sage 4 Pfund ;-)) – verloren. Doch jetzt stagniert es irgendwie. Das halbe Kilo weniger macht den Kohl auch nicht dünn. Da hatte ich mir doch mehr von versprochen.

Nur eine halbe Pizza verlaufen

Auf der anderen Seite kann ich mir eigentlich ausrechnen, warum es mit dem Abnehmen nicht so schnell klappt. Ein Blick ins Trainingstagebuch mit den Daten aus meiner Wunderpulsuhr genügt. Diese Woche war ich dreimal laufen. Zweimal 35 Minuten, einmal 45 Minuten. Dabei habe ich erst 320 Kilokalorien, dann 327 und beim letzten Mal 352 Kilokalorien verbrannt. Das ist ein guter Anfang. Aber beileibe noch nicht viel. Denn 320 Kilokalorien sind drei Riegel Schokolade oder eine halbe Tiefkühlpizza.

Die Form folgt der Funktion

Muss also wohl oder übel noch Geduld haben. Nicht gerade meine große Stärke. Beruhige mich daher in der Theorie und verbrenne die Kilos schon mal in Gedanken. Denn es gibt eine Faustformeln zur Fettverbrennung. Die lautet „Pi mal Daumen": Gelaufene Kilometer x Eigengewicht in Kilogramm = verbrannte Kalorien Ich wiege 85 Kilogramm und war fünf Kilometer unterwegs: 85 x 5 = 425. Ich habe also in etwa 425 Kalorien verbraucht. Da bekommt der Designleitsatz „Die Form folgt der Funktion" ja mal eine völlig neue Dimension. ;-)

Dr. Feil:

Das Training führt dazu, dass der Körper vermehrt Fett verbrennt. Gleichzeitig wird aber auch vermehrt Muskelmasse für eine stabile Körpermitte aufgebaut. Muskeln sind allerdings schwerer als Fett. Insofern ist es nicht verwunderlich, dass die Gewichtsreduktion am Anfang nicht so groß ist, wie Sie sich es vielleicht erwünschen. Aber das kommt noch: Denn diese neuen Muskeln steigern auch Ihren Grundumsatz. Und das heißt, dass Sie bald auf ganz natürliche Weise vermehrt Gewicht verlieren.

Erdbeer-Rucola-Basilikum-Salat mit Mozzarella

Für 4 Personen (Vorspeise)

75–100 g (½ Tasse) Quinoa
125–250 g Rucola
1 Bund Basilikum
2 Frühlingszwiebeln
250 g Mozzarella
500 g Erdbeeren
3 EL Balsamicoessig
4 EL Olivenöl
1 TL Honig
Pfeffer, Salz

1. Bringen Sie ½ Tasse Quinoa mit der doppelten Menge Wasser zum Kochen und reduzieren Sie dann die Hitze. Wenn das Wasser verkocht ist, lassen Sie die Masse noch mindestens 10 Minuten quellen.
2. Waschen Sie Rucola und Basilikum und schneiden Sie die Blätter grob. Schneiden Sie die Frühlingszwiebeln in feine Ringe. Lassen Sie die Zwiebeln mindestens 5 Minuten ruhen. Schneiden Sie den Mozzarella in Würfel und die Erdbeeren in Scheiben.
3. Mischen Sie Balsamico, Honig, Olivenöl, Pfeffer und Salz zu einer Salatsauce.
4. Geben Sie alle Zutaten in eine große Schüssel und vermischen Sie sie zu einem erfrischenden Salat.

Dr. Feil Info *Erdbeeren wirken dank der Inhaltsstoffe Kämpferol und Querzetin juckreizsenkend. Durch ihren hohen Gehalt an Vitamin C und Mangan tragen Erdbeeren auch zur Bindegewebekräftigung bei.*

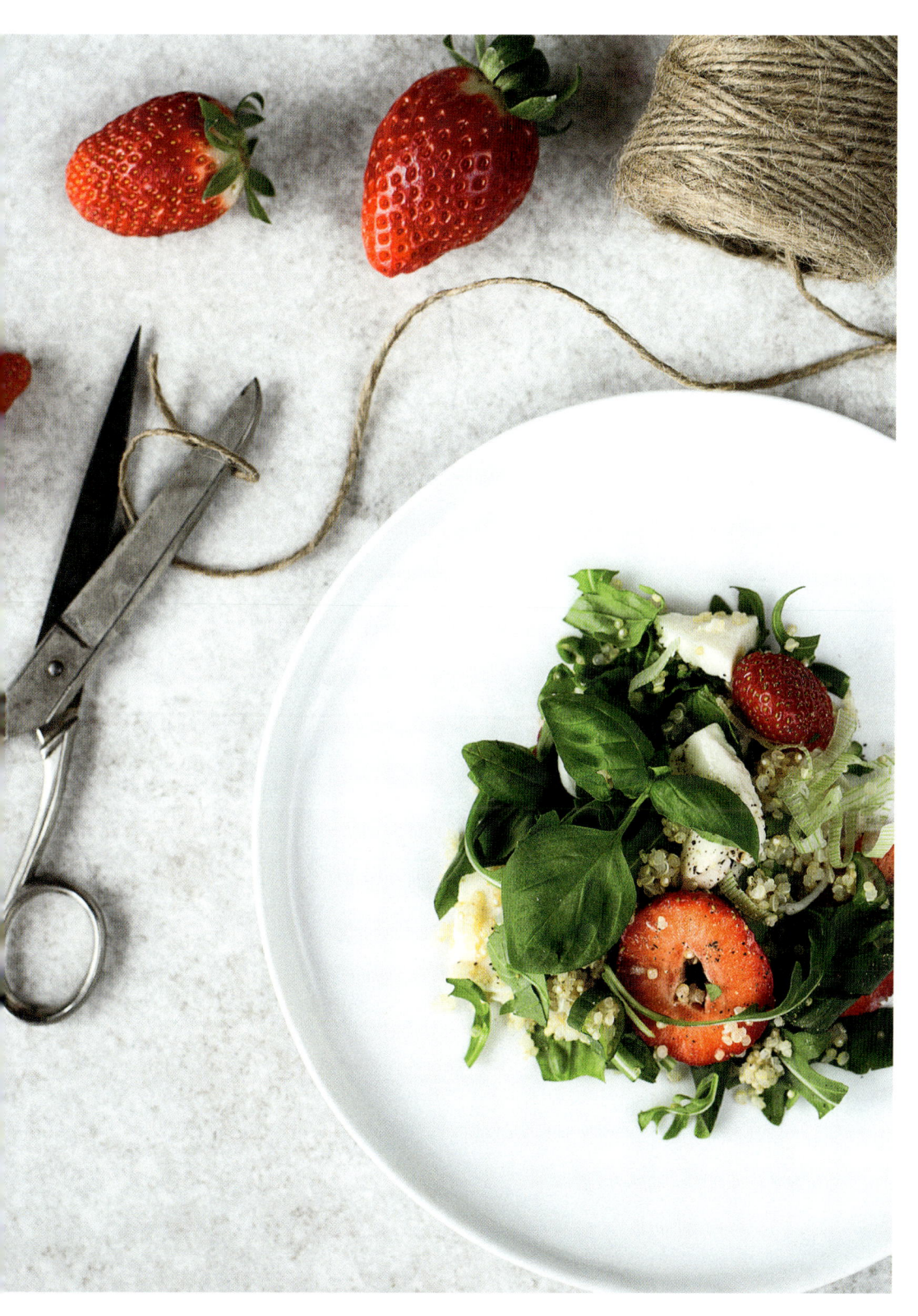

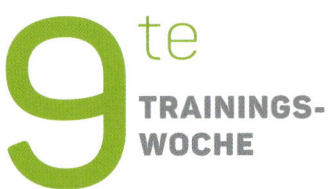

9te TRAININGS-WOCHE

	Einstieg	Geübt	Ambitioniert
DI	**Ruhiger Dauerlauf** ⚙ 7 × Mobi & Stabi ⚙ 22 min Laufen (75 %)	**Tempodauerlauf** ⚙ 7 × Mobi & Stabi ⚙ 10 min Laufen (70 %) ⚙ 21 min schnell (80 % = Tempo ca. 7:00 min/km) ⚙ 10 min Laufen (70 %)	**Tempodauerlauf** ⚙ 7 × Mobi & Stabi ⚙ 10 min Laufen (70 %) ⚙ 25 min schnell (80 % = Tempo ca. 6:10 min/km) ⚙ 10 min Laufen (70 %)
DO	**Ruhiger Dauerlauf** ⚙ 27 min Laufen (75 %)	**Ruhiger Dauerlauf** ⚙ 60 bis 65 min Laufen (75 %)	**Ruhiger Dauerlauf** ⚙ 60 bis 65 min Laufen (75 %)
SA	**HIIT-Trainingseinheit** ⚙ 7 × Mobi & Stabi ⚙ 5 min Gehen ⚙ 8 × Kniehebe-Tabata ⚙ 5 min Gehen	**HIIT-Trainingseinheit** ⚙ 7 × Mobi & Stabi ⚙ 5 min Laufen ⚙ 8 × Kniehebe-Tabata ⚙ 5 min Laufen	**HIIT-Trainingseinheit** ⚙ 7 × Mobi & Stabi ⚙ 5 min Laufen ⚙ 8 × Kniehebe-Tabata ⚙ 5 min Laufen
SO	**Ruhiger Dauerlauf** ⚙ 7 × Mobi & Stabi ⚙ 30 min Laufen (75 %)	**Langsamer langer Dauerlauf** ⚙ 7 × Mobi & Stabi ⚙ 85 min Laufen (70 %) ⚙ 5 Steigerungsläufe über 80 m	**Langsamer langer Dauerlauf** ⚙ 7 × Mobi & Stabi ⚙ 90 min Laufen (70 %) ⚙ 5 Steigerungsläufe über 80 m

> Die Faust im Nacken

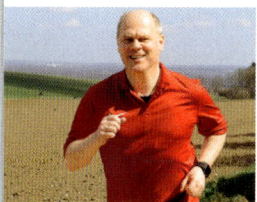

Es ist schon komisch, was mir auf den Waldpfaden dieser Welt so durch den Kopf schießt. Ein Film aus den 50er Jahren, der Marlon Brando berühmt machte. „Die Faust im Nacken". Wie komme ich darauf? Ich glaube, es hat mit meiner Arm- und Handhaltung beim Laufen zu tun. Denn ich habe folgendes festgestellt: Wenn ich sehr angestrengt laufe, mich verbittert nach vorne treibe, dann balle ich die Hände zu Fäusten. Und diese Anspannung zieht dann bis in die Schultern. Ich spüre die falsche Handhaltung (Faust) also im Nacken. Ich verkrampfe und laufe nicht mehr rund. Wann immer ich das nun merke, öffne ich die Hände wieder. Und schon laufe ich lockerer.

Ich konzentriere mich diese Woche verstärkt auf diese Pendelbewegung in Laufrichtung und schiele auch mal verstohlen auf andere Läufer. Bei vielen pendeln die Arme nicht nach vorne, sondern quer zur Laufrichtung, also am Bauch entlang. Dadurch rotieren sie in den Schultern nach links und rechts. Ich überlege mir, ob ich was sagen soll – sage aber besser nichts. Schließlich bin ich ja auch nur ein Anfänger und will nicht als Besserwisser dastehen.

Facebook-Daumen als Gedankenstütze

Aber ich habe eine Gedankenstütze, wenn ich selbst wieder anfange zu verkrampfen: Wenn ich die Hand zur Faust balle, denke ich an den Facebook-Daumen. Daumen hoch heißt: Gefällt mir! Wenn ich also meine Arme eng am Körper führe, nicht zu hoch und nicht zu tief schwinge, dabei meine Hände offen sind und meine beiden Daumen nach oben zeigen, heißt das auch: Mein Laufstil „gefällt mir"! Ist effizient und gesund.

Dr. Feil:
Erfahrene Läufer achten darauf, dass sie ihre Arme locker mit der Laufbewegung mitführen. Wichtig dabei ist, dass der Ausschlag der Arme nach vorne geht, also in die Richtung, in die sie laufen. Die Arme ziehen den Läufer also förmlich mit nach vorne. Eine gute Armbewegung nach vorne unterstützt die Laufgeschwindigkeit um etwa 15 %.

Karotten-Apfel-Fenchel-Salat mit Hanfsamen

Für 2 Personen

Salatsauce
2 EL Olivenöl
2 EL Joghurt
1 EL Speiseleinöl
2 EL Essig
1 TL scharfer Senf
½ TL Meerrettich
1/2 Knoblauchzehe
Frische Kräuter
Kräutersalz,
Pfeffer aus der Mühle
1 TL Quittengelee,
Honig oder Marmelade
Hanfsamen

Salat
2 kleine Karotten
1 kleiner Apfel
1 kleiner Fenchel
½ Zwiebel

Tipp Der Salat schmeckt besser, wenn er etwas länger durchgezogen ist.

1. Schneiden Sie die Zwiebel in feine Stücke und pressen Sie den Knoblauch. Lassen Sie Zwiebel und Knoblauch mindestens 5 Minuten stehen.
2. Raspeln Sie die Karotten, den Fenchel und den Apfel.
3. Mischen Sie aus den restlichen Zutaten eine Salatsauce.
4. Vermischen Sie alle Zutaten zu einem Salat.

Dr. Feil Info *Fenchel schützt Ihre Blutgefäße und hält Ihren Körper gesund, denn er enthält zahlreiche Antioxidantien wie zum Beispiel Rutin, Kämpferol, Querzetin und Vitamin C. Der Anethol-Gehalt des Fenchels wirkt zusätzlich stark entzündungssenkend.*

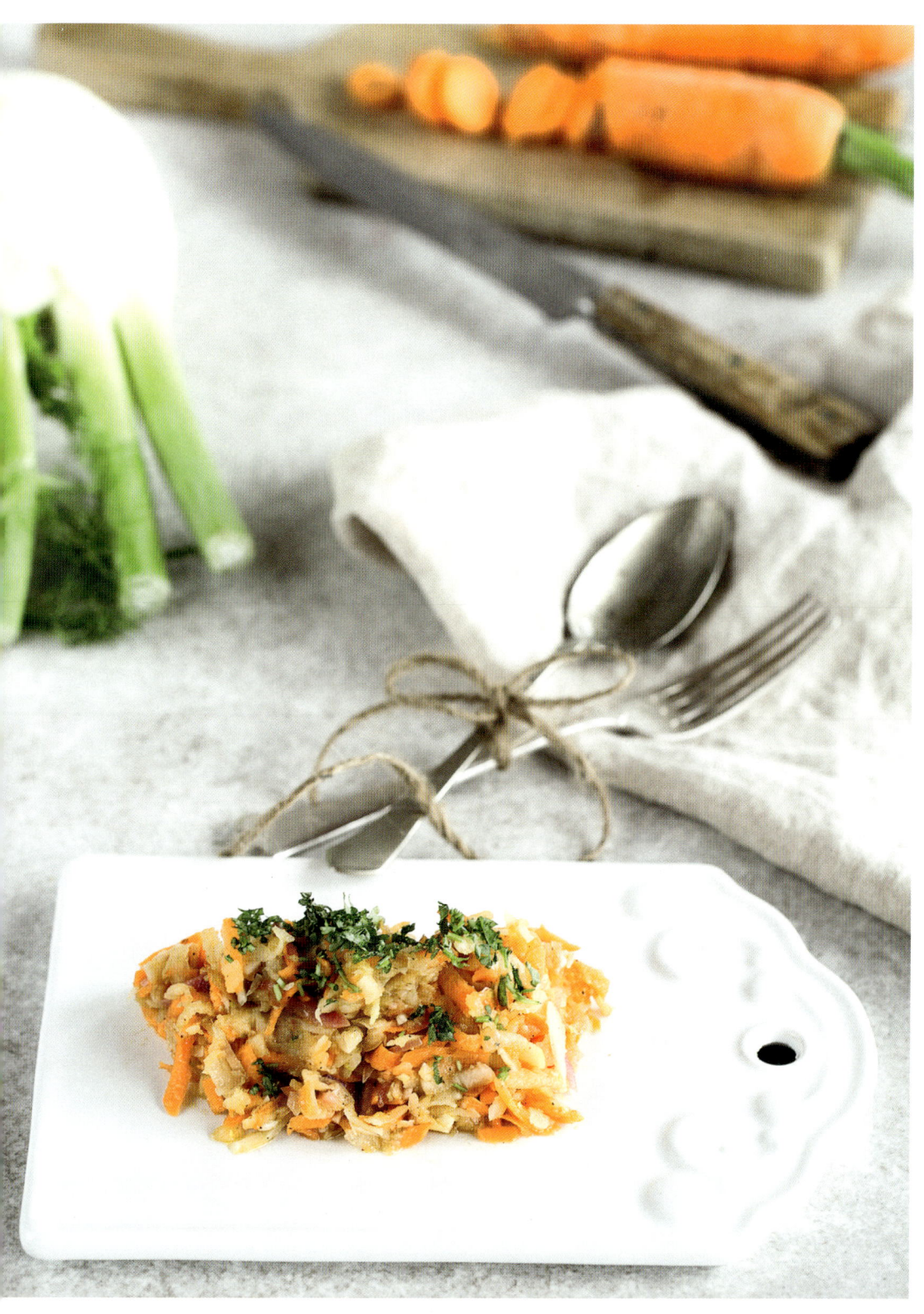

10te TRAININGS-WOCHE

	Einstieg	Geübt	Ambitioniert
DI	Ruhiger Dauerlauf ⚙ 7 × Mobi & Stabi ⚙ 25 min Laufen (75 %)	Tempoläufe ⚙ 7 × Mobi & Stabi ⚙ 10 min Laufen (70 %) ⚙ 4 × 1000 m in 6:10 min Laufen (85 %) mit 400 m Trabpause ⚙ 10 min Laufen (70 %)	Tempoläufe ⚙ 7 × Mobi & Stabi ⚙ 10 min Laufen (70 %) ⚙ 4 × 1000 m in 5:20 min Laufen (85 %) mit 400 m Trabpause ⚙ 10 min Laufen (70 %)
DO	Ruhiger Dauerlauf ⚙ 30 min Laufen (75 %)	Ruhiger Dauerlauf ⚙ 60 bis 65 min Laufen (75 %)	Ruhiger Dauerlauf ⚙ 60 bis 65 min Laufen (75 %)
SA	HIIT-Trainingseinheit ⚙ 7 × Mobi & Stabi ⚙ 5 min Gehen ⚙ 8 × Kniehebe-Tabata ⚙ 5 min Gehen	HIIT-Trainingseinheit ⚙ 7 × Mobi & Stabi ⚙ 5 min Laufen ⚙ 8 × Kniehebe-Tabata ⚙ 5 min Laufen	HIIT-Trainingseinheit ⚙ 7 × Mobi & Stabi ⚙ 5 min Laufen ⚙ 8 × Kniehebe-Tabata ⚙ 5 min Laufen
SO	Ruhiger Dauerlauf ⚙ 7 × Mobi & Stabi ⚙ 35 min Laufen (75 %)	Langsamer langer Dauerlauf ⚙ 7 × Mobi & Stabi ⚙ 70 min Laufen (70 %) ⚙ 5 Steigerungsläufe über 80 m	Langsamer langer Dauerlauf ⚙ 7 × Mobi & Stabi ⚙ 70 min Laufen (70 %) ⚙ 5 Steigerungsläufe über 80 m

› Laufbandtraining

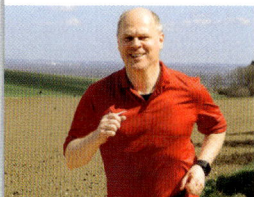

Es regnet nicht. Es schüttet. Schon seit Tagen. Der Boden ist matschig, rutschig und dreckig. Ich brauche fast genauso lang, um die Schuhe wieder sauber zu bekommen, wie fürs Laufen selbst. Trotz aller Vorsätze und guten Erlebnisse auf Waldpfaden ist jetzt das Laufband im Fitnesscenter eine echte Verlockung. Also probiere ich es aus.

Gleichmäßige Tretmühle

Ich wähle eine Geschwindigkeit, dann beginnt die Tretmühle. Das Band unter mir läuft gleichmäßig los. An der Wand vor dem Laufband ist ein TV angebracht. Ich versuche, die Sendung zu verfolgen und komme sofort aus dem Tritt. Hoppla, jetzt nicht fallen. Das sähe ja mal richtig blöde aus. Ist aber letztlich auch nur eine Gewohnheitssache. Die Geschwindigkeit lässt sich am Display leicht verändern. Ebenso können Steigungen eingestellt werden. Ich entdecke sogar Programme, die zwischendurch Sprints fordern. Hey, das macht Spaß! Soll ich das jetzt öfter machen oder gar mein ganzes Wochenprogramm darauf ausrichten? Auf der anderen Seite habe ich immer noch die Aussage von einem naserümpfenden Hardcore-Läufer im Ohr, der behauptet, Laufbandtraining sei ungesund.

Kein Wetter, aber auch kein Wind

Was mich auf dem Band übrigens enorm irritiert hat: Der Luftwiderstand fehlt. Dadurch laufe ich unwillkürlich schneller als in der Natur. Und schwitze auch viel mehr, weil kein Wind trocknet. Und das Laufen kommt mir leichter vor, wohl weil sich das Band unter mir ja permanent bewegt und so meinen Lauf unterstützt.

Dr. Feil:
Training auf dem Band ist allemal besser als gar keine Bewegung. Allerdings ändert sich der Laufstil etwas auf dem Band: Oft werden die Füße flacher aufgesetzt und bei einer konstant eingesetzten Steigung werden auch die Sehnen und Bänder ungewöhnlich belastet. Es wäre also falsch, von jetzt auf nachher sein gesamtes Trainingsprogramm auf das Laufband zu verschieben, da die Sehnen und Bänder hier nicht angepasst sind. Aber keine falsche Scheu: Gelegentliche Einheiten auf dem Laufband sind kein Problem und eine willkommene Abwechslung. Auch dauerndes Laufbandtraining ist möglich, sollte aber über 6–8 Wochen eingeschliffen werden.

Scharfe Spitzkohl-Garnelen-Pfanne

Für 4 Personen:

1 Spitzkohl (ca. 750 g)
3 kleine rote Chilischoten
1 Knoblauchzehe
1 rote Zwiebel
1 EL Sesamsamen
300 g Garnelen, küchenfertig
3 EL Kokosöl
Salz, Pfeffer aus der Mühle,
Cayenne-Pfeffer, Paprika
scharf
5 EL Gemüsebrühe
¼ TL Brühe
1 EL Apfelessig
1 EL Honig

1. Schneiden Sie Knoblauch und Zwiebel klein und lassen Sie beides 5 Minuten stehen.
2. Waschen Sie den Kohl und schneiden Sie ihn fein.
3. Entkernen Sie die Chilischoten und schneiden Sie sie klein.
4. Rösten Sie die Sesamsamen in einer Pfanne ohne Fett an und stellen Sie sie beiseite.
5. Erhitzen Sie 1 EL Kokosöl in einer Pfanne und braten Sie Garnelen und Knoblauch 3 bis 4 Minuten an. Salzen, pfeffern und abgedeckt beiseite stellen.
6. Erhitzen Sie das restliche Kokosöl in der Pfanne, dünsten Sie Zwiebel und Chili kurz an, fügen Sie den Kohl hinzu, braten Sie ihn an und schmecken Sie alles mit Brühe, Essig, Honig, Salz und Pfeffer ab. Garen Sie alles für 5 bis 10 Minuten, je nachdem, wie bissfest Sie den Spitzkohl mögen.
7. Legen Sie die Garnelen auf den Spitzkohl und streuen Sie die geröstetem Sesamsamen darüber.

Dr. Feil Info *Spitzkohl stärkt dank des hohen Vita-min C-Gehalts Ihr Immunsystem und wirkt bei begin-nenden Erkältungen wie ein mildes körpereigenes Anti-biotikum.Chili hat vielfältige Wirkungen, Chili erhöht die Endorphinproduktion im Gehirn – macht also glücklich; Chili enthält auch einen Schleimhautschutzfaktor und ist dadurch gut für den Magen. Chili blockiert außerdem den Schmerzrezeptor und wirkt so schmerzlindernd. Außer-dem trägt Chili zur Vorbeugung vor Thrombosen bei.*

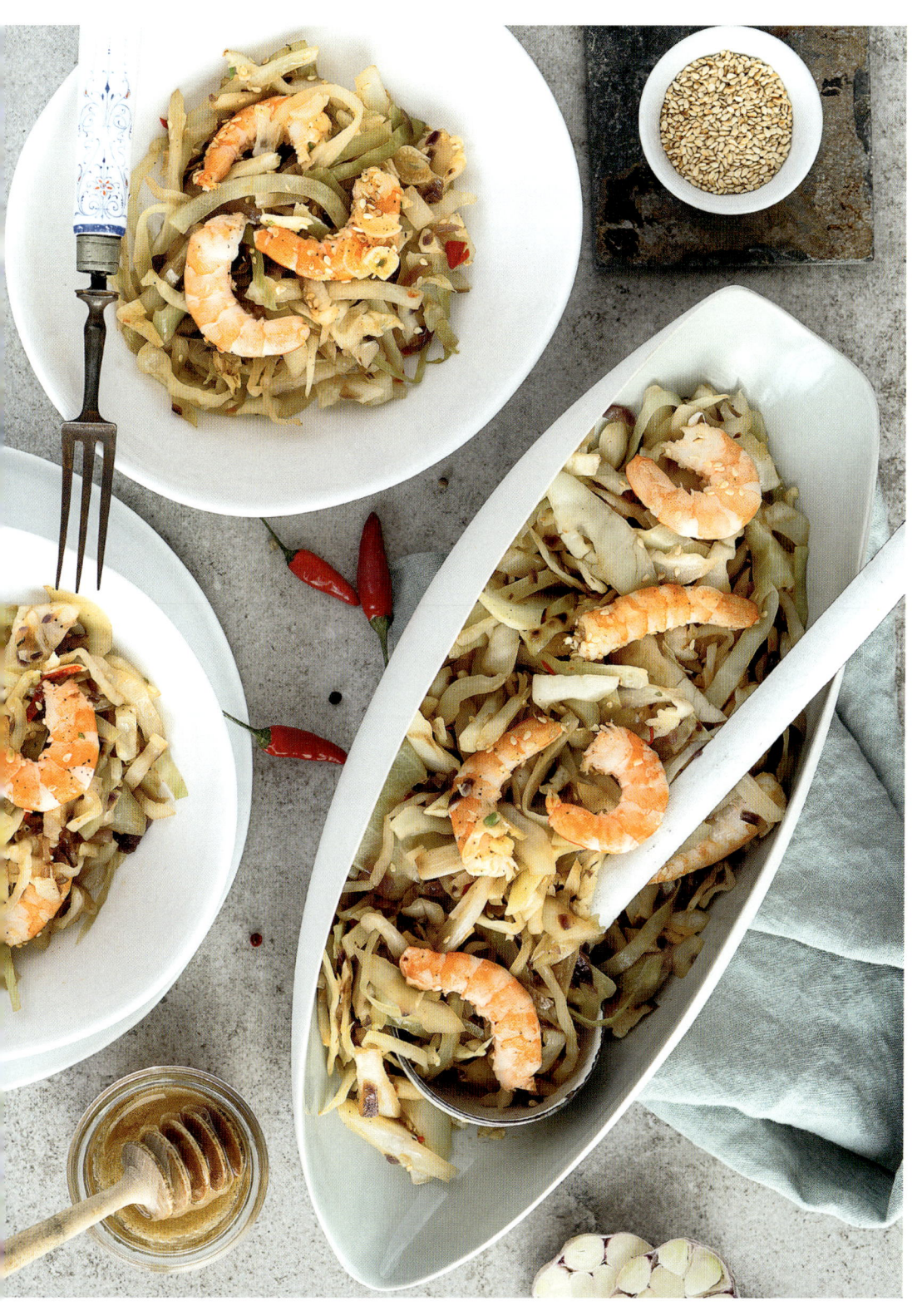

11te

TRAININGS-WOCHE

	Einstieg	Geübt	Ambitioniert
DI	**Ruhiger Dauerlauf** ⚙ 7 × Mobi & Stabi ⚙ 20 min Laufen (75 %)	**Tempoläufe** ⚙ 7 × Mobi & Stabi ⚙ 10 min Laufen (70 %) ⚙ 6 × 3 min schnell (85 %) mit 4 min Trabpause ⚙ 10 min Laufen (70 %)	**Tempoläufe** ⚙ 7 × Mobi & Stabi ⚙ 10 min Laufen (70 %) ⚙ 6 × 3 min schnell (85 %) mit 4 min Trabpause ⚙ 10 min Laufen (70 %)
DO	**Ruhiger Dauerlauf** ⚙ 30 min Laufen (75 %)	**Lockeres Laufen** ⚙ 25 min Laufen (70 %) ⚙ 5 Steigerungen	**Lockeres Laufen** ⚙ 30 min Laufen (70 %) ⚙ 5 Steigerungen
SA	**Lockeres Laufen** ⚙ 20 min Laufen (70 %)	**Lockeres Laufen** ⚙ 20 min Laufen (70 %)	**Lockeres Laufen** ⚙ 20 min Laufen (70 %)
SO	**10 KM TESTLAUF** ⚙ 7 × Mobi ⚙ Ziel: Ankommen! ⚙ Orientierung: 40 min am Stück, danach mit Gehpausen nach Wohlbefinden	**10 KM TESTLAUF** ⚙ 7 × Mobi ⚙ 5 min Laufen (70 %) ⚙ Ziel: 1. Hälfte ruhiger 2. Hälfte schneller ⚙ Orientierung: 70 min	**10 KM TESTLAUF** ⚙ 7 × Mobi ⚙ 10 min Laufen (70 %) ⚙ Ziel: 1. Hälfte ruhiger 2. Hälfte schneller ⚙ Orientierung: 60 min

Zwischenzeiten

Um Ihre Zielzeit zu erreichen, ist es wichtig Zwischenzeiten einzuhalten. Also: Nicht zu schnell und nicht zu langsam loslaufen. Unsere Zwischenzeitentabelle hilft Ihnen bei Ihrer Planung: www.dr-feil.com/ldg-zwischenzeiten

Der erste 10 km-Lauf

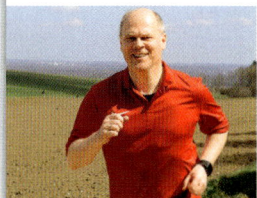

Ich habe ihn tatsächlich geschafft. Den ersten 10 Kilometer-Lauf meines Lebens. Dafür musste ich immerhin 48 Jahre alt werden. Doch der Reihe nach: Viele Anfänger am Start erzählen mir, sie seien in dieser Woche doch nervös und angespannt. Ich bin es überraschenderweise nicht. Oder zumindest nicht sehr.

Chips, die nicht dick machen

Mit der Startnummer bekommt jeder Teilnehmer einen **Zeitchip**. Der ist bei diesem Lauf praktischerweise in die Startnummer eingenäht. Je nach Veranstalter und Zeitmesstechnik gibt es auch Chips, die man sich in die Schnürsenkel einbindet. Was ich mir habe erklären lassen: Es gibt eine Bruttozeit und eine Nettozeit. Was ist das schon wieder? Eigentlich ganz einfach. Bei unserem Lauf sind rund 1.000 Teilnehmer am Start. Die Straße ist nicht übermäßig breit, also stellen sich alle in eine Schlange, die fast 150 Meter lang ist. Beim Startschuss um 16 Uhr sprinten die schnellen Läufer, die sich ganz vorne am Startband aufgestellt haben, sofort los. Ich stehe relativ weit hinten. Als ich durchs Starttor laufe, zeigt die Uhr bereits 16:03 Uhr und 14 Sekunden.

Netto- und Bruttowerte

Die Zieluhr wird hinterher die **Bruttozeit** anzeigen. In meinem Fall: **1:10:23**. Das bedeutet, ich lief genau eine Stunde, zehn Minuten und vierzehn Sekunden nach dem Startschuss durchs Ziel. Das war meine Bruttozeit.
Allerdings habe ich für die 10 Kilometer gar nicht so lange gebraucht. Denn ich habe das Starttor ja erst 3:14 Minuten nach dem Startschuss durchlaufen. Meine **Nettozeit** ist also 1:10.23 Stunden weniger 3:14 Minuten, ergibt **1:07:09**.
Macht Sinn! Das Schöne an dem Chip ist, dass man überhaupt nichts tun muss. Er aktiviert sich, wenn man die Startlinie überquert und hält fest, wann man die Ziellinie passiert. Fertig. Wichtig ist natürlich die Nettozeit. Die allein gilt. Daher ist der Stau am Start auch kein wirkliches Problem. Es gehört zum guten Ton unter Läufern, dass man die Schnellen vorne starten lässt. Bei denen geht es schließlich um Sekündchen, bei uns Gesundheitssportlern kommt es nicht wirklich darauf an.

Fisch-Brokkoli-Curry

Für 2 Personen

300–400 g Fischfilet
(z. B. Seelachs, Kabeljau,
Rotbarsch)
Saft von einer Zitrone
2 kleine Zwiebeln
1 kleiner Brokkoli
50 g Cashewkerne
1,5 EL Kokosöl
1,5 EL Curry
½ TL Kurkuma
1 Stück frischer Ingwer (3 cm)
400 ml Wasser mit
1 TL Gemüsebrühe
225 g Joghurt, 3,8 % Fett
Salz, Pfeffer

1. Waschen Sie das Fischfilet mit kaltem Wasser ab, tupfen Sie es anschließend mit einem Papiertuch trocken. Schneiden Sie den Fisch in 2 cm große Stücke und würzen Sie sie mit Salz, Pfeffer und Zitronensaft.
2. Schälen und würfeln Sie die Zwiebeln, lassen Sie sie für mindestens 5 min stehen.
3. Schälen Sie den Ingwer und hacken Sie ihn klein.
4. Brokkoli mit kaltem Wasser abspülen und in kleine Röschen teilen, den Strunk in feine Scheiben schneiden.
5. Die Cashewkerne fein hacken oder grob mahlen.
6. Erhitzen Sie Kokosöl in einem Topf und dünsten Sie Zwiebeln und Ingwer darin an. Geben Sie Currypulver, Kurkuma und Cashewkerne dazu und braten Sie alles kurz mit.
7. Die Gemüsebrühe und den Brokkoli dazugeben und ohne Deckel 5 bis 6 min kochen lassen.
8. Den Joghurt hinzufügen und bei vorsichtigem Rühren aufkochen lassen.
9. Geben Sie zum Schluss den Fisch vorsichtig dazu und lassen Sie alles mit geschlossenem Deckel etwa 5 min ziehen. Mit Curry, Salz, weiterem Zitronensaft und Pfeffer abschmecken.

Dr. Feil Info *Brokkoli senkt Gelenkschmerzen und schützt vor Krebs. Hauptwirkstoff für diese tolle Gesundheitsleistung ist das Sulforaphan. Brokkoli sollte nur bissfest gedünstet werden, damit der Sulforaphangehalt hoch bleibt.*

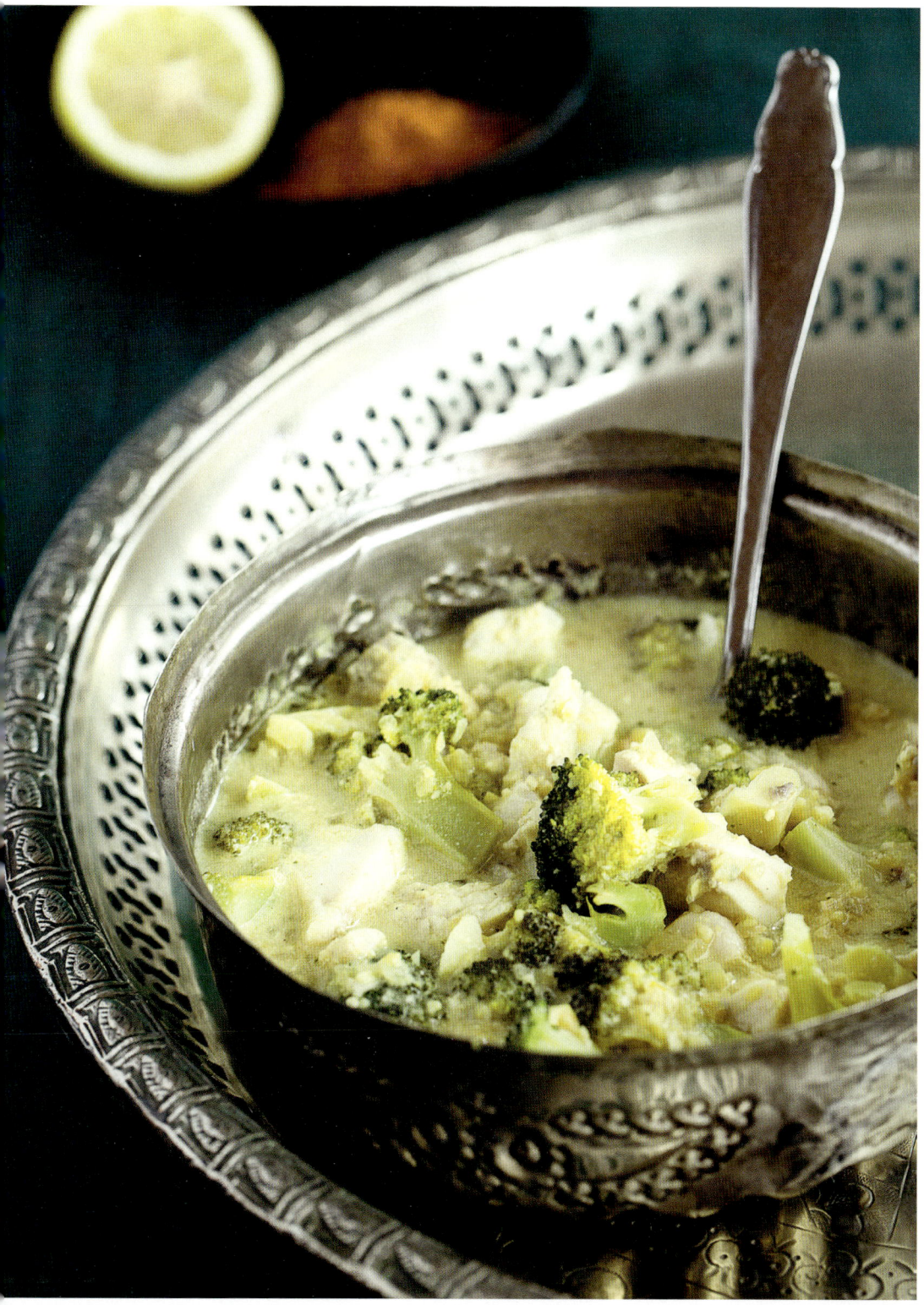

12te

TRAININGS-WOCHE

	Einstieg	Geübt	Ambitioniert
DI	Ruhiger Dauerlauf ✿ 7 × Mobi & Stabi ✿ 20 min Laufen (75 %)	Lockeres Laufen ✿ 7 × Mobi & Stabi ✿ 20 min Laufen (70 %)	Lockeres Laufen ✿ 7 × Mobi & Stabi ✿ 25 min Laufen (70 %)
DO	Ruhiger Dauerlauf ✿ 35 min Laufen (75 %)	Ruhiger Dauerlauf ✿ 40 bis 50 min Laufen (75 %)	Ruhiger Dauerlauf ✿ 40 bis 50 min Laufen (75 %)
SA	HIIT-Trainingseinheit ✿ 7 × Mobi & Stabi ✿ 5 min Gehen ✿ 8 × Kniehebe-Tabata ✿ 5 min Gehen	HIIT-Trainingseinheit ✿ 7 × Mobi & Stabi ✿ 5 min Laufen ✿ 8 × Kniehebe-Tabata ✿ 5 min Laufen	HIIT-Trainingseinheit ✿ 7 × Mobi & Stabi ✿ 5 min Laufen ✿ 8 × Kniehebe-Tabata ✿ 5 min Laufen
SO	Langsamer langer Dauerlauf ✿ 7 × Mobi & Stabi ✿ 45 min Laufen (70 %)	Langsamer langer Dauerlauf ✿ 7 × Mobi & Stabi ✿ 85 min Laufen (70 %) ✿ 5 Steigerungsläufe über 80 m	Langsamer langer Dauerlauf ✿ 7 × Mobi & Stabi ✿ 90 min Laufen (70 %) ✿ 5 Steigerungsläufe über 80 m

Runner's High

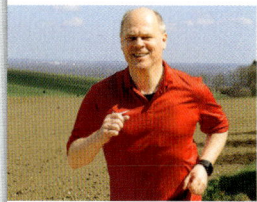

Nochmal ein Rückblick auf den 10 km-Lauf. Gegen Ende des Laufes habe ich etwas erlebt, was ich so schnell nicht vergessen werde. Es muss kurz vor den Ziel gewesen sein. Etwa auf den letzten 1.500 Metern. Ein Gefühl, als ob ich Richtung Ziel schwebte. Gehört hatte ich schon zuvor davon. Läufer nennen es das Runner's High, oder sie sprechen davon, dass sie in einem Flow laufen. Offen gesagt, ich hatte das eher in Richtung Mythologie abgetan. Diese Leute sind eindeutig zu oft im Kreis gelaufen! Doch nahezu unbeschreiblich: Beim Wettkampf erlebte ich es selbst: Geist und Körper scheinen eins. Nichts nehme ich mehr von außen wahr. Die Zeit verschwimmt, Glücksgefühle fahren mit mir Achterbahn. Und schwupps, war es plötzlich auch schon wieder weg. Ich kann nicht sagen, wie lange es gedauert hat – aber an dieses Gefühl könnte – besser – möchte ich mich gewöhnen.

Dr. Feil:

Das Runner's High gibt es wirklich. Denn Laufen kann ab einer gewissen Belastung (Intensität im Bereich 85 % der maximalen Herzfrequenz) oder ab einer bestimmten Dauer (ca. eine Stunde) in unserem Körper Endorphine freisetzen. Endorphine sind vom Körper selbst produzierte Morphine. Sie wirken schmerzlindernd oder auch schmerzunterdrückend und zusätzlich euphorisierend. Dabei tritt das Runner's High erst spürbar auf, wenn die intensive Belastung leicht zurückgenommen wird. Dann ist die Endorphinausschüttung höher als der vom Körper zuvor erwartete Endorphinbedarf. Und eben dies führt zum Hochgefühl.

Jean erlebte es zu einem typischen Zeitpunkt: Er bekam das Runner's High gegen Ende des Wettkampfs. Hier gab es eine Passage, die etwa einen Kilometer leicht bergab ins Ziel führte. Da brauchte er nicht mehr so viel Anstrengung wie das Gehirn anfänglich angenommen hatte. Die Endorphinausschüttung lag über dem Endorphin-Bedarf und führte zum High.

Indischer Blumenkohl mit Joghurt-Kräutersauce

Für 4 Personen

Blumenkohl
3 Zwiebeln
50 g Butterschmalz
1 großer Blumenkohl
2 Teelöffel Masala-Gewürz
1 Teelöffel Curry
2 bis 3 cm frischer Ingwer
(gerieben)
1 Zehe Knoblauch
Salz
Pfeffer
500 - 600 g frische Tomaten
50 ml Wasser
(alternativ eine große
Dose Tomaten)

Joghurt-Kräutersauce
1 großes Glas Naturjoghurt
(3,5 % Fettgehalt)
2 Zehen Knoblauch
1 Bund Petersilie
1 Bund Schnittlauch
Salz
Pfeffer

1. Zerteilen Sie den Blumenkohl in ganz kleine Röschen oder reiben Sie ihn grob.
2. Würfeln Sie die Zwiebeln und lassen Sie sie mindestens 5 Minuten stehen.
3. Bräunen Sie die Zwiebeln im Butterschmalz gut an.
4. Geben Sie den Blumenkohl zu den angebräunten Zwiebeln und braten Sie ihn kräftig an.
5. Geben Sie die Gewürze dazu und braten Sie sie kurz mit an. Riecht fantastisch.
6. Würfeln Sie die Tomaten, geben Sie sie mit dem Wasser zu dem Blumenkohl und lassen Sie alles 15 bis 20 Minuten leise köcheln.
7. Petersilie, Schnittlauch und Knoblauch fein hacken, mit dem Naturjoghurt vermischen und mit Salz und Pfeffer abschmecken.
8. Servieren Sie den Blumenkohl mit der Joghurt-Kräutersauce.

Dr. Feil Info Warum Zwiebeln immer 5 Minuten ruhen lassen? Zwiebeln greifen durch ihren Wirkstoff Allizin Krebszellen an. Allerdings enthalten rohe Zwiebeln nur den Vorläuferstoff, das Alliin. Das Allizin entsteht erst beim Schneiden durch das freiwerdende Enzym Alliinase. Damit ausreichend Allizin gebildet wird, sollten Sie geschnittene Zwiebeln immer 5 Minuten stehen lassen, bevor Sie sie erhitzen oder in eine Salatsauce geben. Blumenkohl Schützt wie Brokkoli vor Krebs und vor Gelenkschäden..

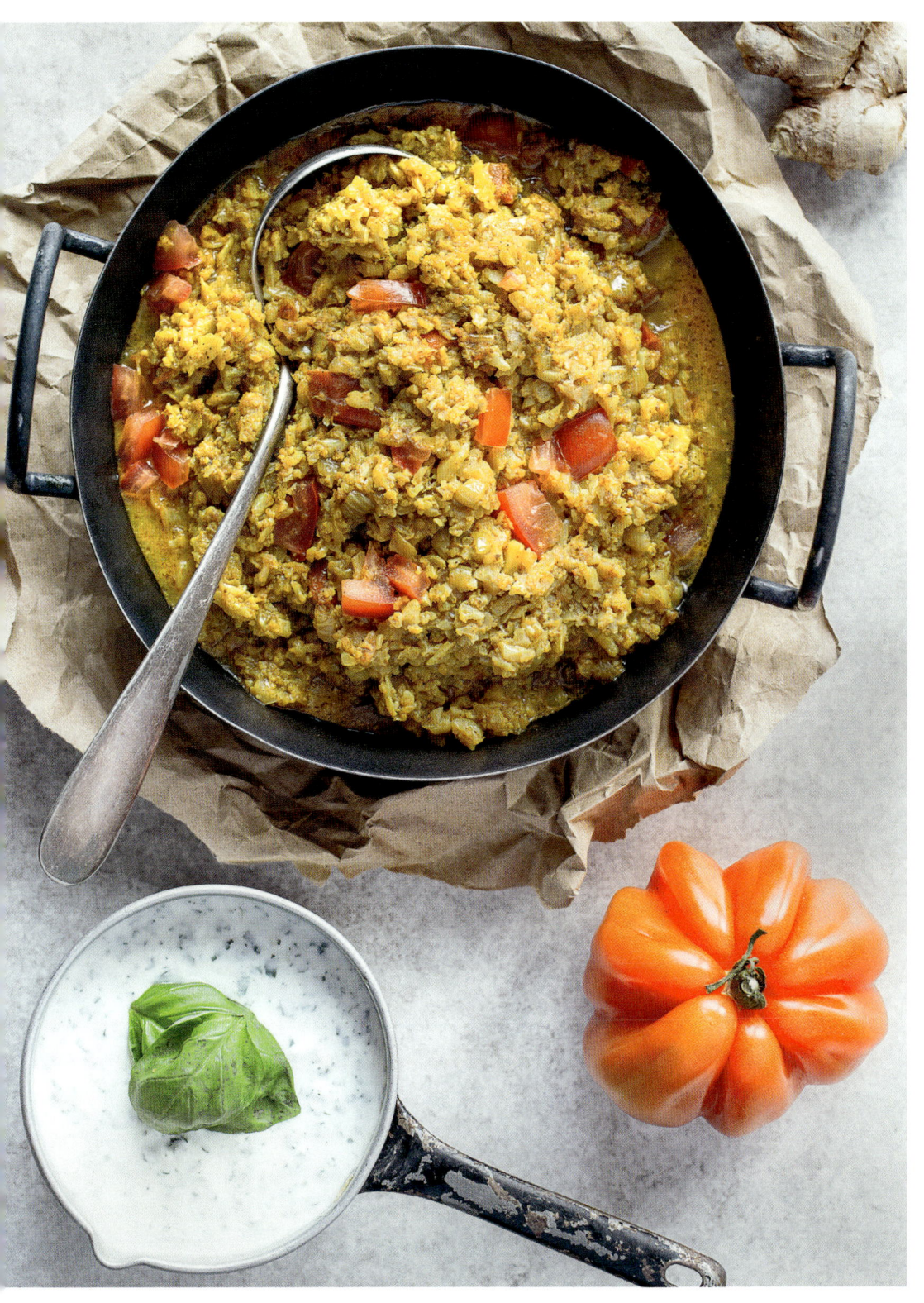

13te TRAININGS-WOCHE

	Einstieg	Geübt	Ambitioniert
DI	Ruhiger Dauerlauf ⚙ 10 × Mobi & Stabi ⚙ 30 min Laufen (75 %)	Tempoläufe ⚙ 10 × Mobi & Stabi ⚙ 10 min Laufen (70 %) ⚙ 7 × 3 min schnell (85 %) mit 4 min Trabpause ⚙ 10 min Laufen (70 %)	Tempoläufe ⚙ 10 × Mobi & Stabi ⚙ 10 min Laufen (70 %) ⚙ 7 × 3 min schnell (85 %) mit 4 min Trabpause ⚙ 10 min Laufen (70 %)
DO	Ruhiger Dauerlauf ⚙ 40 min Laufen (75 %)	Ruhiger Dauerlauf ⚙ 60 bis 65 min Laufen (75 %)	Ruhiger Dauerlauf ⚙ 60 bis 65 min Laufen (75 %)
SA	HIIT-Trainingseinheit ⚙ 10 × Mobi & Stabi ⚙ 5 min Gehen ⚙ 8 × Kniehebe-Tabata ⚙ 5 min Gehen	HIIT-Trainingseinheit ⚙ 10 × Mobi & Stabi ⚙ 5 min Laufen ⚙ 8 × Kniehebe-Tabata ⚙ 5 min Laufen	HIIT-Trainingseinheit ⚙ 10 × Mobi & Stabi ⚙ 5 min Laufen ⚙ 8 × Kniehebe-Tabata ⚙ 5 min Laufen
SO	Langsamer langer Dauerlauf ⚙ 10 × Mobi & Stabi ⚙ 50 min Laufen (70 %)	Langsamer langer Dauerlauf ⚙ 10 × Mobi & Stabi ⚙ 90 min Laufen (70 %) ⚙ 5 Steigerungsläufe über 80 m	Langsamer langer Dauerlauf ⚙ 10 × Mobi & Stabi ⚙ 95 min Laufen (70 %) ⚙ 5 Steigerungsläufe über 80 m

› Muskelkater

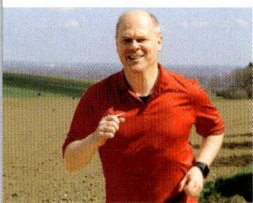

Heute sind viele zum Lauftreff gekommen. Ich muss drei Straßen entfernt parken und gehe den steilen Berg bis zum Treffpunkt im Stechschritt hoch. Gerade noch rechtzeitig. Das Training läuft rund – ich laufe neben unterschiedlichen Leute, unterhalte mich dabei und bin fast schon überrascht, als wir nach knapp einer Stunde wieder am Start ankommen. Da geht noch mehr! Also Endspurt: Ich laufe nach dem offiziellen Trainingsende die zehn Minuten bergab zu meinem Auto. Es geht stark bergab. Es fühlt sich leicht an. Ich bremse sogar ab, damit ich nicht zu schnell werde. Aber holla! Einen Tag später schmerzen meine Muskeln, und ich kann kaum eine Treppe runtergehen. Als ich klein war, hatten wir einen großen grauen Kater. Er schnurrte und legte sich gerne zusammengerollt auf meinem Schoß zum Schlafen. Das waren gute Zeiten. Den Kater, den ich jetzt in meinen Muskeln spüre, mag ich aber gar nicht. Was tun? Vielleicht sollte ich jetzt die speziellen Regenerationsgetränke vom Doc versuchen. Er schwört ja auf Molkeneiweißdrinks mit seinen entzündungshemmenden Gewürzen. Diese würden die Muskeln schnell wieder flott machen. Aber wieso ist der Muskelkater so stark? Es hat doch alles gepasst!

Dr. Feil:

Früher glaubte man, Muskelkater wäre eine Folge der Übersäuerung des Muskels. Das ist aber nicht richtig, da die Säure schnell abgepuffert wird. Stattdessen finden wir beim Muskelkater Mikrorisse, also Kleinstverletzungen im Bereich der Muskelfasern. Der Körper will diese Risse reparieren, es entstehen lokale Entzündungen und Wassereinlagerungen. Dadurch schwillt der Muskel leicht an – die Nerven melden an das Gehirn, dass etwas nicht stimmt, und wir empfinden Schmerz. Zwei Tage später ist alles vorbei. Der Muskel ist jetzt an diesen Stellen nicht nur repariert, sondern stärker. Der Körper sorgt also vor.

Übrigens: Beim Bergablaufen ist die muskuläre Belastung deutlich größer – deshalb ist Jeans Muskelkater gut erklärbar. Die letzte zusätzliche starke Bergabpassage über zehn Minuten hatte seine Muskelfasern überlastet.

151

Wildlachs an Mandelbrokkoli mit Limettensauce

Für 2 Personen:

Lachs

2 Lachsfilets à 200–250 g
2 EL Mandelmehl
½ TL Honig
Frischer Pfeffer und Salz
1 TL Limettensaft
1 TL Kokosöl

Limettensauce

Saft von einer Limette
1 Knoblauchzehe gepresst
1 TL Honig
35 g Butter
1 TL getrockneter Estragon

Brokkoli

15 g Butter
30 g Mandeln in Scheiben

1. Waschen Sie den Brokkoli, zerteilen Sie ihn in Röschen, schneiden Sie den Stiel in dünne Scheiben.
2. Dämpfen Sie den Brokkoli kurz, so dass er noch leicht bissfest ist.
3. Während der Brokkoli dämpft, erwärmen Sie für die Limettensauce Butter in einem kleinen Topf, geben Sie Knoblauch, Honig, Limettensaft (1 TL aufheben für den Lachs) und Estragon dazu und schmecken Sie die Sauce mit Pfeffer und Salz ab.
4. Rösten Sie die Mandeln in einer Pfanne ohne Fett.
5. Beträufeln Sie den Lachs mit Limettensaft, würzen Sie ihn mit Salz und Pfeffer, bestreichen Sie ihn mit etwas Honig und geben Sie dann das Mandelmehl darüber (hält durch den Honig).
6. Nehmen Sie die gerösteten Mandeln aus der Pfanne und stellen Sie sie kurz zur Seite.
7. Geben Sie Kokosöl in die Pfanne und braten Sie den Lachs darin an. Nehmen Sie dann den Lachs aus der Pfanne und legen Sie ihn auf einen gewärmten Teller.
8. Geben Sie etwas Butter zusätzlich in die Pfanne schwenken Sie den Brokkoli kurz darin, schmecken Sie ihn mit Salz und Pfeffer ab, streuen Sie die gerösteten Mandelblättchen darüber und servieren Sie ihn mit dem Lachs und der Limettensauce.

Dr. Feil Info *Wildlachs enthält viele Omega 3-Fettsäuren, das bedeutet, Wildlachs fördert Ihre Erholung nach dem Training und verbessert Ihre Denkleistung. Achten Sie beim Kauf auf „Wildlachs" – bei Zuchtlachs werden Antibiotika eingesetzt.*

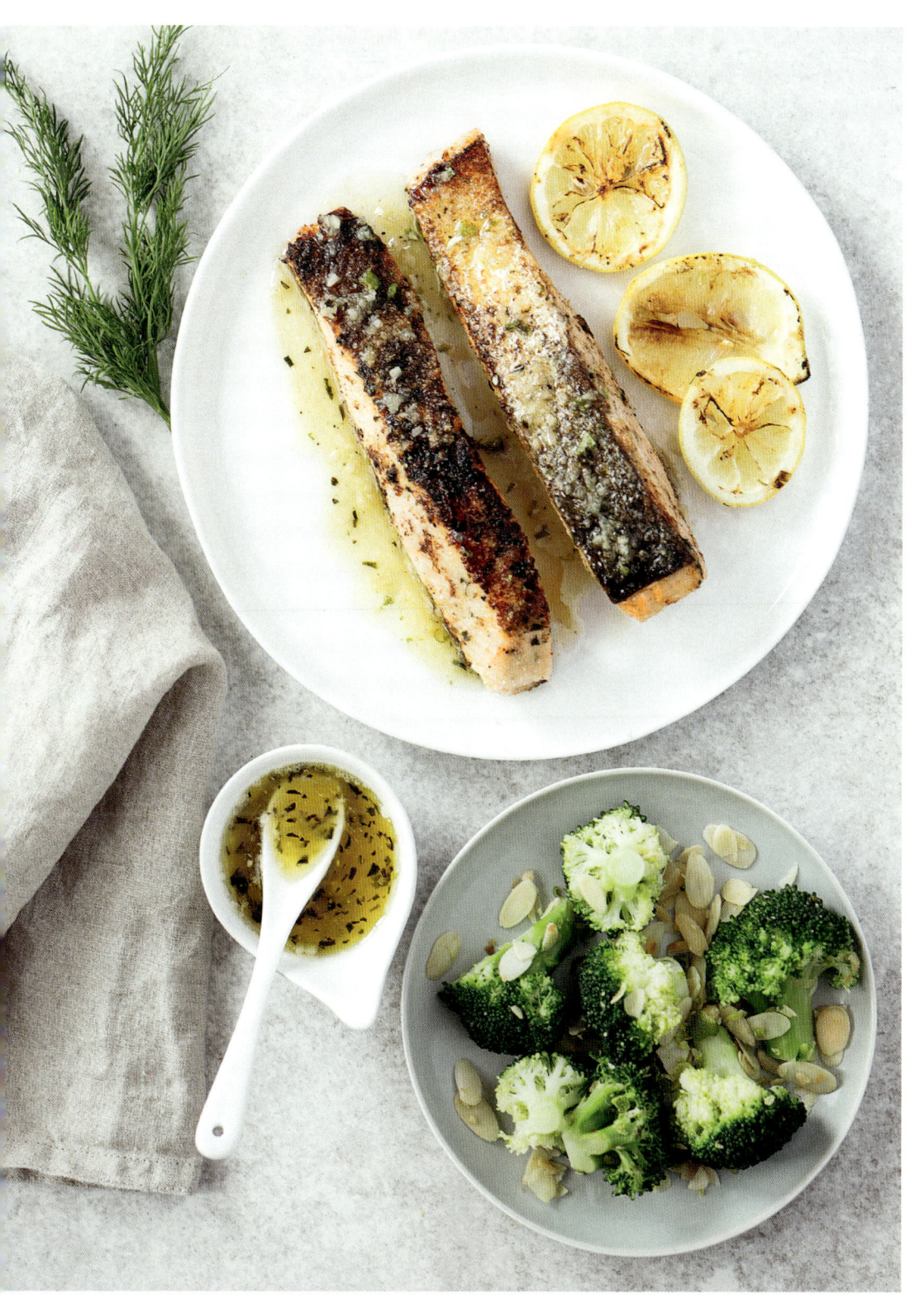

14te TRAININGS-WOCHE

	Einstieg	Geübt	Ambitioniert
DI	**Ruhiger Dauerlauf** ⚙ 10 × Mobi & Stabi ⚙ 30 min Laufen (75 %)	**Tempoläufe** ⚙ 10 × Mobi & Stabi ⚙ 10 min Laufen (70 %) ⚙ 4 × 2000 m in 13:00 min Laufen (80 %) mit 6 min Pause ⚙ 10 min Laufen (70 %)	**Tempoläufe** ⚙ 10 × Mobi & Stabi ⚙ 10 min Laufen (70 %) ⚙ 4 × 2000 m in 11:30 min Laufen (80 %) mit 6 min Pause ⚙ 10 min Laufen (70 %)
DO	**Ruhiger Dauerlauf** ⚙ 45 min Laufen (75 %)	**Ruhiger Dauerlauf** ⚙ 60 bis 65 min Laufen (75 %)	**Ruhiger Dauerlauf** ⚙ 60 bis 65 min Laufen (75 %)
SA	**HIIT-Trainingseinheit** ⚙ 10 × Mobi & Stabi ⚙ 5 min Gehen ⚙ 8 × Kniehebe-Tabata ⚙ 5 min Gehen	**HIIT-Trainingseinheit** ⚙ 10 × Mobi & Stabi ⚙ 5 min Einlaufen ⚙ 8 × Kniehebe-Tabata ⚙ 5 min Laufen	**HIIT-Trainingseinheit** ⚙ 10 × Mobi & Stabi ⚙ 5 min Einlaufen ⚙ 8 × Kniehebe-Tabata ⚙ 5 min Laufen
SO	**Langsamer langer Dauerlauf** ⚙ 10 × Mobi & Stabi ⚙ 55 min Laufen (70 %)	**Langsamer langer Dauerlauf** ⚙ 10 × Mobi & Stabi ⚙ 95 min Laufen (70 %) ⚙ 5 Steigerungsläufe über 80 m	**Langsamer langer Dauerlauf** ⚙ 10 × Mobi & Stabi ⚙ 100 min Laufen (70 %) ⚙ 5 Steigerungsläufe über 80 m

Keine Zeit – kein Bock – kein Problem!

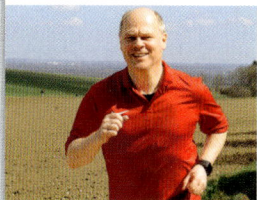

Diese Woche ist einfach nur anstrengend. Nein, nicht das Training, sondern die Arbeit und alles. Montag und Dienstag Abendtermine. Komme erst um 23 Uhr heim. Selbst beim Lesen im Bett fallen mir nach zwei Seiten die Augen zu. Das Buch wird nie ein Ende nehmen. Am Mittwoch verschlafe ich. Das kommt eigentlich so gut wie nie vor – also Training vor dem Büro gestrichen. Nach der Arbeit: Kein Bock, irgendetwas anderes zu tun, als mich tiefenentspannt mit einer Hopfenkaltschale vor die Glotze zu hocken. Am Donnerstag kommt die Austauschschülerin der Tochter aus Frankreich. Da will ich auch lieber mal in der Familie ein Schwätzchen halten. Am Freitag will ich frei haben – ich bin platt von dieser Woche, und das Wochenende haben wir schon mit Freunden verplant. Wenn ich da zwischendrin eine Runde mache, ziehe ich mir nur den Spott der ganzen Mannschaft zu.

Zupf – da geht er hin, der gute Trainingsplan! Gelaufene Kilometer diese Woche = 0. Mobi und Stabi = 0. Ich ärgere mich über die eigene Faulheit. Denn ich bin so ein Typ, der seine „To-do"-Listen gerne abhakt und der ein schlechtes Gewissen hat, wenn er hinterherhängt. Manchmal habe ich mich richtig in Verdacht, ich hätte mit meinem schön ausgerechneten „5-Jahres-Plan" zur Gesundheitssteigerung im Sozialismus Karriere machen können.

Dr. Feil:
So eine Woche hat jeder von uns mal.
Wenn Sie mal die eine oder andere Einheit auslassen (müssen), auch wenn es zwischendurch eine ganze Woche ist, ist das OK. Also: Reden Sie sich kein schlechtes Gewissen ein, sondern genießen Sie die Tage und starten Sie morgen wieder neu. Wir haben solche alltagsbedingten Trainingspausen im Plan eingerechnet: Jeder, der 75 % des Trainingsplanes schafft, wird sein Ziel erreichen.

Zucchini-Piperade (Spezial-Rührei) nach Dr. Feil

Für 2 Personen

2 kleine Zucchini (300 g)
1 rote Paprikaschote
80 g gekochter Schinken
130 g Rohmilch-Emmentaler
5 Eier
1 rote Zwiebel
1 Knoblauchzehe
1–2 frische kleine Peperoni
Paprika, Pfeffer
1 Bund frischer Schnittlauch
(Alternativ TK-Schnittlauch)
2 EL Butter

1. Würfeln Sie die Zwiebel, hacken Sie den Knoblauch fein und lassen Sie beides 5 Minuten stehen.
2. Waschen Sie die Zucchini und schneiden Sie sie in feine Scheiben.
3. Schneiden Sie die Paprikaschote und die Peperoni in kleine Stücke. Schneiden Sie den Schinken fein und reiben Sie den Käse. Schneiden Sie den Schnittlauch klein.
4. Verquirlen Sie die Eier und schmecken Sie sie mit Paprika, Salz und Pfeffer ab.
5. Dünsten Sie in einer Pfanne Zwiebel und Knoblauch mit Butter bei mittlerer Hitze an.
6. Geben Sie die Zucchini dazu, dünsten Sie sie kurz an, fügen Sie dann Paprika und die Peperoni ebenfalls dazu.
7. Jetzt den Schinken und den Käse dazugeben, alles gut mischen. Geben Sie zum Schluss das verquirlte Ei und die Kräuter dazu, rühren Sie alles um und lassen Sie die Masse stocken.

Dr. Feil Info *Zucchini stärken Ihr Bindegewebe durch ihren hohen Gehalt an Mangan und Vitamin C. Besonders hier sollten Sie Bioqualität bevorzugen, denn wenn die Zucchini auf natürlichem Boden gewachsen sind, enthalten sie viel Bor. Das unterstützt Ihre Erholung und stärkt Ihre Knochen.*

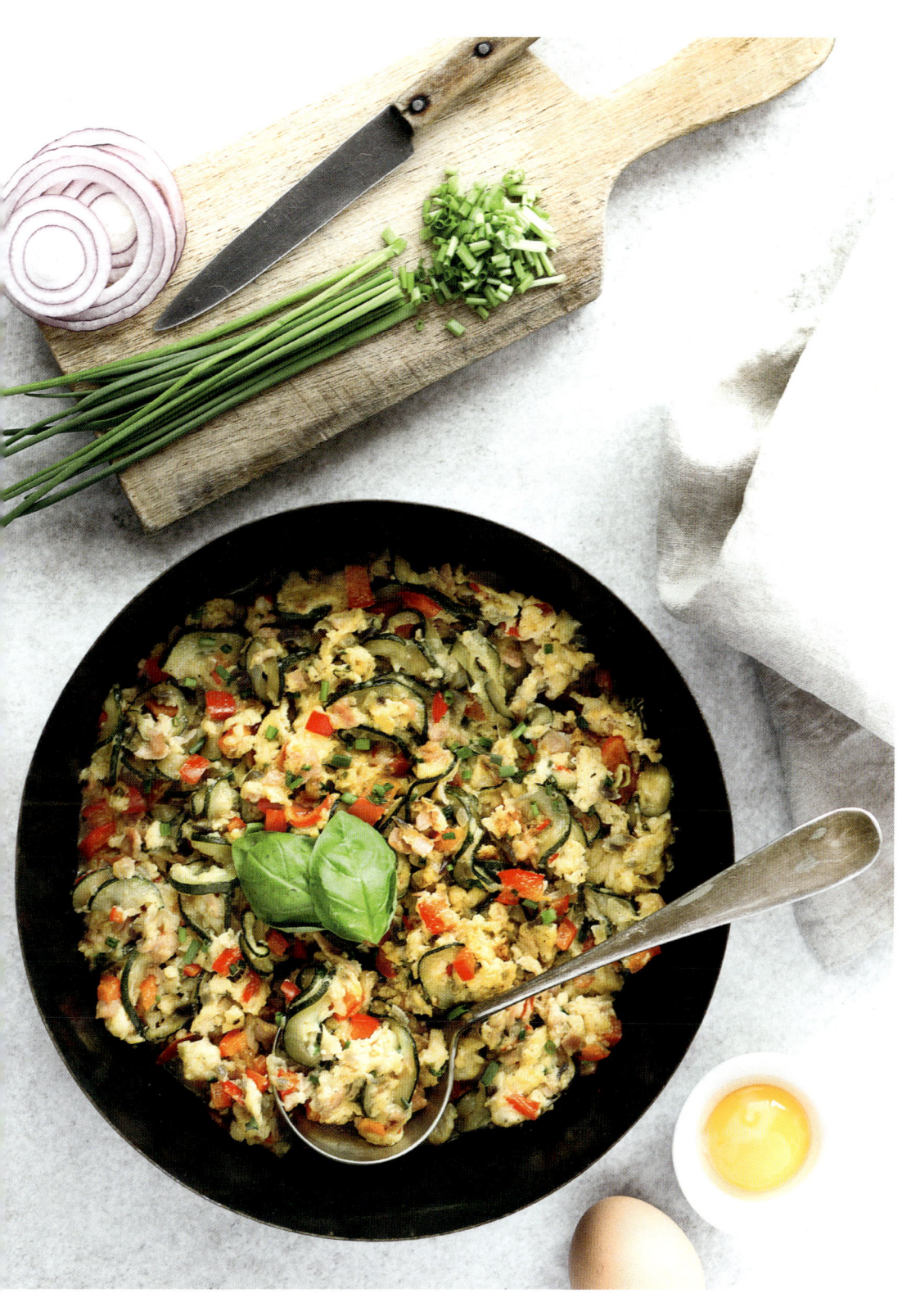

15te TRAININGS-WOCHE

	Einstieg	Geübt	Ambitioniert
DI	Ruhiger Dauerlauf ⚙ 10 × Mobi & Stabi ⚙ 35 min Laufen (75 %)	Tempodauerlauf ⚙ 10 × Mobi & Stabi ⚙ 10 min Laufen (70 %) ⚙ 30 min schnell (80 % = Tempo ca. 7:00 min/km) ⚙ 10 min Laufen (70 %)	Tempodauerlauf ⚙ 10 × Mobi & Stabi ⚙ 10 min Laufen (70 %) ⚙ 35 min schnell (80 % = Tempo ca. 6:00 min/km) ⚙ 10 min Laufen (70 %)
DO	Ruhiger Dauerlauf ⚙ 45 min Laufen (75 %)	Ruhiger Dauerlauf ⚙ 60 bis 65 min Laufen (75 %)	Ruhiger Dauerlauf ⚙ 60 bis 65 min Laufen (75 %)
SA	HIIT-Trainingseinheit ⚙ 10 × Mobi & Stabi ⚙ 5 min Gehen ⚙ 8 × Kniehebe-Tabata ⚙ 5 min Gehen	HIIT-Trainingseinheit ⚙ 10 × Mobi & Stabi ⚙ 5 min Einlaufen ⚙ 8 × Kniehebe-Tabata ⚙ 5 min Laufen	HIIT-Trainingseinheit ⚙ 10 × Mobi & Stabi ⚙ 5 min Einlaufen ⚙ 8 × Kniehebe-Tabata ⚙ 5 min Laufen
SO	Langsamer langer Dauerlauf ⚙ 10 × Mobi & Stabi ⚙ 60 min Laufen (70 %)	Langsamer langer Dauerlauf ⚙ 10 × Mobi & Stabi ⚙ 80 min Laufen (70 %) ⚙ 5 Steigerungsläufe über 80 m	Langsamer langer Dauerlauf ⚙ 10 × Mobi & Stabi ⚙ 80 min Laufen (70 %) ⚙ 5 Steigerungsläufe über 80 m

› Verdammte Blase

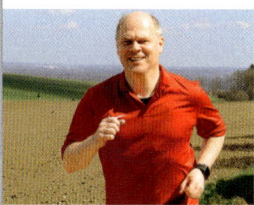

Die Schuhe passen. Sie sind eingelaufen. Sie sind gut ge-
schnürt. Und dennoch drückt und scheuert heute was. Zu
Hause angekommen, sehe ich, dass ich eine Blase habe. So
ein richtig fettes Ding an der Ferse. Das passiert mir nicht das
erste Mal. Ich habe mittlerweile das Gefühl, schon mehr Geld
für Blasenpflaster ausgegeben zu haben als für die Schuhe. So
ein Mist. Dabei hatte ich damit früher nie Probleme. Selbst beim
Bergwandern nicht. Ich dachte immer, ich sei dagegen immun. Denkste! Die Blase
tut nicht nur weh, sie zwingt mich auch zu einer unfreiwilligen Laufpause. Und das
kann ich ja schon gar nicht haben. Am liebsten würde ich das blöde Ding aufste-
chen, damit das Wasser raus kann. Doch meine Frau hält mich ab. Soll man nicht
machen. Würde nur noch schlimmer werden.
Ahh. Ärger!

Ganz auf das Training verzichten will ich aber auch nicht. Mobi und Stabi mache ich
barfuß. Dann halt Tabata statt laufen. Ebenfalls barfuß. Geht auch! Das gleiche mache ich zwei Tage später nochmal. Die Woche ist einigermaßen gerettet.
Vor langen Trainingseinheiten reibe ich mittlerweile meine Füße mit Vaseline ein.
Und meine persönliche Problemferse am rechten Fuß tape ich jetzt schon *vor* längeren Läufen ab. Mit Blasenpflaster oder einfach weißem Tape. Bei mir hilft es.

Dr. Feil:
*Auch wenn Sie den Drang verspüren, eine Blase aufzustechen, lassen Sie es blei-
ben. Denn wenn die Wunde zu ist, kann sie von innen heraus heilen. Und es kommt
kein Schmutz hinein, damit sinkt die Entzündungsgefahr. Wenn die Blase allerdings
beim Laufen schon aufgegangen ist, dann spülen Sie sie am besten täglich mit
Seifenwasser gut aus. Einfach 10 Minuten den Fuß in ein Seifenbad stellen. Auch
Blasenpflaster mit Gelpolsterung lindern den Schmerz. Tragen Sie das Pflaster so
lange, bis es von alleine abgeht.*

Mangold mediterran mit Spiegelei

Für 2 Personen

700 g Mangold
1 rote Zwiebel
20 g Butterschmalz
1 Knoblauchzehe
50 g Aprikosen getrocknet
4 Eier
½ Zitrone
1 Prise Salz
1 Schuss Weißwein
25 g Walnüsse

Tipp Wer eine Pfanne sparen will (ich spüle auch nicht so gerne), der kann alternativ die Eier in den Mangold geben (kleine Buchten formen) und mit geschlossenem Deckel 5 Minuten garen lassen.

1. Schneiden Sie die Zwiebel in feine Ringe, hacken Sie die Knoblauchzehe und lassen Sie beides 5 Minuten stehen.
2. Waschen Sie den Mangold und schneiden Sie die Stiele aus den Blättern heraus. Schneiden Sie die Blätter in grobe Streifen, würfeln Sie die Stiele fein.
3. Erhitzen Sie Butterschmalz in einer großen Pfanne, dünsten Sie die Zwiebel und den Knoblauch darin glasig, fügen Sie die klein gewürfelten Stiele hinzu und lassen Sie sie etwa 10 Minuten dünsten.
4. Hacken Sie in der Zwischenzeit die Walnüsse grob, rösten Sie sie in einer Pfanne an und stellen Sie sie beiseite.
5. Würfeln Sie die getrockneten Aprikosen, geben Sie sie gemeinsam mit den Mangoldblättern zu den Mangoldstielen und garen Sie alles für weitere 2 Minuten.
6. Mit Weißwein ablöschen, mit Zitronensaft, Pfeffer und Salz abschmecken.
7. Erhitzen Sie in einer extra Pfanne etwas Butter und braten Sie die Spiegeleier darin.
8. Bestreuen Sie vor dem Servieren den Mangold mit den Walnüssen.

Dr. Feil Info *Mangold enthält viel Kalium und gilt als Heilpflanze bei Nervosität, Bronchitis und Darmträgheit.*

160

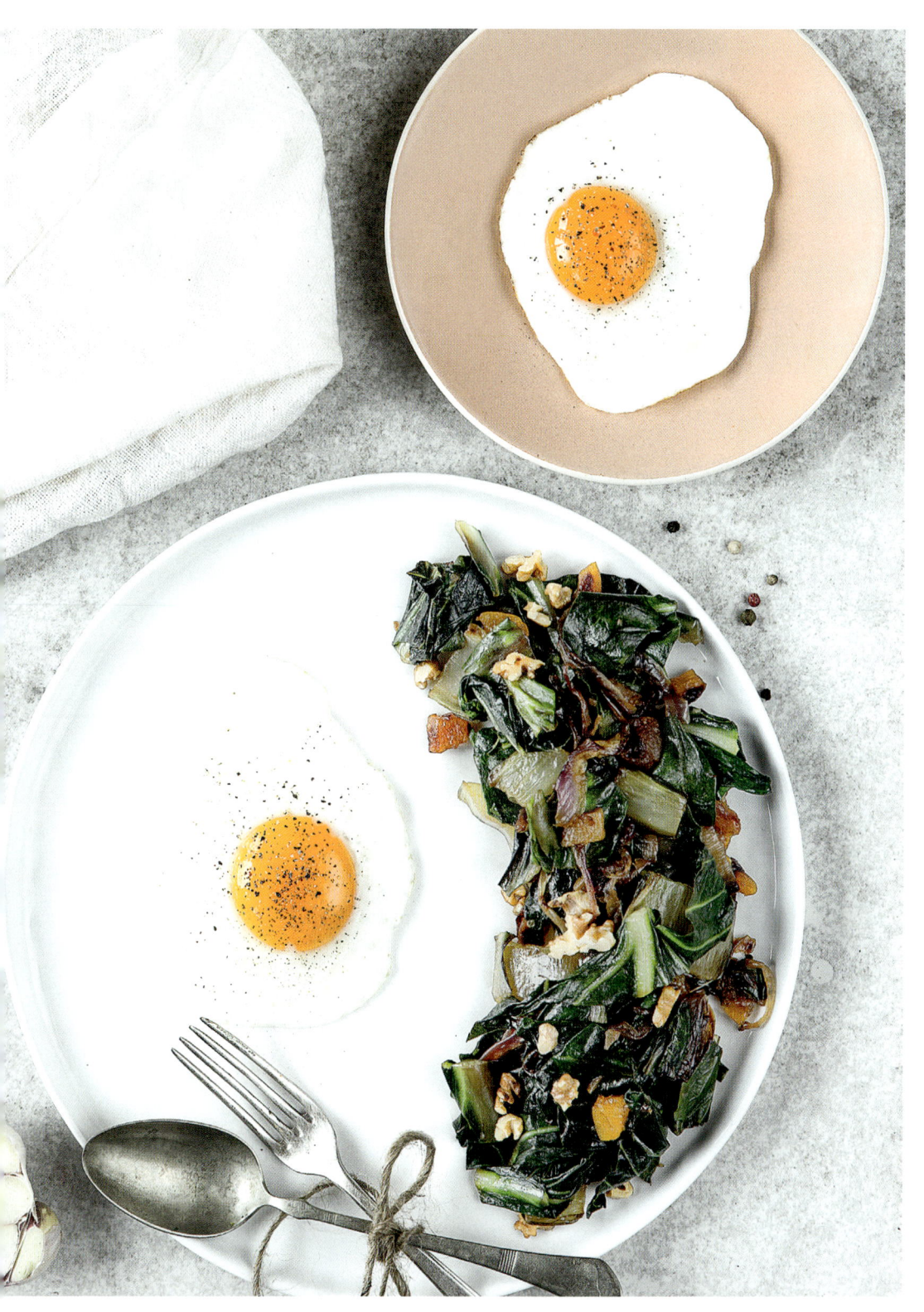

16te

TRAININGS-WOCHE

	Einstieg	Geübt	Ambitioniert
DI	**Ruhiger Dauerlauf** ⚙ 10 × Mobi & Stabi ⚙ 35 min Laufen (75 %)	**Tempoläufe** ⚙ 10 × Mobi & Stabi ⚙ 10 min Laufen (70 %) ⚙ 5 × 1000 m in 6:00 min Laufen (85 %) mit 400 m Trabpause ⚙ 10 min Laufen (70 %)	**Tempoläufe** ⚙ 10 × Mobi & Stabi ⚙ 10 min Laufen (70 %) ⚙ 5 × 1000 m in 5:30 min Laufen (85 %) mit 400 m Trabpause ⚙ 10 min Laufen (70 %)
DO	**Ruhiger Dauerlauf** ⚙ 45 min Laufen (75 %)	**Ruhiger Dauerlauf** ⚙ 60 bis 65 min Laufen (75 %)	**Ruhiger Dauerlauf** ⚙ 60 bis 65 min Laufen (75 %)
SA	**HIIT-Trainingseinheit** ⚙ 10 × Mobi & Stabi ⚙ 5 min Gehen ⚙ 8 × Kniehebe-Tabata ⚙ 5 min Gehen	**HIIT-Trainingseinheit** ⚙ 10 × Mobi & Stabi ⚙ 5 min Laufen ⚙ 8 × Kniehebe-Tabata ⚙ 5 min Laufen	**HIIT-Trainingseinheit** ⚙ 10 × Mobi & Stabi ⚙ 5 min Laufen ⚙ 8 × Kniehebe-Tabata ⚙ 5 min Laufen
SO	**Langsamer langer Dauerlauf** ⚙ 10 × Mobi & Stabi ⚙ 70 min Laufen (70 %)	**Langsamer langer Dauerlauf** ⚙ 10 × Mobi & Stabi ⚙ 95 min Laufen (70 %) ⚙ 5 Steigerungsläufe über 80 m	**Langsamer langer Dauerlauf** ⚙ 10 × Mobi & Stabi ⚙ 100 min Laufen (70 %) ⚙ 5 Steigerungsläufe über 80 m

Die Renaissance der Trimm-Dich-Pfade

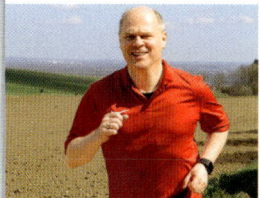

Diese Woche Dienstreise. Kein Grund, mit dem Training aufzuhören. Schuhe und eine kurze Hose passen immer ins Gepäck. Also abends raus aus dem Hotel und rein in den Wald. Dann die große Überraschung: Ich glaub es ja kaum. Es gibt sie noch, die guten alten Trimm-Dich-Pfade. Die kenn ich noch aus Kindertagen.

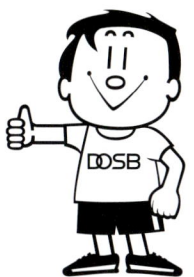

Sogar „Trimmy", der lachende Läufer prangt noch – oder wahrscheinlich wieder – auf dem Aushängeschild. Trimm-Dich-Pfade Anfang sind der 70er Jahre in ganz (West-)Deutschland entstanden. In nahezu jedem Stadtwald wurde seinerzeit ein Parcour errichtet. Hintergrund war die Zunahme von Kreislauferkrankungen in der Bevölkerung. Das Wirtschaftswunder hatte uns Deutsche fett gemacht. Die Wohlstandsgesellschaft bewegte sich zu wenig. Sportliche Betätigung sollte den Anstieg von Herzinfarkten verringern. Die Pfade bestanden aus 12 bis 20 Stationen mit einfachen Fitnessgeräten: Recks für Klimmzüge, Baumstämme, über die es zu balancieren galt, oder Holzpfeiler für Bocksprünge. Oft bestand die Station auch nur aus einer Tafel, auf der Hüftkreisen oder Dehnübungen erläutert wurden. Hier scheint alles noch so wie früher. Wow – eine Zeitreise in die Jahre, wo der Wald das einzige Fitnesscenter war. Da mach ich mit. Das wird spaßig!

Dr. Feil:

Ein Trimm-Dich-Pfad ist wie ein Zirkeltraining an der frischen Luft. Es werden nahezu alle Muskelgruppen trainiert, und das ist super. Es geht um Kraft, Beweglichkeit und Stabilität. Ist also genauso ausgerichtet wie unser Training. Die kurzen Unterbrechungen stören nicht, da wir unser Herzkreislauf-System durch andere muskuläre Belastungen genauso aktiviert halten.

Falls Sie nach einem Pfad in Ihrer Wohnortnähe suchen, schauen Sie mal im Internet unter www.trimm-dich-pfad.com. Auf dieser Homepage sind jede Menge Standorte von fast schon vergessenen und neu entstandenen Parcours aufgelistet. Ebenso bieten manche Fitnesscenter Outdoortraining an: Hier geht es ins Freie, und der Trainer streut verschiedene Übungen in das Lauftraining ein.

163

Tomaten-Gazpacho mit Käseplatte

Für 2 Personen

½ kleine Zwiebel
1 grüne Paprikaschote
½ Gurke
1000 ml passierte Tomaten
1 Knoblauchzehe
1 TL Speiseleinöl
1 TL Meerrettich
20 g Mandelmehl
1 TL Hanfsamen
20 g frische Kräuter
10 g Ingwerwurzel
Kräutersalz
Pfeffer aus der Mühle
Kurkuma
Chilipulver
Pro Person 50–150 g Roh-
milchkäse, je nach Hunger

Tipp Hier passt auch optimal das selbst gemachte
Knäckebrot Deluxe dazu.

1. Schälen Sie die Zwiebel, schneiden Sie sie grob und lassen Sie sie 5 Minuten stehen.
2. Waschen Sie das Gemüse und schneiden Sie alles grob.
   Zerkleinern Sie es mit den restlichen Zutaten mit einem
   Pürierstab.
3. Stellen Sie die Gazpacho bis zum Servieren in den Kühlschrank.
4. Richten Sie eine leckere Rohmilchkäseplatte an und servieren Sie diese zur Gazpacho.

Dr. Feil Info *Zwiebeln, Knoblauch und Ingwer schützen vor Thrombosen, da sie leicht hemmend auf die Blutge- rinnung wirken. Sie sind somit die natürliche Alternative zu Aspirin, aber ohne Nebenwirkungen. Verantwortlich für diese gesundheitsfördernde Wirkung ist der hohe Adeno- singehalt von Zwiebeln und Knoblauch. Auch der Ingwer wirkt blutverdünnend; hier ist der Wirkstoff Gingerol dafür verantwortlich.*

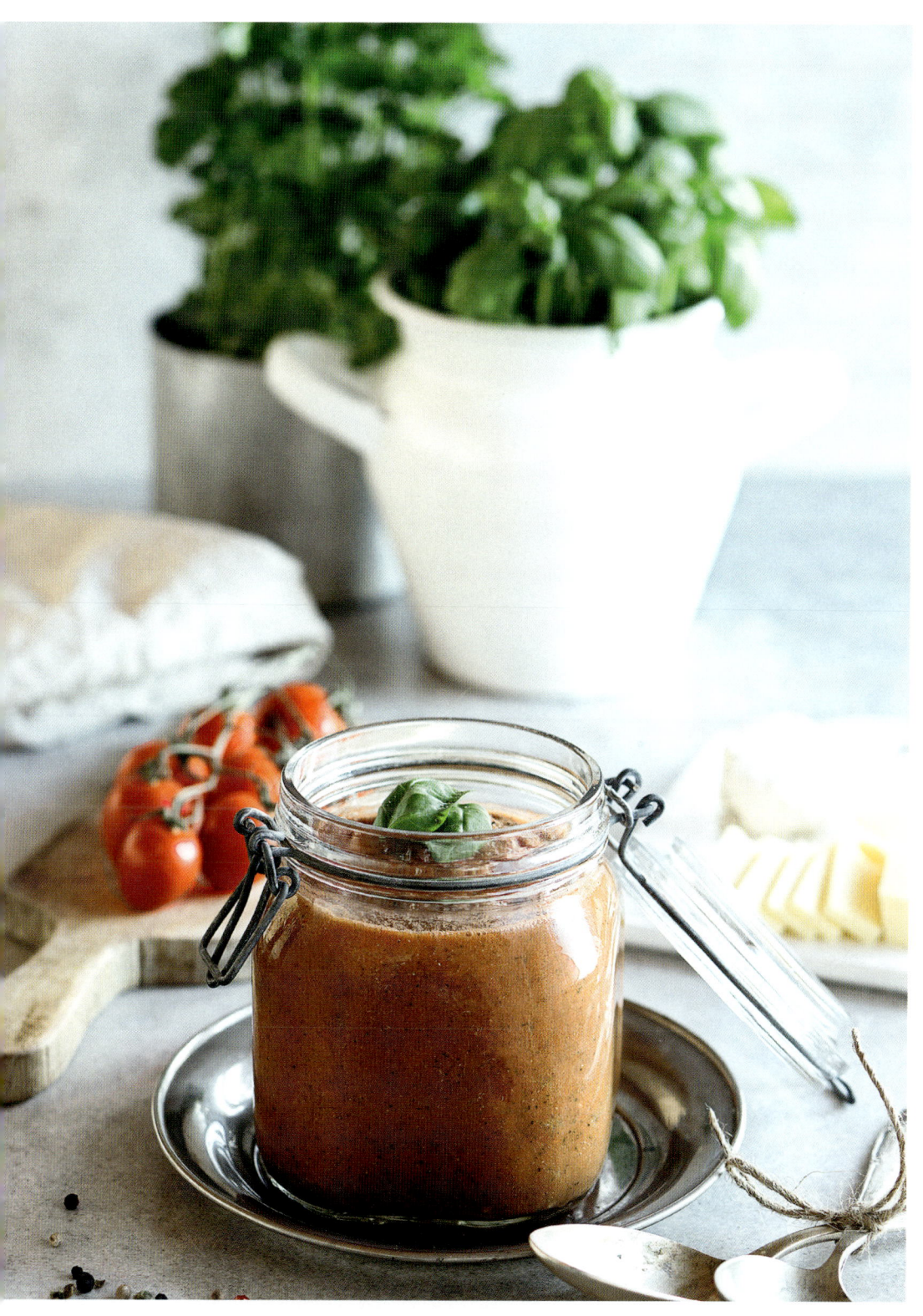

17te

TRAININGS-WOCHE

	Einstieg	Geübt	Ambitioniert
DI	**Ruhiger Dauerlauf** ⚙ 10 × Mobi & Stabi ⚙ 35 min Laufen (75 %)	**Tempoläufe** ⚙ 10 × Mobi & Stabi ⚙ 10 min Laufen (70 %) ⚙ 4 × 2000 m in 12:50 min Laufen (85 %) mit je 6 min Pause ⚙ 10 min Laufen (70 %)	**Tempoläufe** ⚙ 10 × Mobi & Stabi ⚙ 10 min Laufen (70 %) ⚙ 4 × 2000 m in 11:25 min Laufen (85 %) mit je 6 min Pause ⚙ 10 min Laufen (70 %)
DO	**Ruhiger Dauerlauf** ⚙ 50 min Laufen (75 %)	**Ruhiger Dauerlauf** ⚙ 60 bis 65 min Laufen (75 %)	**Ruhiger Dauerlauf** ⚙ 60 bis 65 min Laufen (75 %)
SA	**HIIT-Trainingseinheit** ⚙ 10 × Mobi & Stabi ⚙ 5 min Gehen ⚙ 8 × Kniehebe-Tabata ⚙ 5 min Gehen	**HIIT-Trainingseinheit** ⚙ 10 × Mobi & Stabi ⚙ 5 min Einlaufen ⚙ 8 × Kniehebe-Tabata ⚙ 5 min Laufen	**HIIT-Trainingseinheit** ⚙ 10 × Mobi & Stabi ⚙ 5 min Einlaufen ⚙ 8 × Kniehebe-Tabata ⚙ 5 min Laufen
SO	**Langsamer langer Dauerlauf** ⚙ 10 × Mobi & Stabi ⚙ 75 min Laufen (70 %)	**Langsamer langer Dauerlauf** ⚙ 10 × Mobi & Stabi ⚙ 100 min Laufen (70 %) ⚙ 5 Steigerungsläufe über 80 m	**Langsamer langer Dauerlauf** ⚙ 10 × Mobi & Stabi ⚙ 100 min Laufen (70 %) ⚙ 5 Steigerungsläufe über 80 m

Training in ungeahnte Höhen

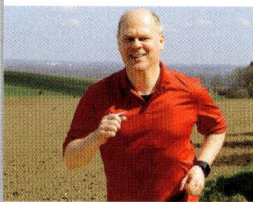

Endlich Urlaub. Zwei Wochen mit der Familie in die Alpen. Die Laufschuhe sind dabei. Morgens, als die anderen noch schlafen, breche ich auf. Herrliche Bergluft, die gesamte Zeit die Gipfel der Tiroler Bergketten über Serfaus und Fiss im Blick. Ein Traum. Nur irgendwie läuft es nicht so rund. Ich hatte doch in den Vorwochen gut trainiert, warum bin ich jetzt schon so schnell so am Hecheln? Ein Blick auf die Pulsuhr bestätigt: Mein Gefühl täuscht mich nicht. Der Puls liegt schon nach einem Kilometer bei über 85 Prozent. Das kann doch nicht sein! Oh doch. Und ist auch gar nicht so ungewöhnlich. Denn was ich nicht beachtet hatte: Wir sind auf rund 1.500 Metern Höhe. In der Höhe wird die Luft dünner. Vor allem für einen Flachlandtiroler wie mich, der das nicht gewohnt ist. Und vom Blick auf die Berge bin ich so fasziniert, dass ich gar nicht so recht wahrgenommen habe, dass es ständig bergauf und bergab geht. Fast 200 Höhenmeter binnen einer Stunde. Kein Wunder also, dass mein Körper sich auf diese neuen Herausforderungen erst einstellen muss.

Übrigens: Nach zwei Wochen hatte sich mein Körper weitestgehend an die neue Umgebung gewöhnt. Es lief sich wieder wie zu Hause. Ironie des Schicksals: Genau dahin musste ich alsdann auch zurück. Denn der Urlaub war leider schon wieder vorbei ...

Dr. Feil:
In der Höhe muss Ihr Herz stärker schlagen, da der Luftdruck geringer ist und so weniger Sauerstoff in Lunge und Körper kommt. Die Folge: Ihre Herzfrequenz ist höher als normal. Denken Sie daran, dass Sie sich im Urlaub nicht zum Sklaven Ihres Trainingsprogramms machen. Wenn die örtlichen Gegebenheiten ein entspanntes Laufen nicht zulassen, machen Sie stattdessen dreimal pro Woche das Mobilisierungs- und Stabilisierungsprogramm und mindestens einmal das Tabata-Training.

Bohnensalat mit Zwiebeln

Für 2 Personen

500 g Bohnen und Bohnenkraut

Für die Salatsauce

1 Knoblauchzehe
1 kleine Zwiebel
1 TL Senf
½ TL Meerrettich
Pfeffer aus der Mühle
3–4 EL Olivenöl
1 Teelöffel Quittenmarmelade oder Honig
2–3 EL Kräuteressig
Frischer Schnittlauch, Ananassalbei oder Minze

1. Waschen Sie die Bohnen und entfernen Sie die Enden. Schneiden Sie die Bohnen in etwa 2 cm große Stücke.
2. Dämpfen Sie die Bohnen ca. 15 min in einem Dampftopf.
3. Schälen und zerkleinern Sie Zwiebeln und Knoblauch und lassen Sie beides mindestens 5 min stehen.
4. Hacken Sie Schnittlauch und Ananassalbei oder Minze klein.
5. Mischen Sie alle Zutaten für die Salatsauce zusammen.
6. Vermischen Sie die lauwarmen Bohnen mit der Sauce.

Dr. Feil Info *Bohnen enthalten viel Vitamin C und Mangan und kräftigen dadurch Ihr Bindegewebe. Ebenso verbessern Bohnen die Laune durch ihren hohen Tryptophangehalt. Senf enthält schwefelhaltige Senfölglycoside und wirkt so gegen Heiserkeit und Bronchitis.*

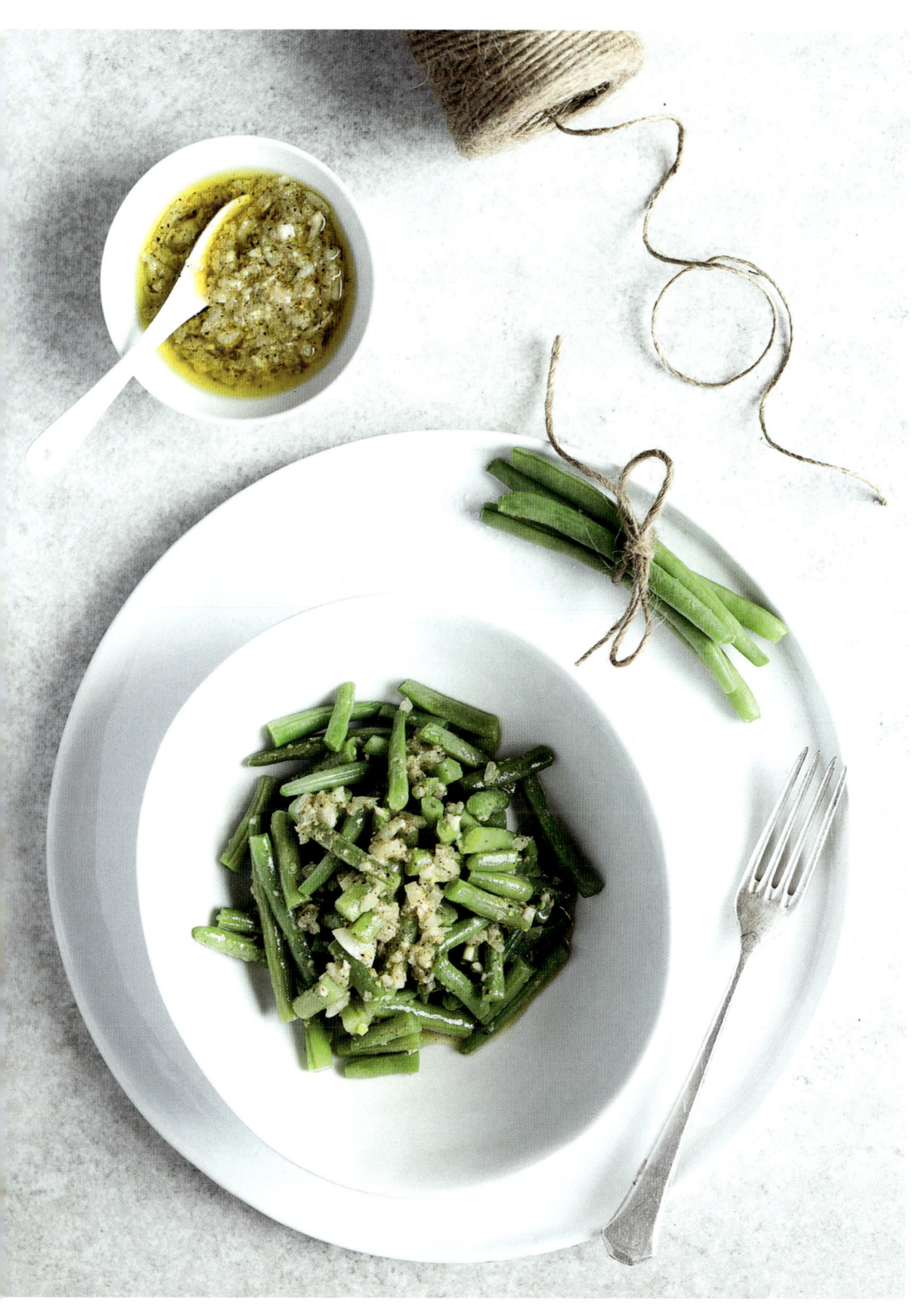

18te TRAININGS-WOCHE

	Einstieg	Geübt	Ambitioniert
DI	**Ruhiger Dauerlauf** ⚙ 10 × Mobi & Stabi ⚙ 40 min Laufen (75 %)	**Tempodauerlauf** ⚙ 10 × Mobi & Stabi ⚙ 10 min Laufen (70 %) ⚙ 40 min schnell (80 % = Tempo ca. 6:50 min/km) ⚙ 10 min Laufen (70 %)	**Tempodauerlauf** ⚙ 10 × Mobi & Stabi ⚙ 10 min Laufen (70 %) ⚙ 40 min schnell (80 % = Tempo ca. 6:10 min/km) ⚙ 10 min Laufen (70 %)
DO	**Ruhiger Dauerlauf** ⚙ 50 min Laufen (75 %)	**Ruhiger Dauerlauf** ⚙ 60 bis 65 min Laufen (75 %)	**Ruhiger Dauerlauf** ⚙ 60 bis 65 min Laufen (75 %)
SA	**HIIT-Trainingseinheit** ⚙ 10 × Mobi & Stabi ⚙ 5 min Gehen ⚙ 8 × Kniehebe-Tabata ⚙ 5 min Gehen	**HIIT-Trainingseinheit** ⚙ 10 × Mobi & Stabi ⚙ 5 min Einlaufen ⚙ 8 × Kniehebe-Tabata ⚙ 5 min Laufen	**HIIT-Trainingseinheit** ⚙ 10 × Mobi & Stabi ⚙ 5 min Einlaufen ⚙ 8 × Kniehebe-Tabata ⚙ 5 min Laufen
SO	**Langsamer langer Dauerlauf** ⚙ 10 × Mobi & Stabi ⚙ 80 min Laufen (70 %)	**Langsamer langer Dauerlauf** ⚙ 10 × Mobi & Stabi ⚙ 105 min Laufen (70 %) ⚙ 5 Steigerungsläufe über 80 m	**Langsamer langer Dauerlauf** ⚙ 10 × Mobi & Stabi ⚙ 110 min Laufen (70 %) ⚙ 5 Steigerungsläufe über 80 m

❯ Die Heimat neu kennenlernen

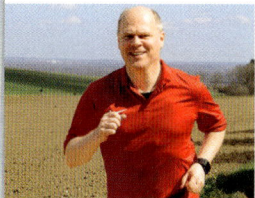

Direkt neben meinem Wohnhaus liegt ein Feld. Dort steht auch ein Grenzstein. Er trennt Baden-Württemberg von Bayern. Seit zehn Jahren wohne ich dort und bin den Kiesweg, der weiter nach Bayern und in einen Wald führt, immer nur in eine Richtung gegangen. Jetzt, nachdem ich mit dem Laufen angefangen habe, beginne ich, meine unmittelbare Heimat neu zu entdecken. Schon interessant, da gibt es ein verzweigtes Netz von Feld- und Waldwegen, die mich immer wieder zu Stellen führen, die gar nicht so weit von zu Hause weg sind und wo ich doch noch nie war.

Sie sind nicht allein

Der Wald ist voller Gleichgesinnter. Sie laufen alleine, in Kleingruppen oder auch mit ihren Hunden. Und wir Menschen scheinen Gewohnheitstiere zu sein, denn ich sehe immer zur gleichen Zeit die gleichen Menschen. Ich überlege mir heute, wen ich als nächstes und an welchem Ort sehen werde – und lächle in mich hinein. Ich kann vorhersagen, wen ich bald treffen werde.

Der Wald wird kleiner

Worauf ich zuvor nie geachtet habe: Die Vegetation. Ich erlebe die Jahreszeiten neu. Es sind die Farben der Felder, die Blätter am Baum und das Licht, das zwischen den Bäumen in den Wald blinzelt. Ich habe heute das Gefühl, dass der Wald kleiner wird. Denn ich kenne hier nun langsam jeden Strauch. Also probiere ich Neues aus, biege mal nach rechts, mal nach links ab und schaue, wo ich rauskomme. Wenn ich hier links abbiege, könnte ich noch einen Schlenker machen, der mich auch zurückführt, schießt es mir durch den Kopf.

Abwechslung als Methode

Und schwupps, werden aus den geplanten 55 Minuten Dauerlauf 70. Denn aus dem kleinen Schlenker wird schnell ein großer Umweg. Aber das macht nichts. Denn die neue Umgebung ist interessant, lenkt ab und ich laufe einfach weiter, ohne groß darüber nachzudenken. Das kann ich auch bewusst als Methode nutzen, um mich an längere Einheiten zu gewöhnen. Gleichzeitig macht für mich die Abwechslung das Training interessanter. Ich freue mich über meine neue Heimat.

Brokkoli-Blumenkohl-Bohnen-Gemüse mit Hühnchen und Pesto

Für 4 Personen

1 kleiner Brokkoli
1 kleiner Blumenkohl
250 g Stangenbohnen
600 g Bio-Hühnchenbrust
Saft ½ Zitrone

Pesto

250 g Bärlauch
oder Basilikum
50 g Olivenöl
5 g Salz
50–70 g Walnüsse oder
Pinienkerne
100 g Parmesan
(in groben Stücken)
Optional: 4 Zehen Knoblauch
(nur für Basilikum)
Pfeffer

1. Waschen und putzen Sie das Gemüse, teilen Sie den Brokkoli und den Blumenkohl in Röschen und dämpfen Sie das Gemüse in einem Dampftopf bissfest.
2. Schneiden Sie die Hühnchenbrust in feine Scheiben, salzen und pfeffern Sie das Fleisch und braten Sie es dann mit etwas Butterschmalz an. Mit etwas Zitronensaft ablöschen.
3. Geben Sie alle Zutaten für das Pesto in einen Mixer und vermischen Sie sie zu einer homogenen Masse. Falls Sie Knoblauch verwenden wollen, schälen Sie ihn, zerkleinern Sie ihn grob und lassen Sie ihn vor der Weiterverarbeitung 5 Minuten stehen.
4. Servieren Sie das Gemüse mit dem Pesto und dem Hühnchen.

Dr. Feil Info *Walnusskerne oder Pinienkerne entgiften den Darm, da sie die Produktion von Entgiftungsenzymen fördern und so krebserzeugende Stoffe im Darm reduzieren. Falls Sie Nüsse generell nicht gut vertragen, rösten Sie sie vorher in einer Pfanne kurz an.*

172

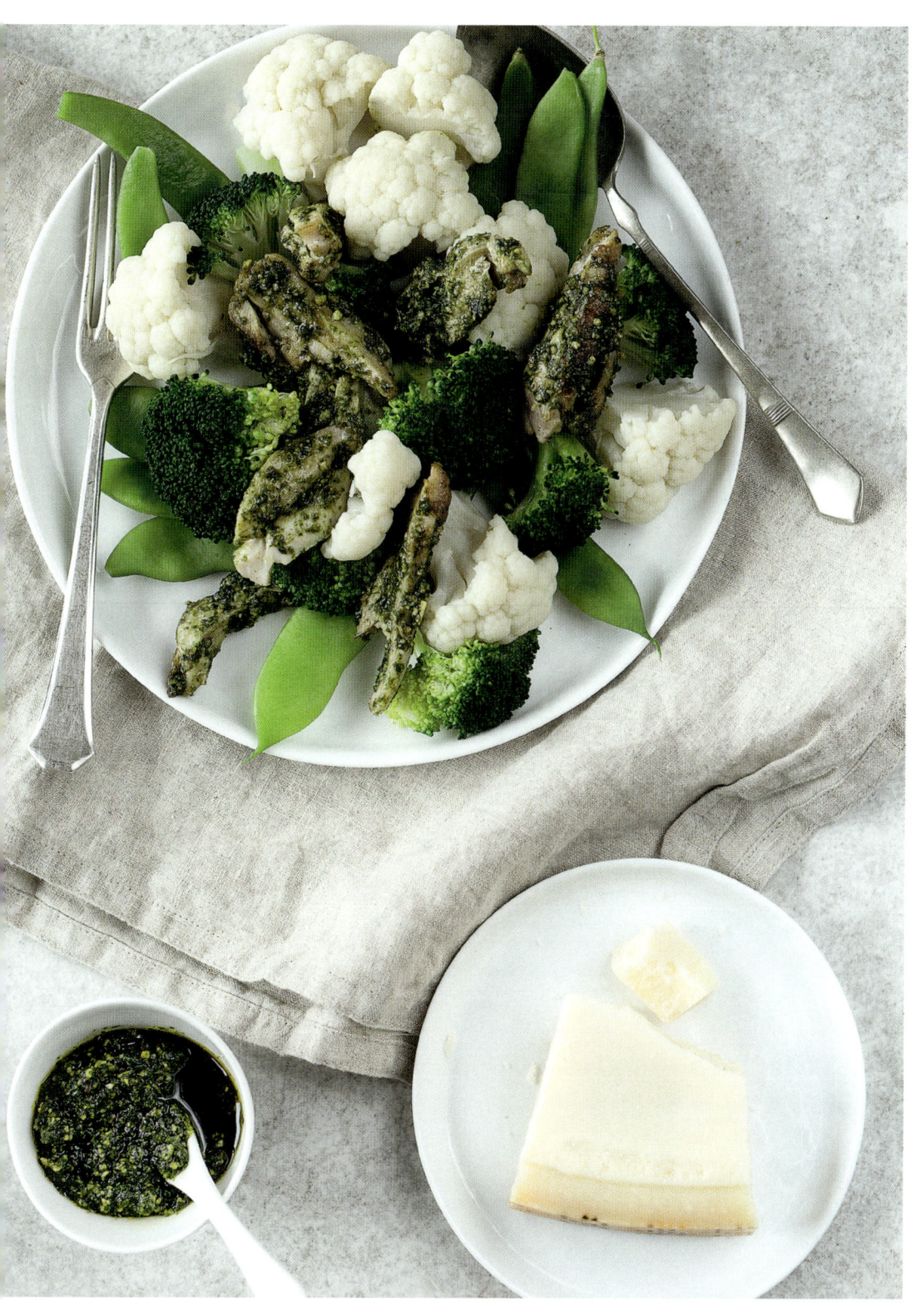

19te

TRAININGS-WOCHE

	Einstieg	Geübt	Ambitioniert
DI	Ruhiger Dauerlauf ✿ 10 × Mobi & Stabi ✿ 40 min Laufen (75 %)	Tempoläufe ✿ 10 × Mobi & Stabi ✿ 10 min Laufen (70 %) ✿ 7 × 3 min schnell (85 %) mit je 4 min Trabpause ✿ 10 min Laufen (70 %)	Tempoläufe ✿ 10 × Mobi & Stabi ✿ 10 min Laufen (70 %) ✿ 7 × 3 min schnell (85 %) mit je 4 min Trabpause ✿ 10 min Laufen (70 %)
DO	Ruhiger Dauerlauf ✿ 55 min Laufen (75 %)	Ruhiger Dauerlauf ✿ 60 bis 65 min Laufen (75 %)	Ruhiger Dauerlauf ✿ 60 bis 65 min Laufen (75 %)
SA	HIIT-Trainingseinheit ✿ 10 × Mobi & Stabi ✿ 5 min Gehen ✿ 8 × Kniehebe-Tabata ✿ 5 min Gehen	HIIT-Trainingseinheit ✿ 10 × Mobi & Stabi ✿ 5 min Einlaufen ✿ 8 × Kniehebe-Tabata ✿ 5 min Laufen	HIIT-Trainingseinheit ✿ 10 × Mobi & Stabi ✿ 5 min Einlaufen ✿ 8 × Kniehebe-Tabata ✿ 5 min Laufen
SO	Langsamer langer Dauerlauf ✿ 10 × Mobi & Stabi ✿ 85 min Laufen (70 %)	Langsamer langer Dauerlauf ✿ 10 × Mobi & Stabi ✿ 85 min Laufen (70 %) ✿ 5 Steigerungsläufe über 80 m	Langsamer langer Dauerlauf ✿ 10 × Mobi & Stabi ✿ 90 min Laufen (70 %) ✿ 5 Steigerungsläufe über 80 m

Oh nein: Grippe!

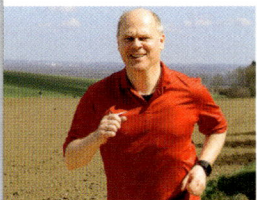

Als ich heute aufwache, kratzt es im Hals. Nicht ich, die Nase läuft. Außerdem dröhnt der Kopf. Macht nichts, denke ich. Aufstehen – Kaffee trinken, verkürzte Mobi und Stabi im Wohnzimmer und raus. Mein Körper wird mit dem Kaffee und der Bewegung das Ganze schon durchreißen. Denke ich – *mein Körper* denkt anders. Schwer schleppe ich mich durch den Lauf – etwas benebelt, als hätte ich zu viel getrunken. Zu Hause angekommen, schnell unter die Dusche. Ich merke, dass mein Körper mir diese Trainingseinheit übel nimmt. Ich fahre zur Arbeit – spüre dort, wie ich Fieber bekomme und muss wieder nach Hause. Auf direktem Weg lege ich mich ins Bett. 38,6 Grad Fieber. Hätte ich doch besser das Training ausgelassen und stattdessen hochdosiert Zink genommen, wie es der Doc immer empfiehlt.

Dr. Feil:
Bei Fieber – Trainingsstopp sofort!
Wenn Sie krank sind, hören Sie sofort mit dem Training auf. Laufen Sie nicht mit Husten und schon gar nicht mit Fieber. Laufen Sie auch nicht, wenn Sie das Fieber mit Medikamenten gesenkt haben. Ihr Körper braucht jetzt all seine Kräfte, um die Krankheit zu bekämpfen. Da dürfen Sie ihn nicht zusätzlich mit Trainingsanstrengungen überfordern. Und die Erkältung können Sie weder ausschwitzen noch wegtrainieren.

Trainingsplan nicht aufholen
Schonen Sie sich und geben Sie Ihrem Körper die Zeit, die er braucht, um wieder zu Kräften zu kommen. Sonst riskieren Sie eine Entzündung Ihres Herzmuskels, die tödlich verlaufen kann. Nach Fieber sollten Sie drei Tage fieberfrei sein, bevor Sie wieder mit dem Lauftraining anfangen. Machen Sie sich auch keine Gedanken wegen des Trainingsplans. Das passt schon. Versuchen Sie auch nach der Gesundung nicht, Versäumtes nachzutrainieren. Beginnen Sie mit einer Einheit aus der Vorwoche vor der Erkrankung. Machen Sie dann im Trainingsplan weiter und überspringen die eine oder andere Einheit, bis Sie wieder aufgeschlossen haben.

Gefüllte Gewürzpfannkuchen mit Shrimps und Schinken

Für 2 Personen

Pfannkuchen
100 g Emmermehl
50 g Mandelmehl
3 Eier
200 ml Milch
3 TL Kurkuma
¼ TL Salz
Pfeffer
100 g Shrimps
60 g Speck oder
geräucherter Schinken
50 g Frühlingszwiebeln
(2 Stück)
Zum Ausbacken: Butter

Füllung
200 g Rucola, Sprossen,
Salatblätter

Tipp Auch ein Löffel
Schmand oder Joghurt passt
noch sehr lecker in den
Pfannkuchen.

1. Schneiden Sie zunächst die Frühlingszwiebeln, die Shrimps und den Speck in sehr kleine Würfelchen und stellen Sie diese zur Seite.
2. Bereiten Sie aus Mehl, Eiern, Milch und Gewürzen einen Pfannkuchenteig. Wenn der Teig zu fest ist, geben Sie noch etwas Wasser oder Milch hinzu.
3. Geben Sie zum Schluss Zwiebeln, Shrimps und den geräucherten Schinken in den Teig.
4. Erhitzen Sie 1 TL Butter in der Pfanne, geben Sie einen Schöpflöffel Teig hinein, wenden Sie den Pfannkuchen einmal, nehmen Sie ihn heraus und füllen Sie ihn mit Rucola, Sprossen und Salatblättern.

Dr. Feil Info *Sprossen sind Vitaminbomben und aktivieren Ihren Stoffwechsel: Durch den Keimvorgang erhöhen sich die Vitamingehalte der Samenkörner um mehrere 100 %, ebenso steigt der Enzymgehalt deutlich an.*

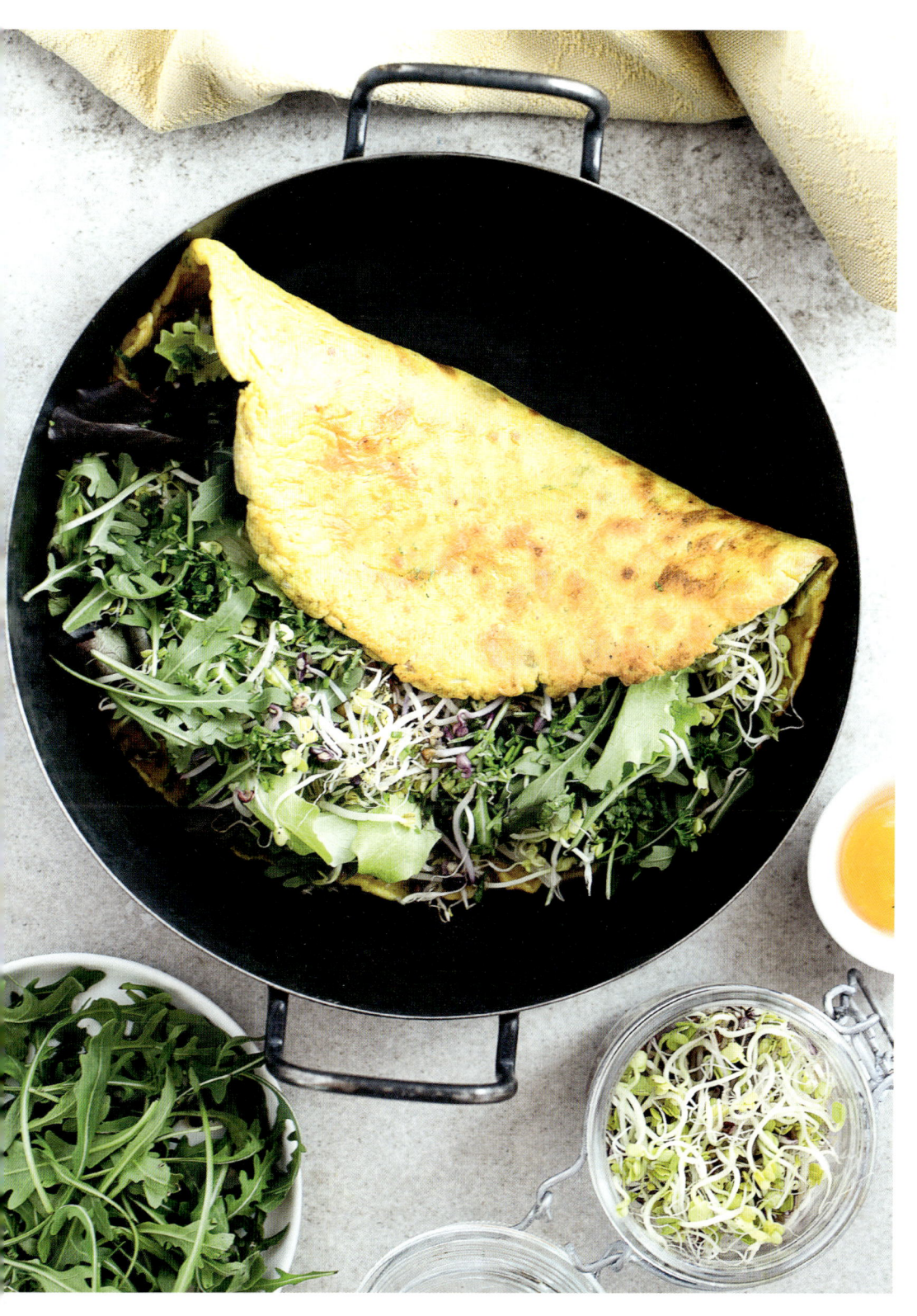

20te TRAININGS-WOCHE

	Einstieg	Geübt	Ambitioniert
DI	Ruhiger Dauerlauf ⚙ 10 × Mobi & Stabi ⚙ 40 min Laufen (75 %)	Fahrtspiel ⚙ 10 × Mobi & Stabi ⚙ 10 min Laufen (70 %) ⚙ 40 min Tempowechsel (bis zu 85 %) ⚙ 10 min Laufen (70 %)	Fahrtspiel ⚙ 10 x Mobi & Stabi ⚙ 10 min Laufen (70 %) ⚙ 45 min Tempowechsel (bis zu 85 %) ⚙ 10 min Laufen (70 %)
DO	Ruhiger Dauerlauf ⚙ 60 min Laufen (75 %)	Ruhiger Dauerlauf ⚙ 60 bis 65 min Laufen (75 %)	Ruhiger Dauerlauf ⚙ 60 bis 65 min Laufen (75 %)
SA	HIIT-Trainingseinheit ⚙ 10 × Mobi & Stabi ⚙ 5 min Gehen ⚙ 8 × Kniehebe-Tabata ⚙ 5 min Gehen	HIIT-Trainingseinheit ⚙ 10 × Mobi & Stabi ⚙ 5 min Laufen ⚙ 8 × Kniehebe-Tabata ⚙ 5 min Laufen	HIIT-Trainingseinheit ⚙ 10 × Mobi & Stabi ⚙ 5 min Laufen ⚙ 8 × Kniehebe-Tabata ⚙ 5 min Laufen
SO	Langsamer langer Dauerlauf ⚙ 10 × Mobi & Stabi ⚙ 90 min Laufen (70 %)	Langsamer langer Dauerlauf ⚙ 10 × Mobi & Stabi ⚙ 105 min Laufen (70 %) ⚙ 5 Steigerungsläufe über 80 m	Langsamer langer Dauerlauf ⚙ 10 × Mobi & Stabi ⚙ 110 min Laufen (70 %) ⚙ 5 Steigerungsläufe über 80 m

Rechenspiele

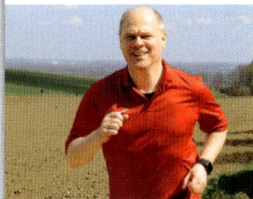

Ich bin genervt: Seit ich laufe und meine Freunde wissen, dass ich bald an einem Halbmarathon teilnehmen werde, fragt mich jeder nach der Zeit, die ich anvisiere. Klar, die meinen das nett. Aber ich rechne doch selbst schon seit Wochen rum, was vielleicht unter welchen Umständen doch mit etwas Glück beim rechten Wetter möglich wäre...

Meine Standardantwort lautet: „Ich laufe nur, um anzukommen. Die Zeit ist mir ganz egal." Quatsch. Ist sie natürlich nicht! Oder zumindest ist es nur die halbe Wahrheit. Das ist ein bisschen so wie bei werdenden Vätern: „Es ist mir ganz egal, ob es ein Mädchen oder ein Junge wird. Hauptsache, der Bub ist gesund."

Natürlich rechne ich seit Tagen: Wenn ich bei 15 Kilometer pro Kilometer eine Durchschnittsgeschwindigkeit von 6:30 Minuten habe, dann wären das auf 21,1 Kilometer rund 133 Minuten, das wären 2:13 Stunden. Jetzt machen wir nochmal 10 Minuten dazu, weil ich vielleicht bei Kilometer 16 einbreche, wenn dieser ominöse „Mann mit dem Hammer" kommt. Aber selbst dann läge ich mit 2:23 Stunden noch unter 2:30 Stunden. Kann das stimmen? Und sind nicht vielleicht sogar 2:20 oder 2:15 drin? Ich stoße auf jede Menge Hochrechnungen im Internet. Man glaubt gar nicht, was es da alles gibt: „Wenn Sie 10 Kilometer in x Minuten schaffen, laufen Sie 22,1 Kilometer auf jeden Fall in y Minuten. Aber rechnen Sie Ihr Geschlecht und Alter mit ein!" Oh Mann, vielleicht auch noch den Sonnenquotienten und die Mondformel für Montage. Mensch, ich rechne mich noch völlig deppert.

Das Rheinische Grundgesetz

Also gebe ich es auf und halte es mit dem kölschen Grundgesetz:
§ 1: Et es wie et es!   (Es ist, wie es ist.)
§ 2: Et kütt wie et kütt!   (Es kommt, wie es kommt.)
§ 3: Et hät noch immer jot jejange!   (Es ist noch immer gut gegangen.)

Keep on running! Rennen statt Rechnen!

Buchweizen-Bratlinge mit Kräuterquark

Für 2 Personen

Buchweizen-Bratlinge
125 g Buchweizen
250 ml Wasser
1 kleine Zwiebel
3 Eier
2 kleine Karotten
1 EL Emmer- oder Dinkelmehl
Salz
Pfeffer
Paprika
4 EL Sesam
50 g Cashewnüsse
½ Bund Petersilie
Butterschmalz/Kokosöl zum Anbraten

Kräuterquark
500 g Quark (20 %)
Etwas Wasser
1–2 Zehen Knoblauch (gepresst)
60 g TK-Kräuter gemischt
1 EL Speiseleinöl

1. Bringen Sie den Buchweizen mit dem Wasser und etwas Salz in einem Topf zum Kochen, reduzieren Sie dann die Hitze. Sobald das Wasser verkocht ist, stellen Sie den Topf beiseite und lassen Sie den Buchweizen mindestens 10 Minuten quellen.
2. Schneiden Sie die Zwiebeln in kleine Würfel und lassen Sie sie mindestens 5 Minuten stehen. Raspeln Sie die Karotten fein. Hacken Sie die Cashewnüsse und die Petersilie klein.
3. Geben Sie nun alle Zutaten für die Bratlinge in eine große Schüssel und würzen Sie mit Salz, Pfeffer und Paprika.
4. Erhitzen Sie das Butterschmalz oder Kokosöl in einer Pfanne. Formen Sie mit den Händen kleine Kugeln aus der Masse, drücken Sie sie gut zusammen und geben Sie sie dann in die Pfanne.
5. Braten Sie die Bratlinge von jeder Seite etwa 4 Minuten an oder so lange, bis sie lecker aussehen.
6. Während die Bratlinge vor sich hin braten, mischen Sie aus den angegebenen Zutaten den Kräuterquark.
7. Servieren Sie die Bratlinge mit dem Kräuterquark.

Dr. Feil Info *Sesamsamen stärken die Knochen und senken den Blutdruck auf natürliche Weise durch ihren hohen Kalzium- und Magnesiumgehalt.*

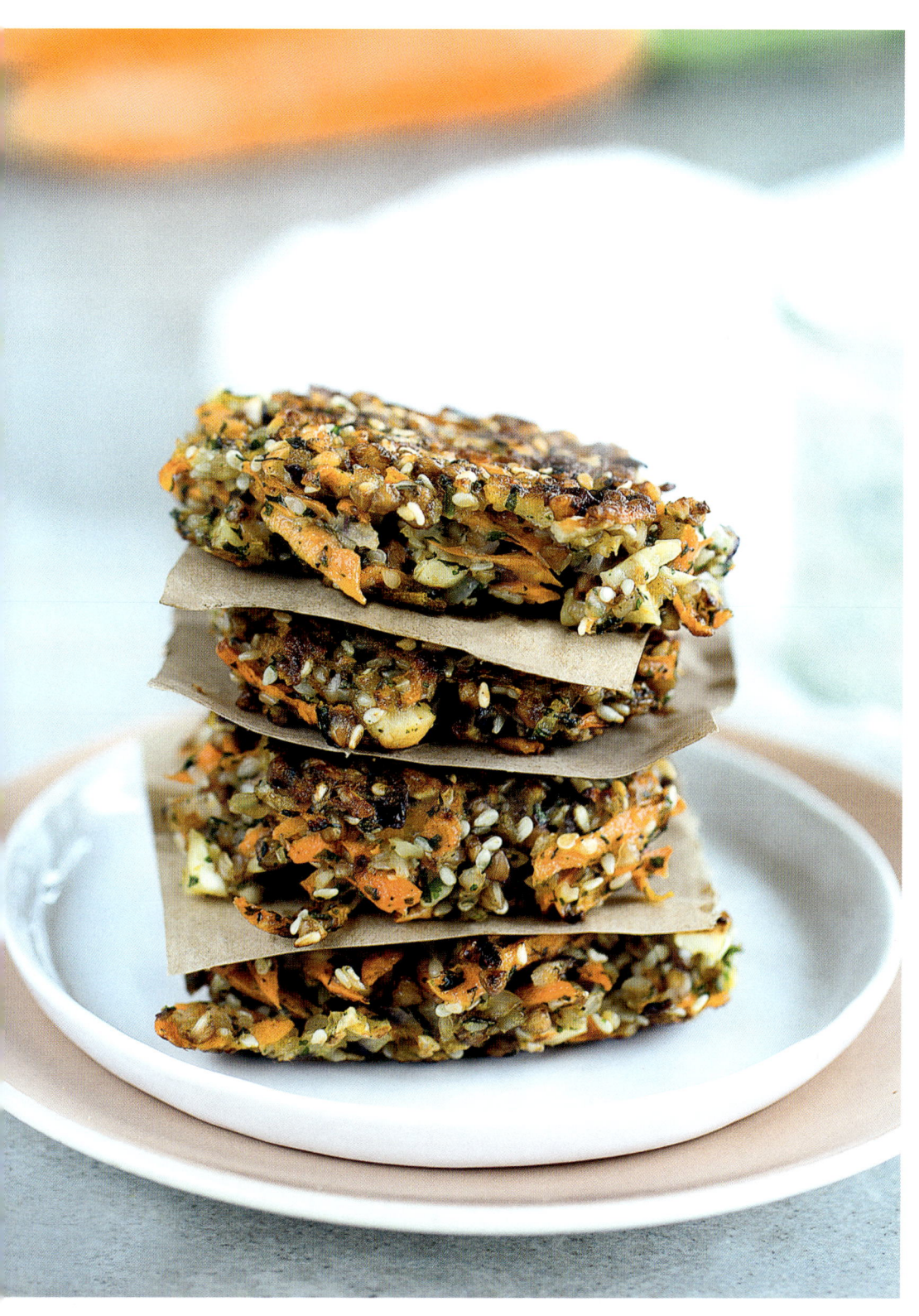

21te

TRAININGS-WOCHE

	Einstieg	Geübt	Ambitioniert
DI	Ruhiger Dauerlauf ⚙ 10 × Mobi & Stabi ⚙ 40 min Laufen (75 %)	Tempodauerlauf ⚙ 10 × Mobi & Stabi ⚙ 10 min Laufen (70 %) ⚙ 40 min schnell (80 % = Tempo ca. 6:50 min/km) ⚙ 10 min Laufen (70 %)	Tempodauerlauf ⚙ 10 × Mobi & Stabi ⚙ 10 min Laufen (70 %) ⚙ 45 min schnell (80 % = Tempo ca. 6:10 min/km) ⚙ 10 min Laufen (70 %)
DO	Ruhiger Dauerlauf ⚙ 60 min Laufen (75 %)	Ruhiger Dauerlauf ⚙ 60 bis 65 min Laufen (75 %)	Ruhiger Dauerlauf ⚙ 60 bis 65 min Laufen (75 %)
SA	HIIT-Trainingseinheit ⚙ 10 × Mobi & Stabi ⚙ 5 min Gehen ⚙ 8 × Kniehebe-Tabata ⚙ 5 min Gehen	HIIT-Trainingseinheit ⚙ 10 × Mobi & Stabi ⚙ 5 min Laufen ⚙ 8 × Kniehebe-Tabata ⚙ 5 min Laufen	HIIT-Trainingseinheit ⚙ 10 × Mobi & Stabi ⚙ 5 min Laufen ⚙ 8 × Kniehebe-Tabata ⚙ 5 min Laufen
SO	Langsamer langer Dauerlauf ⚙ 10 × Mobi & Stabi ⚙ 95 min Laufen (70 %)	Langsamer langer Dauerlauf ⚙ 10 × Mobi & Stabi ⚙ 105 min Laufen (70 %) ⚙ 5 Steigerungsläufe über 80 m	Langsamer langer Dauerlauf ⚙ 10 × Mobi & Stabi ⚙ 115 min Laufen (70 %) ⚙ 5 Steigerungsläufe über 80 m

Taktgeber im Ohr

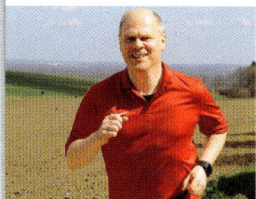

Unsere Laufgesellschaft ist zweigeteilt. Mindestens die Hälfte aller Läufer, denen ich begegne, hat einen Knopf im Ohr. Ohne Musik läuft es bei manchem gar nicht. Musik beim Joggen? Warum eigentlich nicht? Die Musik gibt schließlich den Rhythmus vor, sie turnt an, ist Taktgeber und Motivator. Unvergessen die Eingangsmusik aus dem Rocky-Film. Tscht – tscht – tscht,tscht: „Eye of the tiger" von Survivor. Wer da nicht direkt loslaufen will, hat eindeutig keine Hummeln im Schuh.

Der Mix macht's

Ich gebe Spaßes halber im Internet „Musik zum Laufen" ein und bin baff: In zahllosen Foren gibt es schon komplette Playlists, die speziell aufs Lauftraining abgestimmt sind. Musik mit Beats zwischen 120 und 140 Schlägen pro Minute soll besonders motivationsfördernd sein. Es gibt sogar auf die Trainingsdauer abgestimmte Musikzusammenstellungen. Zwei gemäßigte Titel bringen auf Trab, dann wird die Musik dynamischer und schneller. Ich ebenso. Zum Cooldown kommen wieder ruhige Songs zur Entspannung. Diese Zusammenstellungen existieren übrigens für jeden Musikgeschmack, von Rock/Pop über Electro bis Klassik.
Das ist echt cool! Ich bin hin und weg.

Aber ich fürchte, ich bin eine zweigeteilte Persönlichkeit. Denn ich gehöre beiden Gruppen der Laufgesellschaft an. Und ich verweigere mich einer philosophischen Grundsatzdebatte, was besser ist. Mal renne ich mit Musik, mal genieße ich die Ruhe im Wald, höre die Vögel und das Rascheln der Blätter. Dann lasse ich meine Gedanken fliegen. So entstehen wahre Entspannungsläufe.

Dr. Feil:
Musik kann Sie motivieren und in Schwung bringen. Dann ist sie prima. Lassen Sie sich aber nicht so stark von ihr ablenken, dass Sie nicht mehr auf Ihre eigenen Körpersignale achten und sich überfordern. Denn wir stellen oft ganz unwillkürlich unsere Schritte auf die von der Musik vorgegebenen Schläge pro Minute (Beats per Minute/bpm) ein. Und das kann je nach Ihrem Trainingsstand oder nach der Dynamik der Musik für Sie zu hoch sein. Vergessen Sie also trotz aller Musik nicht, auf Ihre Atmung zu achten.

183

Gemüse-Quiche

Für 4 - 6 Personen

Boden

200 g Dinkelmehl
100 g Butter
1 TL Salz
50 g Wasser

Belag

2 Zehen Knoblauch
200 ml Sahne oder
saure Sahne
4 bis 5 Eier (je nach Größe)
etwas gekörnte Brühe, Salz
und Pfeffer
600 g Gemüse (Karotten,
Blumenkohl, Lauch, Brokkoli)
Frische Petersilie und
Schnittlauchr
100 g Emmentaler gerieben

Tipp Wenn es mal schnell
gehen soll, kann die Quiche
auch mit TK-Gemüse
gemacht werden.

1. Verarbeiten Sie die Zutaten für den Boden zu einem Mürbteig, legen Sie eine gefettete 26 cm-Quiche-Form damit aus und stellen Sie sie kühl.
2. Hacken Sie den Knoblauch fein, verquirlen Sie ihn gut mit der Sahne und den Eiern, schmecken Sie die Mischung mit der Brühe, Salz und Pfeffer ab und stellen Sie sie beiseite.
3. Das Gemüse (Karotten, Blumenkohl, Lauch, Brokkoli) putzen, in mundgerechte Stücke schneiden (Blumenkohl und Brokkoli in kleine Röschen brechen), 15 Minuten dämpfen und etwas auskühlen lassen. Mit Salz und Pfeffer würzen und gehackte Kräuter dazugeben.
4. Geben Sie das Gemüse auf den vorbereiteten Boden und übergießen Sie alles mit der Sahne-Ei-Mischung.
5. Streuen Sie den geriebenen Emmentaler darüber und backen Sie die Quiche bei 180° C 30 bis 35 Minuten im vorgeheizten Ofen.

Dr. Feil Info *Knoblauch-, Schnittlauch- oder Zwiebelausdünstungen können Sie reduzieren, indem Sie nach dem Essen frische Ingwerstücke, Blattpetersilie, Fenchel- oder Kardamomsamen kauen.*

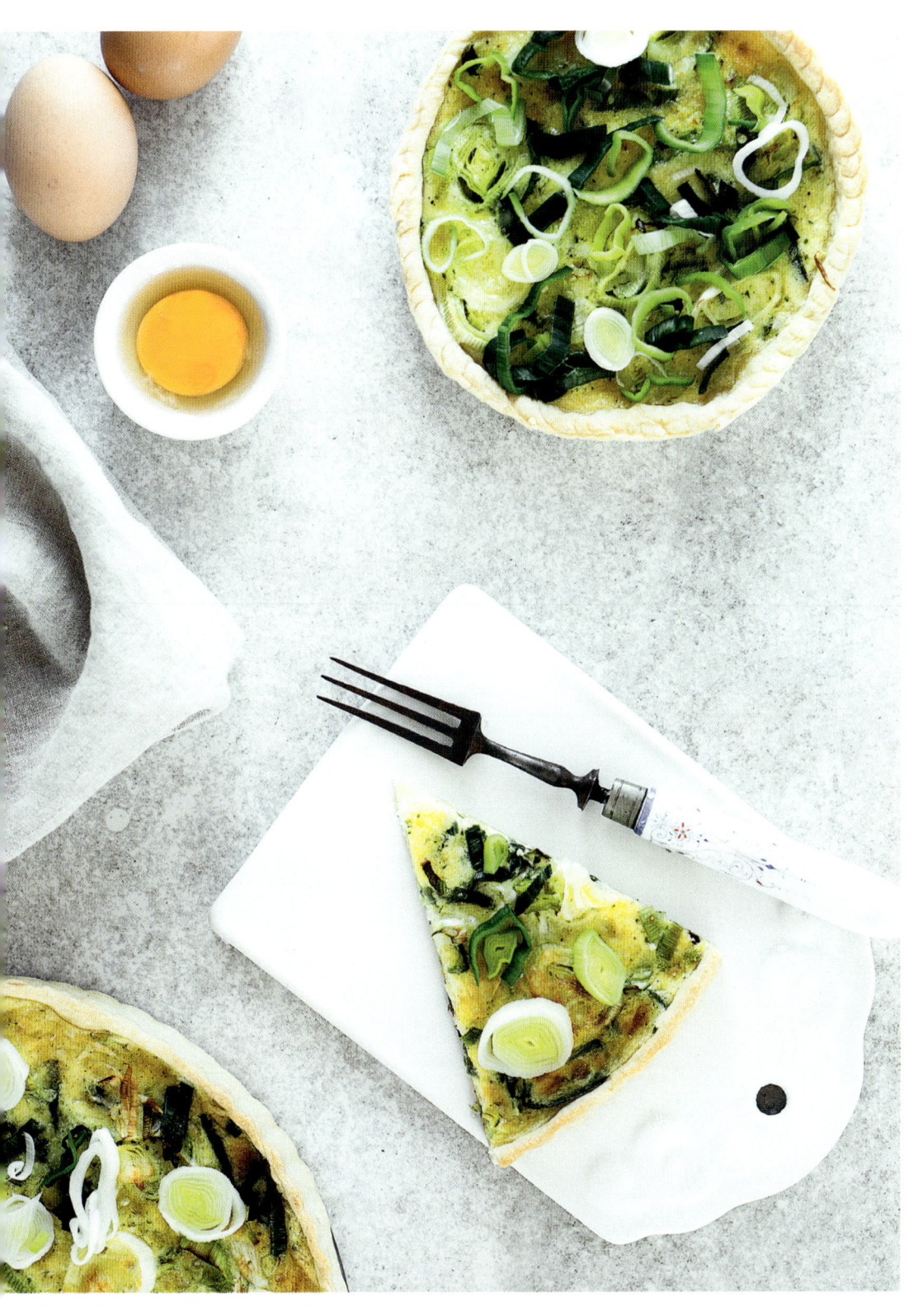

22te

TRAININGS-WOCHE

Einstieg	Geübt	Ambitioniert
Ruhiger Dauerlauf ✿ 10 × Mobi & Stabi ✿ 45 min Laufen (75 %)	**Tempoläufe** ✿ 10 × Mobi & Stabi ✿ 10 min Laufen (70 %) ✿ 6 × 1000 m in 6:00 min Laufen (85 %) mit 400 m Trabpause ✿ 10 min Laufen (70 %)	**Tempoläufe** ✿ 10 × Mobi & Stabi ✿ 10 min Laufen (70 %) ✿ 6 × 1000 m in 5:30 min Laufen (85 %) mit 400 m Trabpause ✿ 10 min Laufen (70 %)
Ruhiger Dauerlauf ✿ 70 min Laufen (75 %)	**Ruhiger Dauerlauf** ✿ 60 bis 65 min Laufen (75 %)	**Ruhiger Dauerlauf** ✿ 60 bis 65 min Laufen (75 %)
HIIT-Trainingseinheit ✿ 10 × Mobi & Stabi ✿ 5 min Gehen ✿ 8 × Kniehebe-Tabata ✿ 5 min Gehen	**HIIT-Trainingseinheit** ✿ 10 × Mobi & Stabi ✿ 5 min Laufen ✿ 8 × Kniehebe-Tabata ✿ 5 min Laufen	**HIIT-Trainingseinheit** ✿ 10 × Mobi & Stabi ✿ 5 min Laufen ✿ 8 × Kniehebe-Tabata ✿ 5 min Laufen
Langsamer langer Dauerlauf ✿ 10 × Mobi & Stabi ✿ 100 min Laufen (70 %)	**Langsamer langer Dauerlauf** ✿ 10 × Mobi & Stabi ✿ 110 min Laufen (70 %) ✿ 5 Steigerungsläufe über 80 m	**Langsamer langer Dauerlauf** ✿ 10 × Mobi & Stabi ✿ 115 min Laufen (70 %) ✿ 5 Steigerungsläufe über 80 m

Days: DI, DO, SA, SO

> Vorbereitung auf den großen Lauf

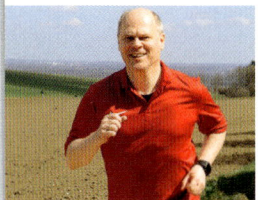

Bis zum großen Lauf sind es nur noch wenige Wochen. Es wird Zeit, sich darauf vorzubereiten. Beim 10 Kilometer-Lauf war das einfach. Die Strecke war in der Nähe. Da konnte ich hinfahren und sie zuvor abwandern. Mein anvisierter Halbmarathon allerdings findet in München statt. Zu weit und zu aufwendig, extra dorthin zu fahren. Also schaue ich mir das Profil der Wettkampfstrecke im Internet an. Was auffällt: Es geht ja nur über geteerte Straßen. Da sollte ich wohl in den kommenden Wochen weniger im Wald laufen. Denn es läuft sich anders auf hartem Teer, und am großen Tag sollte dies für mich nichts Ungewöhnliches sein.

Auf und ab?

Ein Glück: So gut wie keine Steigungen. Läppische 17 Höhenmeter auf die 21 Kilometer. Das ist gut. Da habe ich nichts zu befürchten. Das war beim 10 Kilometer-Lauf anders. Dort musste bei Kilometer 3 eine recht heftige Steigung mit fast 90 Metern Höhenunterschied genommen werden. Zum Glück hatte ich die zuvor in Gedanken durchgespielt und bin ganz bewusst nicht mein normales Tempo hochgerannt, sondern die 500 Meter gegangen. Anderenfalls hätte ich oben wahrscheinlich ein Sauerstoffzelt benötigt. Oben angekommen war ich – anders als die meisten anderen Anfänger – nicht aus der Puste, sondern konnte frisch weiterlaufen und viele überholen, die zuvor den Berg raufgehechelt sind. Die Planung hatte sich ausgezahlt. Ich spulte nur mein Programm ab und kam nicht in Stress. Das ist bei einem Lauf Gold wert.

Verpflegungsstationen

Worüber ich mir wirklich keine Gedanken machen muss: Wo ich was zu trinken bekomme. Alle drei Kilometer sind Verpflegungsstationen eingerichtet. Das sollte reichen. Ich nehme mir vor, spätestens bei der zweiten Station einen Schluck zu trinken. Nicht viel. Nur so, dass ich auf keinen Fall Durst bekomme. Und bei Kilometer 18 werde ich wohl von Wasser auf das Elektrolytzeugs umsteigen. Dann dürfen Kohlenhydrate direkt ins Blut. Nennen Sie mich ruhig Streber! Aber diese Vorbereitung hilft mir. Sie gibt mir die Sicherheit, auf alles vorbereitet zu sein. Ich schaff das.

187

Rinderschmorbraten nach Dr. Feil

Zutaten für 2 Personen

Schmorbraten

500 g Rindfleisch
Butterschmalz zum Anbraten
½ l Fleischbrühe
1 kleine Zwiebel gespickt mit
3 Gewürznelken und einem
Lorbeerblatt
1 Zimtstange
1 große Kartoffel
3 große Karotten
1 große Gemüsezwiebel
Salz und Pfeffer
Koriandergrün/Petersilie oder
Kräuter der Saison

Püree

1 rote Paprika
2 Tomaten
1 Zwiebel
1 Chilischote scharf
1 Chilischote grün mild
2 Knoblauchzehen
50 g Schokolade
(85 % Kakaogehalt)
2 EL Essig

1. Schneiden Sie Zwiebel und Knoblauchzehen grob und lassen Sie sie 5 Minuten stehen. Schneiden Sie Paprika, Tomaten und Chili grob, hacken Sie die Schokolade grob. Pürieren Sie dann diese Zutaten mit dem Essig und stellen Sie das Püree beiseite.
2. Braten Sie das Fleisch in Butterschmalz gut an, würzen Sie es dann mit Salz und Pfeffer.
3. Geben Sie das Tomaten-Paprika-Püree, die Brühe, die Zwiebel mit Nelken, Lorbeerblatt und die Zimtstange dazu.
4. Lassen Sie alles etwa 1 Stunde zugedeckt auf kleiner Flamme schmoren.
5. Geben Sie dann die in grobe, mundgerechte Stücke geschnittenen Karotten, Kartoffeln und Zwiebeln zum Fleisch und lassen Sie sie noch weitere 15 Minuten mitschmoren, bis alles weich ist.
6. Die Zwiebel mit Nelken, Lorbeerblatt und Zimtstange entfernen, alles nochmals abschmecken und mit Koriandergrün oder Kräutern bestreut servieren.

Dr. Feil Info *Zimt und Lorbeerblätter wirken gegen ein Zuviel an Darmpilzen, gegen Helicobacter-Magenkeime und Schimmelpilze. Die Hauptwirkstoffe in den Lorbeerblättern, Cineol und Pineol, helfen auch bei Rheuma. Die Lorbeerblätter sollten Sie deshalb immer mitessen.*

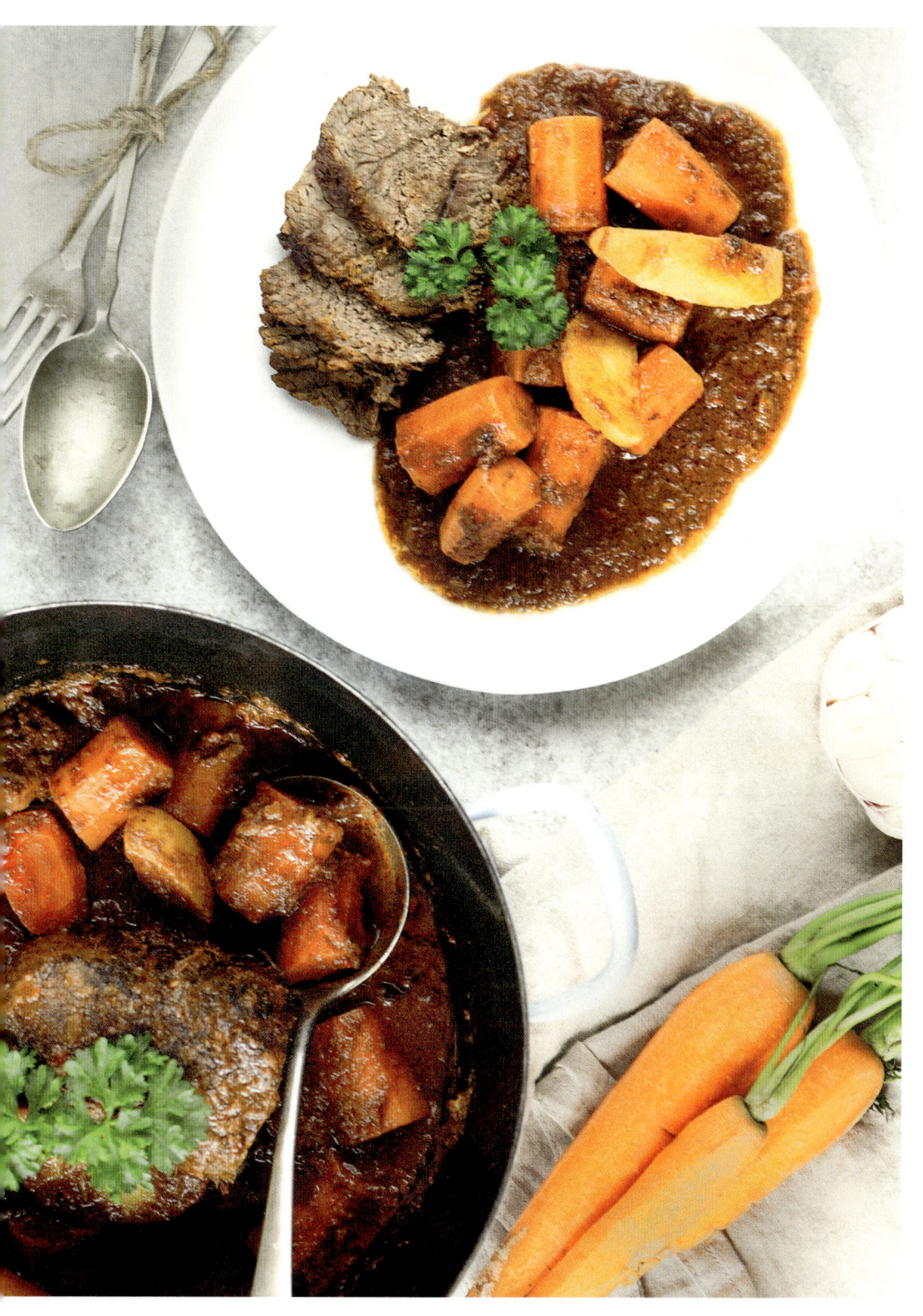

23te TRAININGS-WOCHE

	Einstieg	Geübt	Ambitioniert
DI	**Ruhiger Dauerlauf** ✿ 10 × Mobi & Stabi ✿ 45 min Laufen (75 %)	**Tempoläufe** ✿ 10 × Mobi & Stabi ✿ 10 min Laufen (70 %) ✿ 4 × 2000 m in 12:40 min Laufen (85 %) mit 6 min Pause ✿ 10 min Laufen (70 %)	**Tempoläufe** ✿ 10 × Mobi & Stabi ✿ 10 min Laufen (70 %) ✿ 4 × 2000 m in 11:20 min Laufen (85 %) mit 6 min Pause ✿ 10 min Laufen (70 %)
DO	**Ruhiger Dauerlauf** ✿ 80 min Laufen (75 %)	**Ruhiger Dauerlauf** ✿ 60 bis 65 min Laufen (75 %)	**Ruhiger Dauerlauf** ✿ 60 bis 65 min Laufen (75 %)
SA	**HIIT-Trainingseinheit** ✿ 10 × Mobi & Stabi ✿ 5 min Gehen ✿ 8 × Kniehebe-Tabata ✿ 5 min Gehen	**HIIT-Trainingseinheit** ✿ 10 × Mobi & Stabi ✿ 5 min Laufen ✿ 8 × Kniehebe-Tabata ✿ 5 min Laufen	**HIIT-Trainingseinheit** ✿ 10 × Mobi & Stabi ✿ 5 min Laufen ✿ 8 × Kniehebe-Tabata ✿ 5 min Laufen
SO	**Langsamer langer Dauerlauf** ✿ 10 × Mobi & Stabi ✿ 110 min Laufen (70 %)	**Langsamer langer Dauerlauf** ✿ 10 × Mobi & Stabi ✿ 90 min Laufen (70 %) ✿ 5 Steigerungsläufe über 80 m	**Langsamer langer Dauerlauf** ✿ 10 × Mobi & Stabi ✿ 100 min Laufen (70 %) ✿ 5 Steigerungsläufe über 80 m

Müde bin ich, will nicht zur Ruh!

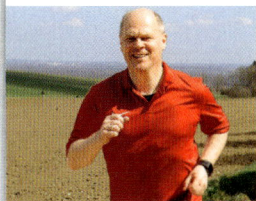

Dienstags fast 'ne Stunde, Donnerstags anderthalb Stunden, Samstags Tabata und Sonntags nochmal fast zweieinhalb Stunden nur Laufen. Meine Güte. Es reicht. Ich habe keine Lust mehr. Irgendwann muss doch mal Schluss damit sein. Ich war ja bislang immer gut drauf und schaffe mein Pensum auch. Aber ich muss auch zugeben, langsam wird es etwas viel! Die über zwei Stunden langen Läufe zeigen Wirkung. Mein Körper tut sich schwer damit. Und nicht nur der. Ich auch!

Schließlich waren ja auch die beiden letzten Wochen nicht ohne. Die stecken mir auch noch in den Knochen. Ich bin zum ersten Mal tagsüber müde. Fühle mich richtig ausgelaugt. Wenn das so weitergeht, bekomme ich ganz am Schluss noch Probleme. Bitte nicht jetzt! Nicht drei Wochen vor München. Ich krieg die Krise. Das darf doch – verdammt noch mal! – nicht wahr sein. Auf der anderen Seite: Kämpferherz mach dich bereit! So kurz vor dem Ziel aufzustecken, kommt nicht in Frage. Dennoch: Genusslaufen fühlt sich anders an!

Dr. Feil:

Jean hat die steigende Belastung wohl bisher gut durchgehalten, aber muskulär und mental ist er jetzt doch müde. Die körpereigene Hormonproduktion ist zu gering, um Erholungsprozesse ausreichend einzuleiten. Er bräuchte jetzt eine Entlastungswoche – aber die können wir jetzt kurz vor dem Saisonhöhepunkt nicht machen. Deshalb ist es in solchen Phasen wichtig, die Regeneration täglich mit einem Molkeneiweißshake zu unterstützen, der gleichzeitig Zink und Magnesium enthält. Zusätzlich sollte der Molkeneiweißdrink mit der Aminosäure Arginin (5–6 g) angereichert werden. Die beiden zentralen Regenerationshormone Testosteron und das Wachstumshormon werden durch diese Nährstoffe vermehrt ausgeschüttet. Ihr Körper wird sich dann mental und muskulär schneller erholen.

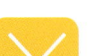

Ofengemüse mit Feta und frischer Kräutervinaigrette

Für 2 Personen

Gemüse

1 kg gemischtes Gemüse,
z. B. Karotten, Pastinaken,
Kürbis, Brokkoli, rote Beete,
Kohlrabi, Zwiebeln
4 EL Olivenöl
Salz, Pfeffer nach Belieben
1-2 TL frisch gemörserte
Gewürze wie Korianderkörner,
Kümmel, Kreuzkümmel, Anis
2 Lorbeerblätter
300 g Fetakäse
(Ziege oder Schaf)

Vinaigrette

5 EL Essig
8 EL Olivenöl
1–2 TL Senf
1 TL Honig
60 g gemischte
TK-Kräuter (bio)
Salz

1. Heizen Sie den Backofen auf 200° C Umluft vor.
2. Schneiden Sie das Gemüse in etwa 2 cm dicke Stücke, vierteln Sie die Zwiebeln, teilen Sie den Brokkoli in mundgerechte Röschen.
3. Legen Sie das Backblech mit Backpapier aus und verteilen Sie das Gemüse mit den Lorbeerblättern darauf.
4. Mischen Sie das Olivenöl mit den Gewürzen und bepinseln Sie das Gemüse mit dieser Mischung.
5. Schieben Sie das Blech für 20 Minuten in den heißen Ofen.
6. Würfeln Sie in der Zwischenzeit den Feta.
7. Mischen Sie für die Vinaigrette Kräuter mit Senf, Essig, Salz, Pfeffer und Honig, rühren Sie das Öl unter und schmecken Sie nochmals ab.
8. Geben Sie nach 20 Minuten den Feta ebenfalls auf das Blech und überbacken Sie das Gemüse für weitere 5 bis 10 Minuten.
9. Verteilen Sie das heiße Gemüse auf Teller und servieren Sie dazu die Kräutervinaigrette.

Dr. Feil Info *Diese Gewürze beruhigen Magen und Darm, hemmen das Wachstum krankmachender Keime wie z. B. Staphylococcus und unterstützen die Leber in ihrer Entgiftungsfunktion. Vielfältige Inhaltsstoffe sind für die gesundheitsfördernde Wirkung verantwortlich: Carmon bei Kümmel, Linalool und Campher bei Koriander, Pinen und Cuminaldehyd bei Kreuzkümmel und Anethol bei Anis.*

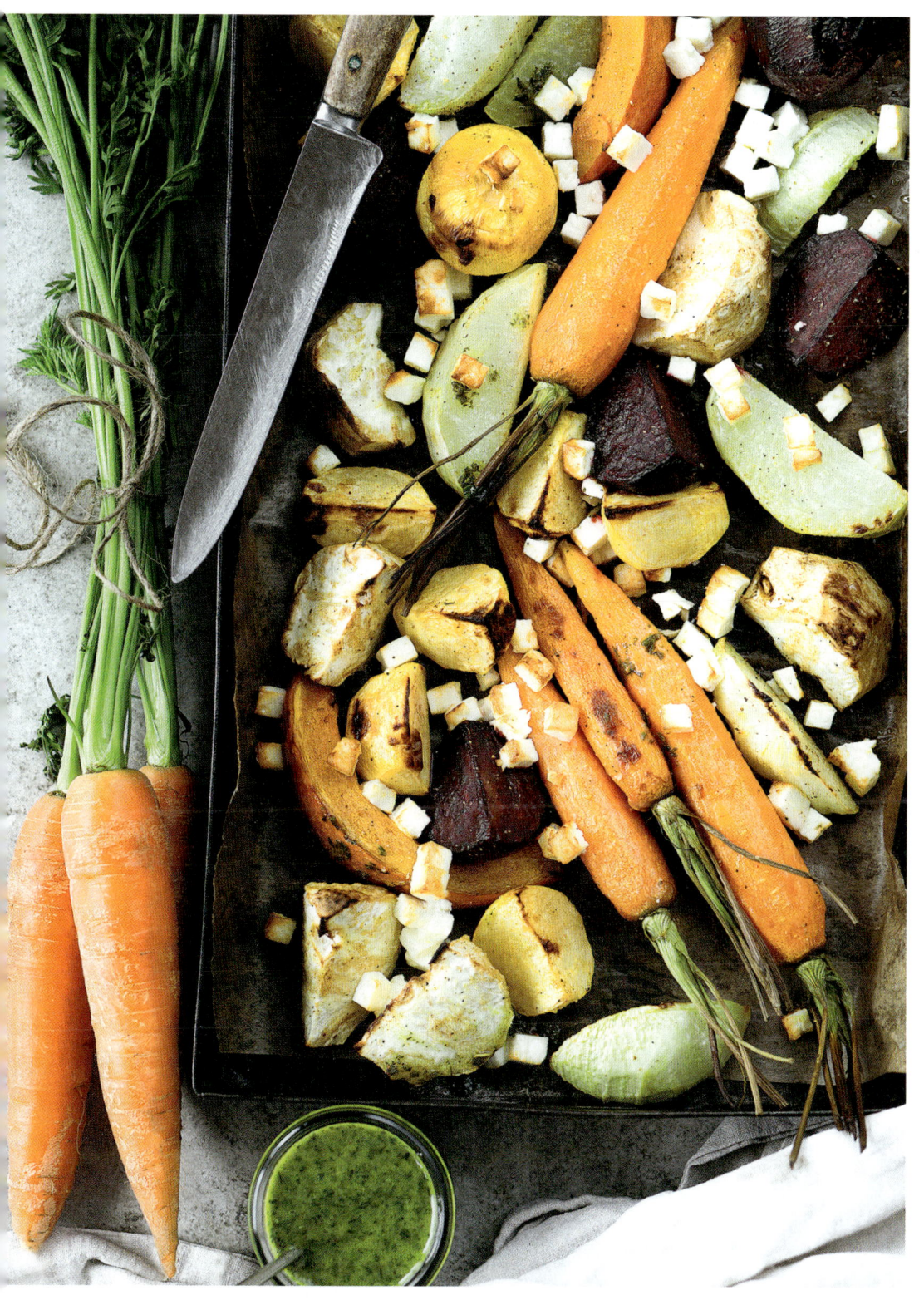

24te TRAININGS-WOCHE

	Einstieg	Geübt	Ambitioniert
DI	Ruhiger Dauerlauf ⚙ 10 × Mobi & Stabi ⚙ 45 min Laufen (75 %)	Tempodauerlauf ⚙ 10 × Mobi & Stabi ⚙ 10 min Laufen (70 %) ⚙ 50 min schnell (80 % = Tempo ca. 6:50 km) ⚙ 10 min Laufen (70 %)	Tempodauerlauf ⚙ 10 x Mobi & Stabi ⚙ 10 min Laufen (70 %) ⚙ 50 min schnell (80 % = Tempo ca. 6:10 km) ⚙ 10 min Laufen (70 %)
DO	Ruhiger Dauerlauf ⚙ 60 min Laufen (75 %)	Ruhiger Dauerlauf ⚙ 60 bis 65 min Laufen (75 %)	Ruhiger Dauerlauf ⚙ 60 bis 65 min Laufen (75 %)
SA	HIIT-Trainingseinheit ⚙ 10 × Mobi & Stabi ⚙ 5 min Gehen ⚙ 8 × Kniehebe-Tabata ⚙ 5 min Gehen	HIIT-Trainingseinheit ⚙ 10 × Mobi & Stabi ⚙ 5 min Laufen ⚙ 8 × Kniehebe-Tabata ⚙ 5 min Laufen	HIIT-Trainingseinheit ⚙ 10 × Mobi & Stabi ⚙ 5 min Laufen ⚙ 8 × Kniehebe-Tabata ⚙ 5 min Laufen
SO	Langsamer langer Dauerlauf ⚙ 10 × Mobi & Stabi ⚙ 120 min Laufen (70 %)	Langsamer langer Dauerlauf ⚙ 10 × Mobi & Stabi ⚙ 120 min Laufen (70 %) ⚙ 5 Steigerungsläufe über 80 m	Langsamer langer Dauerlauf ⚙ 10 × Mobi & Stabi ⚙ 120 min Laufen (70 %) ⚙ 5 Steigerungsläufe über 80 m

> Mir kommt keiner mit dem Hammer!

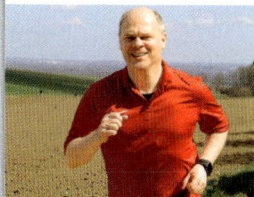

Immer wieder lese ich vom ominösen „Mann mit dem Hammer." Den soll es ja eigentlich nur beim echten Marathon geben. Dort steht er angeblich so ab Kilometer 34 rum und hämmert auf die Läufer ein, aufzuhören und aufzugeben. Mal runtergerechnet auf den Halbmarathon: Da müsste er ja dann so bei Kilometer 17 an der Ecke stehen.

Aber gut. Soll der Hammertyp doch kommen. Kalt erwischen wird er mich nicht. Ich bin vorbereitet. Er will mir ein kleines Teufelchen schicken, das mir ins Ohr hämmert: „Hör auf, du brauchst nicht weiterzulaufen, es tut doch nur noch weh." Dann werde ich mental zurückschlagen und mein kleines Engelchen ins andere Ohr platzieren: „Quatsch, ich habe so lange auf diesen Moment hingearbeitet, die letzten vier Kilometer schaffe ich auch noch, weil ich mich schon seit Wochen auf dieses Glücksgefühl im Ziel freue." Meinetwegen dürfen die beiden Blagen ruhig weiter diskutieren. Ich aber werde weiter ins Ziel laufen. Irgendwann wird dem Bengel der Hammer zu schwer und er wird sich verziehen.

Dr. Feil:

Der „Mann mit dem Hammer" bezeichnet das Phänomen, dass viele Läufer etwa nach drei Viertel der Wegstrecke an ihre persönlichen Leistungsgrenzen kommen. Die Kohlenhydratspeicher sind leer. Der Körper schaltet um auf Verbrennung von Fettzellen. Dazu benötigen wir vermehrt Sauerstoff. Und folglich fangen Sie an, nach Luft zu ringen. Ihre Leistung bricht förmlich ein. Im Radsport wird das Phänomen auch als „Hungerast" bezeichnet.

Wenn Jean's mentale Trickkiste nicht anschlägt, helfen Sie mit ganz handfesten Mitteln nach. Ihrem Körper fehlen nach etwa 90 Minuten ja ganz offensichtlich Kohlenhydrate, die er zur Energiegewinnung nutzen kann. Nehmen Sie jetzt Energie, die direkt über die Mundschleimhaut aufgenommen wird, oder auch Energiegels sowie Ihre gewohnten Sportgetränke. Wenn Sie keine dabeihaben, nehmen Sie lieber Cola, die am Wegesrand ausgeschenkt wird, als ungewohnte Isodrinks. Cola ist meist gut verträglich, und der Zucker wird von Ihrem Körper sofort in Energie umgesetzt.

Rote-Bete-Kokos-Suppe

Für 4 Personen

500 g Rote Bete
2 Zwiebel
1 Stück frischer Ingwer
(ca. 4 cm)
1 unbehandelte Orange
2 EL Kokosöl
400 ml Gemüsebrühe
400 ml Kokosmilch
½ Zimtstange
1 St. Sternanis
Meersalz, Pfeffer,
frische Kräuter zum
Garnieren, z. B. Petersilie

1. Schälen Sie die Rote Bete und schneiden Sie sie in Stücke. Schälen Sie die Zwiebeln, schneiden Sie sie in feine Ringe und lassen Sie sie für 5 Minuten stehen. Schälen und reiben Sie den Ingwer.
2. Waschen Sie die Orange heiß ab und trocknen Sie sie ab. Reiben Sie die Hälfte der Orangenschale dünn ab und pressen Sie den Saft der ganzen Frucht aus.
3. Öl in einem Topf erhitzen, rote Beete und Zwiebel darin andünsten. Mit Gemüsebrühe und Kokosmilch ablöschen. Ingwer, Orangensaft und -schale, Zimtstange und Sternanis zufügen und zugedeckt 20 bis 25 Minuten köcheln lassen. Mit Salz und Pfeffer abschmecken.
4. Verteilen Sie die Suppe auf vier Teller und garnieren Sie mit frischen Kräutern.

Dr. Feil Info *Rote Bete verbessert die Durchblutung und schützt deshalb vor Herzinfarkt. Der durchblutungssteigernde Effekt wird erreicht durch einen hohen Gehalt an Nitrat, das im Körper in gefäßerweiterndes Stickstoffmonoxid (NO) umgewandelt wird.*

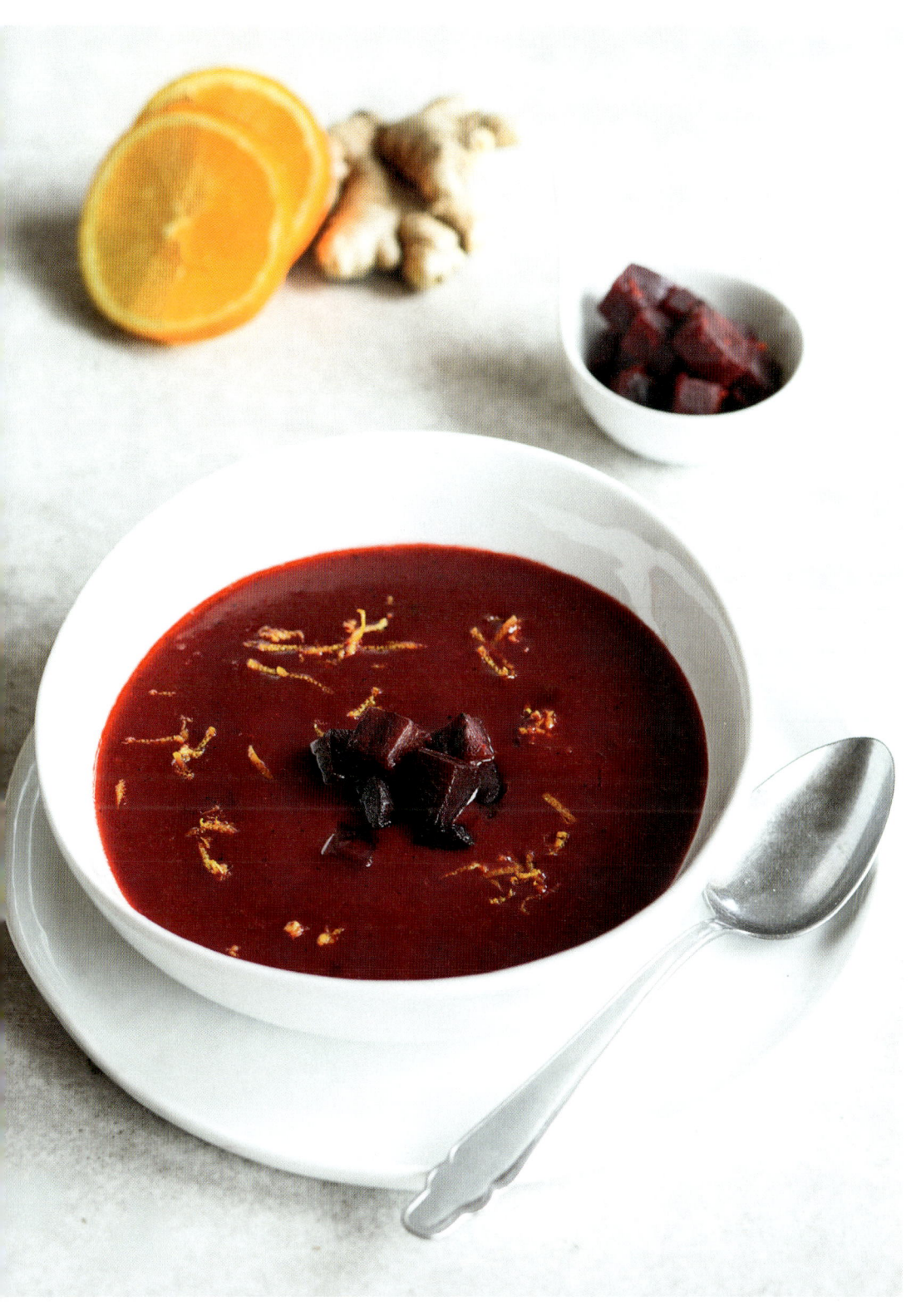

25te

TRAININGS-WOCHE

	Einstieg	Geübt	Ambitioniert
DI	Ruhiger Dauerlauf ✿ 10 × Mobi & Stabi ✿ 30 min Laufen (75 %)	Ruhiger Dauerlauf ✿ 45 min Laufen (75 %)	Ruhiger Dauerlauf ✿ 45 min Laufen (75 %)
DO	Ruhiger Dauerlauf ✿ 45 min Laufen (75 %)	Tempoläufe ✿ 10 × Mobi & Stabi ✿ 10 min Laufen (70 %) ✿ 4 × 2000 m in 12:35 min Laufen (85 %) mit 6 min Pause ✿ 10 min Laufen (70 %)	Tempoläufe ✿ 10 × Mobi & Stabi ✿ 10 min Laufen (70 %) ✿ 4 × 2000 m in 11:15 min Laufen (85 %) mit 6 min Pause ✿ 10 min Laufen (70 %)
SA	HIIT-Trainingseinheit ✿ 10 × Mobi & Stabi ✿ 5 min Gehen ✿ 8 × Kniehebe-Tabata ✿ 5 min Gehen	HIIT-Trainingseinheit ✿ 10 × Mobi & Stabi ✿ 5 min Laufen ✿ 8 × Kniehebe-Tabata ✿ 5 min Laufen	HIIT-Trainingseinheit ✿ 10 × Mobi & Stabi ✿ 5 min Laufen ✿ 8 × Kniehebe-Tabata ✿ 5 min Laufen
SO	Langsamer langer Dauerlauf ✿ 10 × Mobi & Stabi ✿ 45 min Laufen (70 %)	Langsamer langer Dauerlauf ✿ 10 × Mobi & Stabi ✿ 45 min Laufen (70 %) ✿ 5 Steigerungsläufe über 80 m	Langsamer langer Dauerlauf ✿ 10 × Mobi & Stabi ✿ 45 min Laufen (70 %) ✿ 5 Steigerungsläufe über 80 m

> Tapering

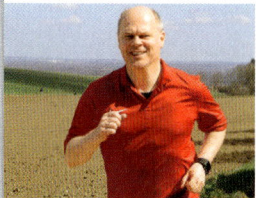

Nur noch eine Woche bis zum großen Tag. Die Ernährungstipps mit den zusätzlichen Nährstoffen, mit Molkeneiweißdrinks, Zink, Magnesium und dem Arginin haben angeschlagen. Ich fühle mich fitter denn je. Könnte zwar nicht Bäume ausreißen, aber doch jederzeit losrennen. Bin ich jetzt eigentlich schon eine laufende Apotheke? Quatsch! Ich gebe meinem Körper nur die Nährstoffe zurück, die ich ihm zuvor durchs Laufen entzogen habe. Das ist okay. Denn Doping würde ich nicht mitmachen. Jetzt heißt es im Trainingsplan, Füße hochlegen und nichts tun. Schade eigentlich. Denn ich bin so gut drauf. Und irgendwie kommt mir das komisch vor. Andererseits: Der Triathlet Jan Frodeno war 10 Jahre lang in der Dr. Feil-Ernährungsschule. Und er ist damit schließlich Olympiasieger geworden und hat den IRONMAN auf Hawaii gewonnen. Wie kann ich anzweifeln, was einen Spitzensportler zu Deutschlands Sportler des Jahres gemacht hat?

Dr. Feil:

Wir nennen diese Phase Tapering. Der Begriff kommt aus dem Englischen und bedeutet soviel wie „Reduktion". Vor einer großen Ausdauerbelastung soll man den Trainingsumfang deutlich reduzieren, damit der Körper Zeit hat, sich zu regenerieren. Er wird so auch wieder vermehrt Fettsäuren in die Muskulatur einbauen. Das schützt am Tag des Halbmarathons die Glykogenspeicher. Harte Einheiten wären jetzt definitiv kontraproduktiv. Machen Sie in dieser Woche langsame, ruhige Dauerläufe von maximal 45 Minuten. Die halten Sie in Bewegung. Das reicht.
Gut ist auch, die Muskeln vermehrt mit der Schaumstoffrolle zu lockern.
Wichtiger ist jetzt, sich mental auf den Wettkampf vorzubereiten.

Ofenkürbis mit gerösteten Nüssen

Für 2 Personen

1 kleiner Kürbis
1 große Knoblauchzehe
2–3 cm Ingwer
1 großer EL Thymian geschnitten
1 großer EL Rosmarin geschnitten
Saft einer Zitrone
Etwas Honig
5 EL Olivenöl
50 g getrocknete Datteln
80 g gemischte Nüsse und Samen (Kürbiskerne, Sonnenblumenkerne, Walnüsse, Cashewkerne)
200 g Feta

1. Heizen Sie den Ofen auf 180 Grad Umluft vor.
2. Halbieren und entkernen Sie den Kürbis, schneiden Sie ihn in Spalten und legen Sie ihn auf ein Blech mit Backpapier.
3. Schälen und pressen Sie den Knoblauch und lassen Sie ihn für 5 Minuten stehen. Schälen und reiben Sie den Ingwer.
4. Mischen Sie aus Knoblauch, Ingwer, geschnittenem Thymian, Rosmarin, Zitronensaft, Honig, Pfeffer, Salz und Olivenöl eine Ölmarinade und bestreichen Sie die Kürbisspalten damit.
5. Datteln klein schneiden, Nüsse klein hacken und über die Kürbisspalten streuen.
6. Lassen Sie den Kürbis im Ofen für ca. 20 Minuten abgedeckt bei 180 Grad backen.
7. Schneiden Sie inzwischen den Feta klein, entfernen Sie dann die Abdeckung und fügen Sie den gewürfelten Feta hinzu. Weitere 20 Minuten fertig backen.

Dr. Feil Info *Rosmarin beruhigt das Nervensystem bei Stress und Erschöpfung, außerdem regt er das Gedächtnis an. Schon im antiken Griechenland war seine mental erfrischende Wirkung bekannt. Damals trugen Studenten bei Prüfungen Rosmarinbüschel im Haar. Die Hauptwirkstoffe in Rosmarin sind Rosmanol, Carnosol und Rosmarinsäure.*

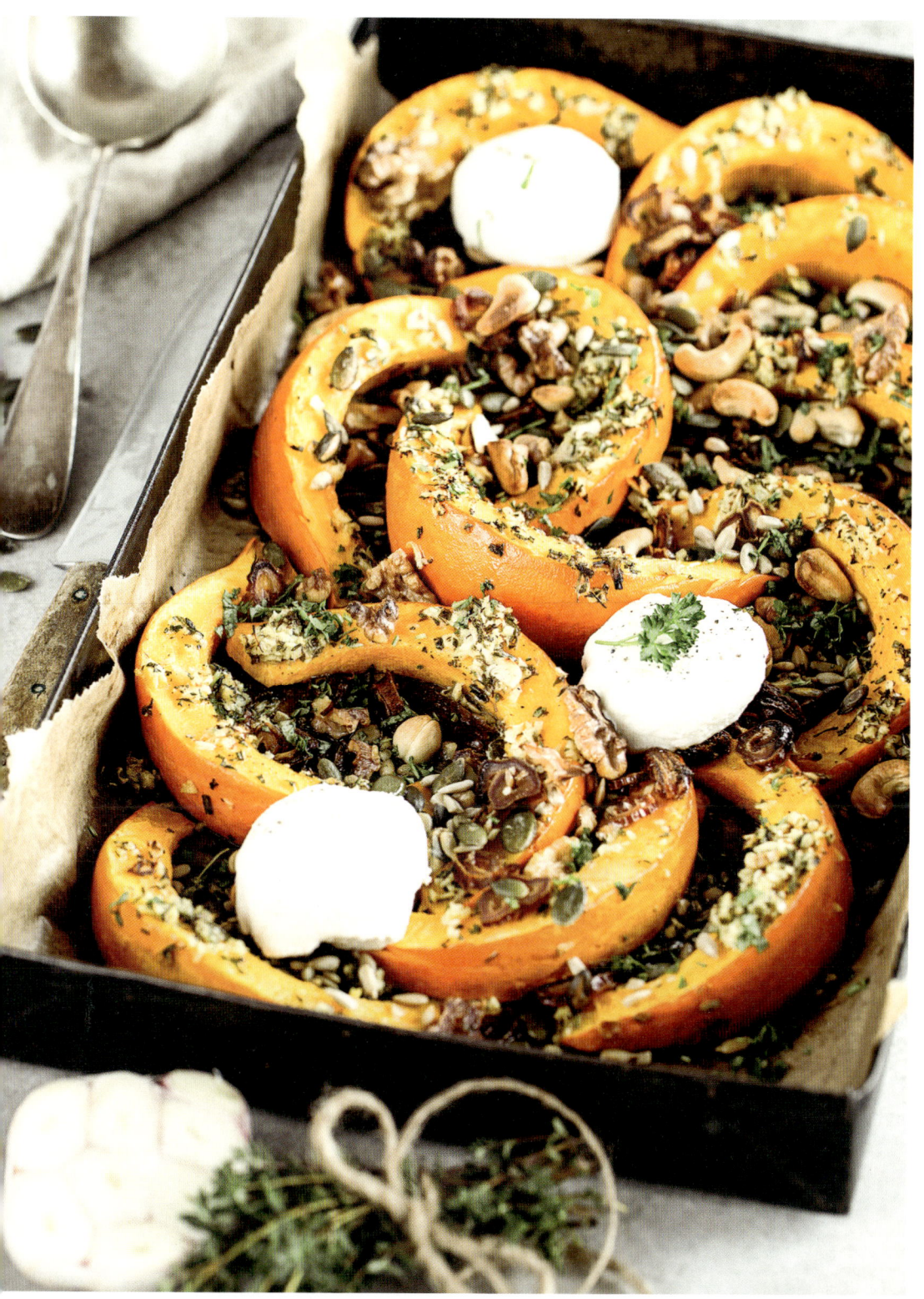

26te TRAININGS-WOCHE

	Einstieg	Geübt	Ambitioniert
DI	Ruhiger Dauerlauf ⚙ 10 × Mobi & Stabi ⚙ 30 min Laufen (75 %)	Tempoläufe ⚙ 10 × Mobi & Stabi ⚙ 10 min Laufen (70 %) ⚙ 3 km in 19:00 min Laufen (85 %) ⚙ 10 min Laufen (70 %)	Tempoläufe ⚙ 10 × Mobi & Stabi ⚙ 10 min Laufen (70 %) ⚙ 3 km in 17:00 min Laufen (85 %) ⚙ 10 min Laufen (70 %)
DO	Lockeres Laufen ⚙ 25 min Laufen (70 %)	Ruhiger Dauerlauf ⚙ 25 min Laufen (70 %) ⚙ 5 Steigerungen	Ruhiger Dauerlauf ⚙ 25 min Laufen (70 %) ⚙ 5 Steigerungen
SA	Lockeres Laufen ⚙ 20 min Laufen (70 %)	Lockeres Laufen ⚙ 20 min Laufen (70 %) ⚙ 3 Steigerungen	Lockeres Laufen ⚙ 20 min Laufen (70 %) ⚙ 3 Steigerungen
SO	HALBMARATHON ⚙ 7 × Mobi ⚙ Ziel: 1. Hälfte ruhiger 2. Hälfte schneller ⚙ Orientierung 3:00 – 2:30 h	HALBMARATHON ⚙ 7 × Mobi ⚙ Ziel: 1. Hälfte ruhiger 2. Hälfte schneller ⚙ Orientierung: unter 2:30 h	HALBMARATHON ⚙ 7 × Mobi ⚙ Ziel: 1. Hälfte ruhiger 2. Hälfte schneller ⚙ Orientierung: unter 2:15 h

Zwischenzeiten

Um Ihre Zielzeit zu erreichen, ist es wichtig Zwischenzeiten einzuhalten. Also: Nicht zu schnell und nicht zu langsam loslaufen. Unsere Zwischenzeitentabelle hilft Ihnen bei Ihrer Planung: www.dr-feil.com/ldg-zwischenzeiten

> Organisation ist alles

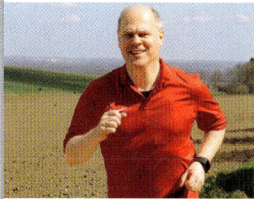

Jetzt ist es so weit. Der Halbmarathon in München. Die Startunterlagen muss ich mir am Vortag abholen, mindestens jedoch vier Stunden vor dem Start. Stand alles im Internet!
Alles steckt in einem Rucksack: Flyer rund ums Laufen, eine Salbenprobe, ein Energieriegel und die Startnummer, die ich mir mit Sicherheitsnadeln auf die Brust heften muss. Die Nadeln lagen praktischerweise dabei. Ich hatte trotzdem vorsichtshalber welche mit. Bei den Unterlagen ist auch der Leih-Chip für die Zeitmessung, diesmal zum Selbsteinbinden in die Schnürsenkel.

Unterschiedliche Startzeiten und Wege

Auch schon im Internet recherchiert: Es gibt unterschiedliche Startzeiten für 10 km, Halbmarathon und Marathon und auch unterschiedliche Startpunkte. In München muss ich mir die Startunterlagen in der Olympiahalle abholen. Zum Startort des Halbmarathons bin ich dann noch einmal 45 Minuten mit der U-Bahn unterwegs. Weil sich außer mir noch gut 10.000 andere auf den Weg machen, sind die Bahnen proppenvoll, und man muss beim Umsteigen warten. Aber ich habe genügend Zeit einkalkuliert. Nichts wäre ärgerlicher als zu spät zum Start zu kommen.

Weggabelungen

Was auch im Internet steht: Halbmarathon und Marathon laufen teilweise auf gleichen Wegen, es gibt aber Weggabelungen. Darauf muss ich achten. Ich will ja nicht zu viel laufen!

Aufwärmkleidung

Klasse organisiert ist das mit der Kleidung. Ich kann meine warme Trainingsjacke zusammen mit Duschzeug und Wechselkleidung einfach in den Rucksack mit den Startunterlagen stecken und am Start abgeben. Ein LKW fährt ihn dann zum Ziel, wo ich alles zurückbekomme. Geht ganz schnell, denn es ist nach Startnummern sortiert.

Toiletten

Es gibt wirklich viele Toiletten am Start. Dennoch sind es zu wenige bei über 10.000 Läufern. Gut, dass ich frühzeitig da war und auch Papiertaschentücher dabeihabe.

Karamellisierte Rote-Bete mit frischem Schafskäse

Für 2 Personen

2 Rote Bete-Knollen
1 Zwiebel
200 g frischer Schafskäse
1 EL Kokosöl
1–2 EL Balsamicoessig
1 TL Honig
Muskat, Pfeffer, Salz
Thymian

1. Schälen Sie die Zwiebeln, schneiden Sie sie in kleine Würfel und lassen Sie sie mindestens 5 Minuten stehen.
2. Schneiden Sie die Rote Bete in kleine Würfel.
3. Erhitzen Sie das Kokosöl in einer Pfanne, dünsten Sie die Zwiebel darin glasig, geben Sie den Honig dazu und lassen Sie das Ganze karamellisieren.
4. Dann die gewürfelte Rote Bete ebenfalls in die Pfanne geben und anbraten. Mit Pfeffer, Salz, etwas Muskat würzen, mit etwas Balsamicoessig (vorsichtig) abrunden.
5. Zum Schluss den Schafskäse in kleine Stücke brechen, mit frisch gemahlenem Pfeffer würzen, obenauf legen und auf dem gebratenem Gemüse mit anwärmen (nicht vermischen, sonst wird er rot).

Dr. Feil Info *Schafskäse unterstützt das Immunsystem durch seinen Gehalt an Orotsäure, der in Schafskäse viermal höher liegt als im Kuhmilchkäse.*

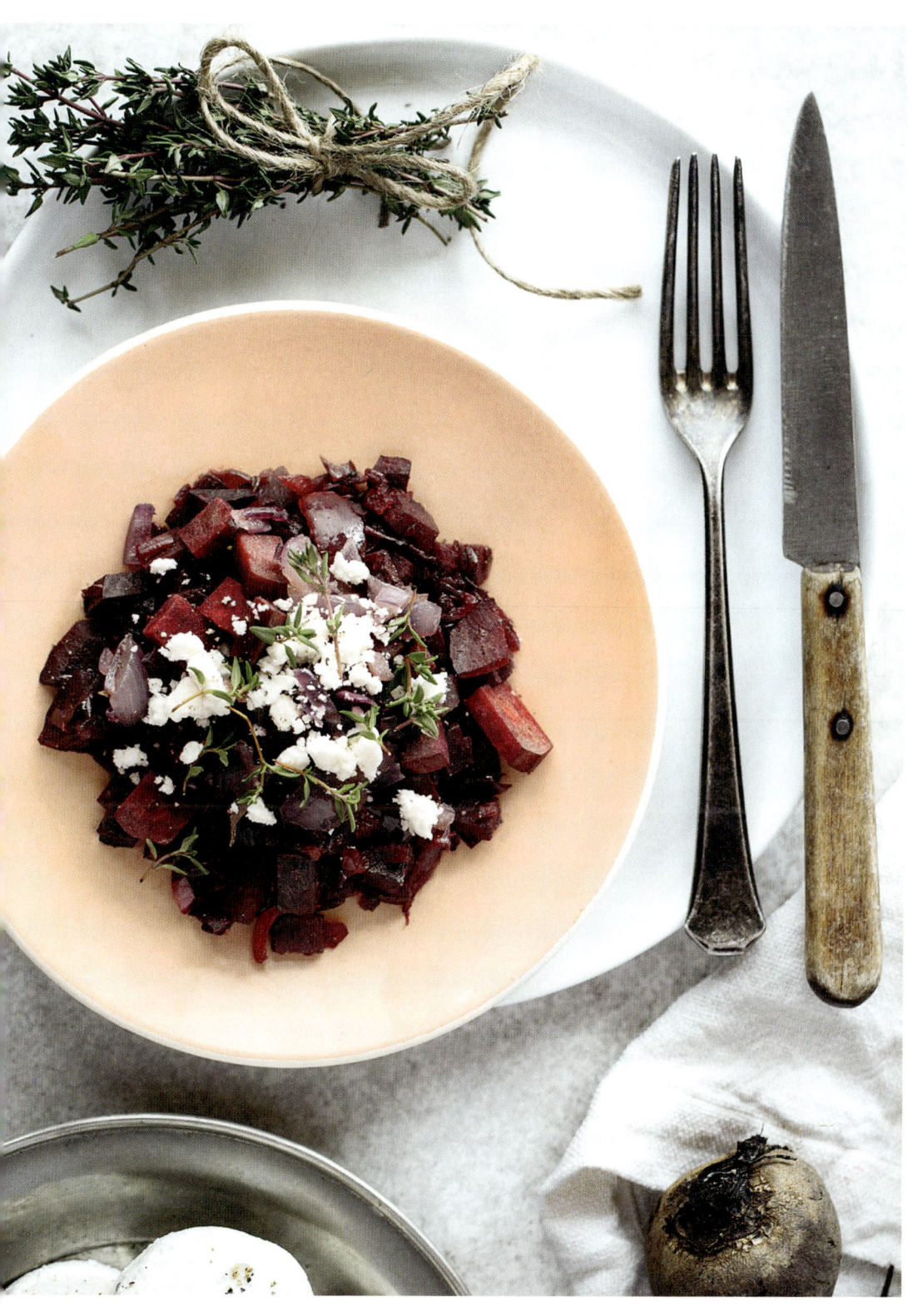

Der erste Halbmarathon

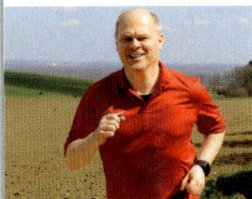

05:00 Uhr: Ich wälze mich im Bett. Bloß nicht verschlafen. Dabei ist die Befürchtung völliger Quatsch. Erstens verschlafe ich nie, zweitens habe ich zur Sicherheit zwei Wecker gestellt. Nun gut, die Aufregung lässt sich nicht wegdiskutieren. Eigentlich Mumpitz! Denn was will ich mir beweisen? Im Training bin ich schon fast 20 Kilometer gelaufen. Da werden diese paar Meter mehr den Kohl ja wohl nicht fett machen. Profis sagen, das sei eine positive Anspannung. Die müsse sein. Na gut!

13:00 Uhr: Aufwärmtraining gemacht. Startbeutel am LKW abgegeben. Noch eine halbe Stunde. Warum geht es denn jetzt nicht endlich los? Ich fühle mich wie ein Rennpferd in der Startbox. Jetzt bin ich hier schon eine Stunde im Läufergewimmel und glühe! Macht schon!

13:40 Uhr: Startschuss. Endlich. Es geht los. Ein Freund von mir, der schon lange läuft, kam extra aus dem Saarland, um mich moralisch zu unterstützen. So laufen wir zusammen los. Ich weiß: Bloß nicht den Fehler begehen und zu schnell anfangen. Nun das ist hier nicht das Problem. 9.000 Leute am Start. Es staut sich.

14:05 Uhr: Endlich zieht sich das Feld auseinander. Mein Freund und ich unterhalten uns. Das lenkt ab. Prima.

14:30 Uhr: Ein Blick auf die Uhr. Ups! Den letzten Kilometer in nur 5:30 Minuten gelaufen. Schneller als je zuvor. Aber ich fühle mich gut. Es läuft wie geschmiert.

14:45 Uhr: Die ersten 10 Kilometer sind geschafft. Die Atmosphäre ist irre. Überall am Streckenrand Menschen, die einen nicht kennen und dennoch anfeuern.

15:20 Uhr: Jetzt dürften wir rund um Kilometer 16 sein. Viele sagen, dass es ab hier anstrengend wird. Passt schon. Neben mir ist der Fackelläufer mit dem Schild 2:15 Stunden. Das hört sich gut an. Obwohl, ich merke, dass es jetzt doch heftiger wird. An den Trinkstellen mache ich nun schon längere Gehpausen.

15:30 Uhr: Kilometer 17. Was ist das denn? Der Schmerz in der Wade kommt plötzlich und unerwartet. Es fühlt sich an, als ob der Muskel reißt. Ich denke: doch zu schnell losgelaufen! Gehpause.

15:40 Uhr: Mist. Mist. Mist. Versuche langsam zu laufen und gehe wieder. Massiere die Wade und werfe einen Gel-Chip ein. Ist ja wirklich sozusagen der Notfall. Er bringt mir Energie – aber der Schmerz in der Wade bleibt. Aufgeben werde ich aber nicht. Ich aktiviere mein virtuelles Engelchen, schleppe mich eher schlecht als recht weiter. Brauche jetzt 8 Minuten für den Kilometer. Egal. Irgendwie werde ich ankommen!

16:02 Uhr: Die letzten Meter zwinge ich mich zu laufen. Endlich: Das Ziel ist erreicht. Zeit: 2:22 Stunden. Geschafft. Glücklich? Im Moment eigentlich nur fertig!

16:10 Uhr: Wenn ich mich jetzt hinsetze, werde ich nie wieder aufstehen können. Aber wie soll ich bloß den Zeit-Chip von den Schnürsenkeln abmachen?

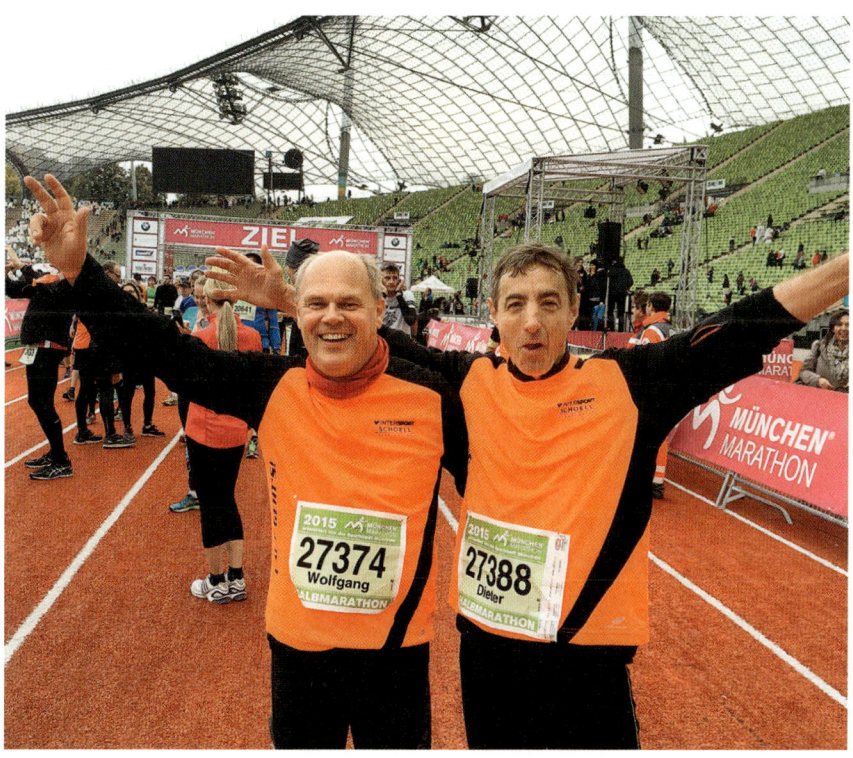

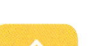

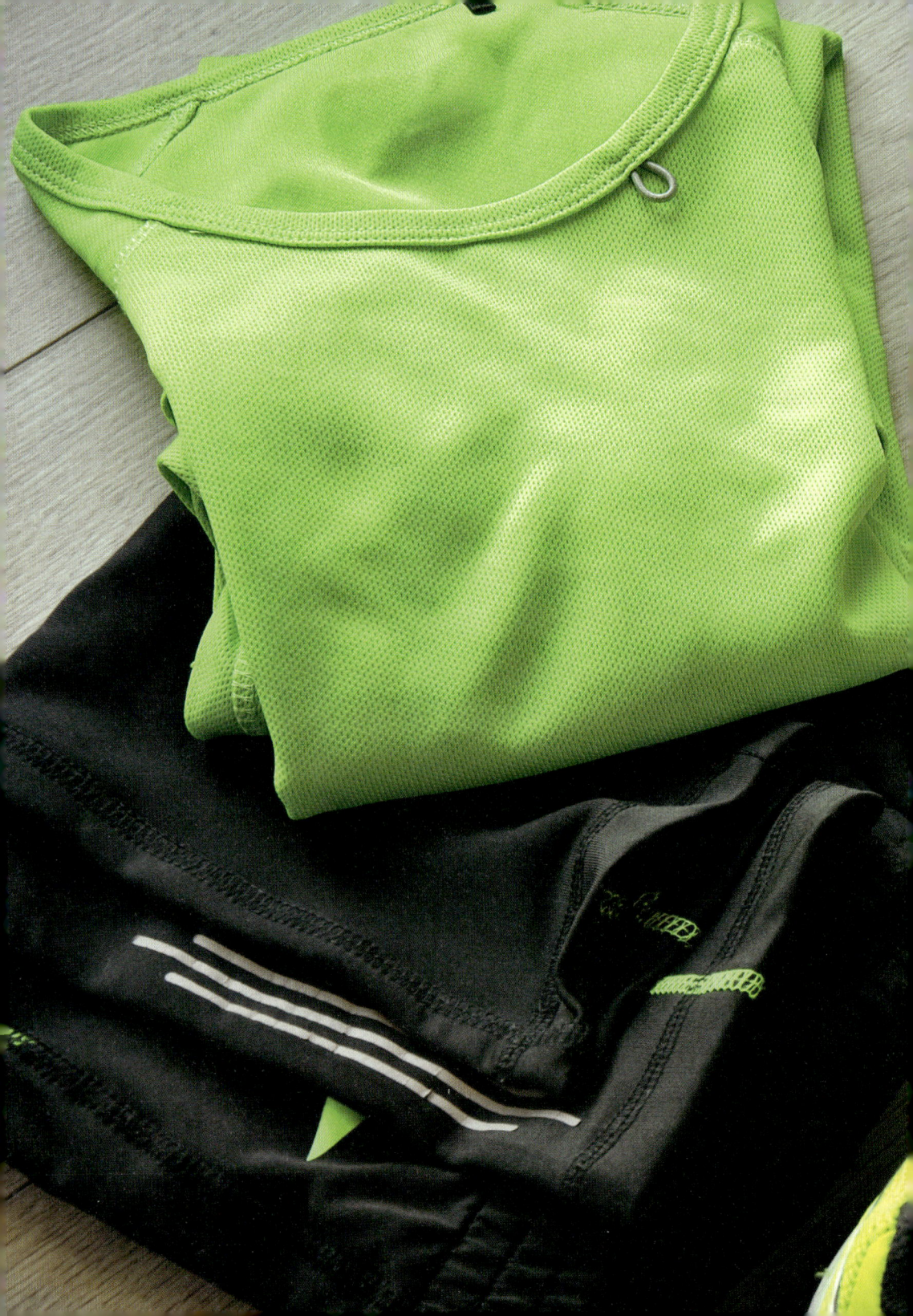

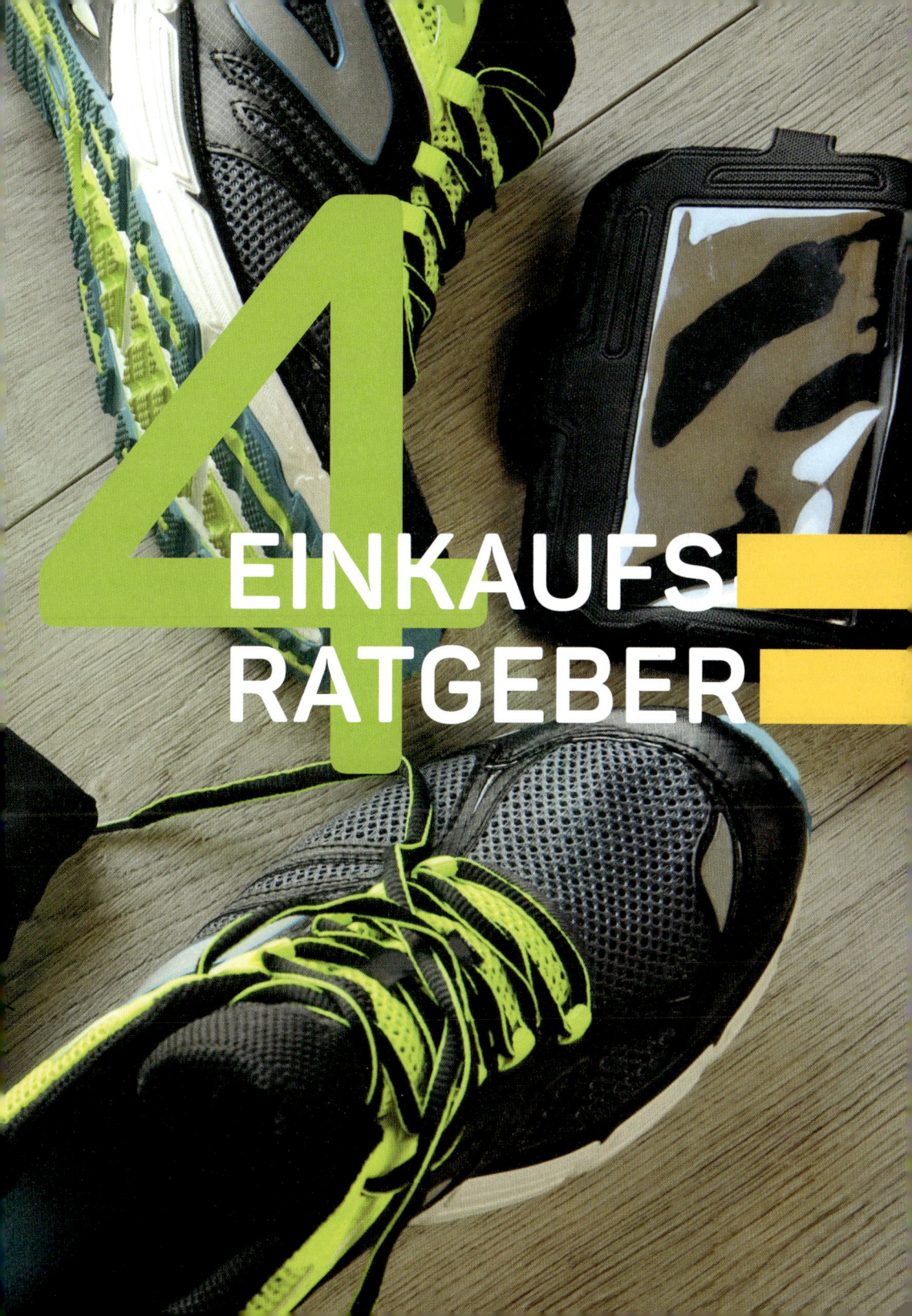

4

EINKAUFS
RATGEBER

Worauf es wirklich ankommt

Unser Tipp trotz schwäbischer Herkunft: Kaufen Sie im Sportfachhandel. Das zahlt sich aus! Hier erhalten Sie Beratung. Gut geschulte Fachverkäufer (meist selbst dem Laufen verfallen) verschaffen Ihnen einen Überblick über das schier unendliche Angebot an Laufschuhen, Textilien, Funktionen, Schnitten, Passformen, Pulsuhren und sonstigen Accessoires. Sagen Sie dem Fachverkäufer genau, was Sie vorhaben, und im besten Fall bewahrt er/sie Sie vor so manchem Fehlkauf!

Sie müssen kein Vermögen investieren

Seien wir ehrlich: Sie müssen sich nicht komplett neu einkleiden und den neuesten Modetrends hinterherlaufen – aber Sie dürfen das, wenn ein neues Outfit Sie motiviert und Ihrem Selbstwertgefühl guttut. Um mit dem Laufen anzufangen brauchen Sie aber in erster Linie gute Laufschuhe, alles andere kommt später.

Wie kauft man den „richtigen" Laufschuh?

Es bestehen klare Unterschiede zwischen Freizeittretern, Tennisschuhen, Hallenturn-

schuhen und einem echten Laufschuh. Ein guter Laufschuh unterstützt Ihren Fuß und Ihre Gelenke. Er kann Verletzungen vermeiden, die anderen Schuhe nicht. Also sparen Sie nicht am Schuh – selbst wenn Sie überzeugter Schnäppchenjäger sind. Rechnen Sie damit, dass Sie für einen guten Schuh zwischen 100 und 150 Euro ausgeben müssen. Billiger wird es allenfalls im Schlussverkauf oder wenn Sie ein im Preis herabgesetztes Vorjahresmodell ergattern. Daran ist nichts auszusetzen. Und Modefarben haben keine Auswirkungen auf Ihre Gelenke.

Schuhberatung im Fachgeschäft

Heute gibt es in gefühlt jeder zweiten Zeitschrift aufwendig gestaltete Mega-Tests von Laufschuhen. Sie werden im Hinblick auf Dynamik, Komfort und Stabilität untersucht. Für Sie als Laufeinsteiger ist dies aber kaum von Bedeutung. Lassen Sie sich daher nicht davon verwirren. Und gehen Sie auf keinen Fall voreingenommen mit einer – aufgrund eines Testergebnisses – bestimmten Modellvorauswahl zum Einkauf. Es gibt nicht den perfekten Schuh für alle. Es geht einzig und allein um Ihre Füße und Ihren Laufstil. Deshalb sollten Sie auch lieber keine Schuhe im Internet bestellen. Gehen Sie stattdessen in ein spezialisiertes Sport-fachgeschäft. Hier haben Sie die größte Auswahl und bekommen fachkundige Be-ratung. Nehmen Sie sich genügend Zeit, denn Sie sollten auf jeden Fall mehrere Modelle anprobieren und damit ruhig auch ein wenig durch den Laden laufen. Gute Geschäfte bieten sogar Laufband- und Fußanalysen an. Die Ergebnisse liefern dem Verkäufer Hinweise auf Ihren indivi-duellen Gang. Die Experten wissen dann, welches Modell für Sie passt. So viel Tech-nik ist aber nicht unbedingt ein Garant für die beste Beratung. Viele Laufschuhberater haben ein geschultes Auge und erken-nen Ihren Laufstil schon, wenn sie Ihnen beim „Probejoggen" im Laden zusehen.

Gebrauchte Sportschuhe zum Einkauf mitnehmen

Bringen Sie gebrauchte alte Sportschuhe mit zum Einkauf, denn erfahrene Lauf-schuhverkäufer erkennen am Abriebmus-ter Ihrer alten Schuhe, wie Sie auftreten. Die Sohle verrät ihnen, mit welchem Teil des Fußes Sie zuerst aufsetzen. Und auch, ob Sie beim Laufen – was häufig vorkommt – etwas nach innen oder nach außen abknicken. Experten sprechen dann von Über- oder von Unterpronation. Keine Angst: Nichts davon ist schlimm. Aber es gilt ein entsprechendes Laufver-halten durch die Wahl des entgegenwir-kenden Schuhs auszugleichen. Ein Ver-gleich vom linken und rechten Schuh zeigt zudem an, ob Sie das gleichermaßen ma-chen. Wenn nicht, spricht man von einer

Dysbalance. Die wäre nicht gut, weil diese beim Laufen langfristig zu Verletzungen führen kann.

Schuhkauf am Nachmittag

Bei längeren Läufen werden Ihre Füße anschwellen. Das ist ganz normal. Daher dürfen Sie die Schuhe nicht zu klein kau-fen. Eine Faustformel lautet: lieber eine halbe bis ganze Nummer größer als nor-mal. Ein bewährter Trick ist, die Schuhe am Nachmittag oder abends zu kaufen. Dann waren Ihre Füße schon den ganzen Tag in Schuhen und sind etwas aufgelaufen.

Laufen mit Einlagen

In diesem Fall sollten Sie sich vom Ortho-päden entsprechende Einlagen verschrei-ben lassen. Das ist keine große Sache. Aber es ist ganz wichtig, diese Einlagen auch zum Kauf mitzubringen und in jedem Modell auszuprobieren. Je nach Form des Schuhs passen die eventuell gar nicht rein. Und damit scheidet das Modell von vornherein aus.

Wo werden Sie hauptsächlich laufen?

Keine Angst, wenn der Verkäufer Sie da-nach fragt. Die Frage bezieht sich auf den Bodenbelag: Waldboden, Kieswege oder Asphalt. Ein Waldboden ist naturgemäß weicher als Asphalt. Daher benötigen Sie dafür keine so hohe Dämpfung wie auf hartem Untergrund.

211

Gewichtsfragen

Heutige Laufschuhe sind generell recht leicht. Machen Sie sich mal keinen Kopf über ein paar Gramm mehr oder weniger. Die fallen – im wahrsten Sinne der Worte – nicht ins Gewicht. Achten Sie lieber auf Ihre eigenen Kilos. Denn je schwerer Sie ins Laufen starten, umso mehr Stabilisation und Dämpfung benötigen Sie. Das macht auch den Schuh minimal schwerer. Die paar Gramm sind aber gut investiert.

Obermaterial

Heutige Laufschuhe nutzen in der Regel leichte Synthetikfasern als Obermaterial. Denn wichtig ist auch hier, dass die Feuchtigkeit nach außen dringen kann. Je weitmaschiger dieses Meshmaterial ist, desto mehr Feuchtigkeit transportiert es nach außen.

Ein Schuh für die Ewigkeit?

Hält der Schuh mehrere Jahre? Oder muss er jede Saison gewechselt werden? In Laufbüchern wird mal von 500 Kilometern, mal von 800 Kilometern, mal von 1000 Kilometern „Laufleistung" gesprochen. Was gilt denn nun? Das hängt von mehreren Faktoren ab. Wobei das augenfälligste Merkmal, die Sohle, Ihnen nur wenig Hinweise geben wird. Denn die werden Sie kaum kaputt kriegen. Sie hält meist mehrere Jahre. Daran sollten Sie sich aber nicht orientieren. Der entscheidende Faktor ist die Dämpfung des Schuhs. Sie wird nach und nach einbüßen. Allerdings

kann man hier keine Pauschalaussagen treffen. Denn eine kleine Frau mit Fliegengewicht beansprucht den Schuh natürlich viel weniger als ein (schwer-)gewichtiger Zwei-Zentner-Mann, der vielleicht auch noch falsch auftritt. Ergo kann sie mit dem gleichen Modell wahrscheinlich weit über 1200 Kilometer laufen, während der Schuh bei ihm nach 400 Kilometern – zwar nicht die Löffel, aber – die wichtige Dämpfung abgibt.

Ein Muss – zwei unterschiedliche Paar Schuhe

Kaufen Sie sich am Anfang ein Paar Schuhe. Und zwar gute. Wenn Sie in den folgenden drei Monaten feststellen, dass Laufen Ihr Sport ist, dann investieren Sie in ein weiteres Paar Schuhe. Und zwar möglichst von einem anderen Hersteller. Dort ist die Dämpfung etwas anders, der Fuß liegt leicht anders im Schuh. Wenn Sie nun beide Schuhe im Wechsel laufen, werden Ihre Gelenke, Bänder und Sehnen von nun an unterschiedlich belastet. Diese Variation ist gut, denn sie beugt einseitigen Überlastungen vor.

Die unterschätzte Socke

Die besten Schuhe sind nichts ohne passende Laufsocken; und auch diese sind heute aus Funktionsmaterial, sitzen gut am Fuß und werfen keine Falten. Sie transportieren die Feuchtigkeit weg vom Fuß – diese wird dann über das Meshmaterial des Schuhs abtransportiert. Kaufen

Sie sich also zu Beginn mit den Schuhen auch gleich mindestens zwei Paar gute Laufsocken.

Kompressionsstrümpfe

Kein Muss – aber sie können angezeigt sein. Wer unter Krampfadern leidet oder im Beruf – wie Verkäufer – viel stehen muss, hat vielleicht schon von Kompressionsstrümpfen gehört. Mittlerweile kommen sie auch bei Läufern in Mode. Aber bestimmt nicht, weil sie gut aussehen. Sie können aber super Dienste leisten und Ihnen helfen, wenn Sie beim Laufen oft Wadenkrämpfe bekommen. Das elastische Material übt einen mehr oder weniger starken Druck auf die Wade aus. Dadurch entspannt sich der Muskel, gleichzeitig verbessert sich der venöse Rückstrom des Blutes zum Herzen. Viele Läufer berichten, dass sie seit der Benutzung dieser Strümpfe keine Wadenkrämpfe mehr bekommen.

Laufbekleidung

Tut's die alte Hose nicht auch – oder erfreue ich mich an meinem neuen Equipment? Das ist letztlich eine Frage der Einstellung und nicht zuletzt vom Geldbeutel. Als Wolfgang Grandjean anfing zu laufen, musste er feststellen, dass er keine echte Laufhose hatte. Aber da war ja noch die alte hellgrüne Baumwoll-Jogginghose aus den 80ern im Schrank. Also hinein mit den Beinen und ab in den Wald. Allein

die Blicke seiner 14-jährigen Tochter, die ihn beim Hinauslaufen trafen, sprachen Bände. Das war so eine Mischung aus Fremdschämen, Unglaube und unausgesprochener Missbilligung.

Atmungsaktive Textilien – ein Muss

Wenn Sie Sportkleidung aus Baumwolle tragen, saugt sich diese mit Schweiß voll. Die Kleidung wird nass, klebt an Ihrem Körper und Ihnen wird kalt. Das ist der erste Schritt zur Erkältung. Moderne Fasern sind atmungsaktiv und transportieren den Schweiß nach außen, so dass er verdunsten kann. So bleiben Sie während des gesamten Laufs trocken und vor allem warm. Sie werden sehen: Diese Shirts und diese Hosen werden zu Ihren liebsten Kleidungsstücken.
Sie benötigen zu Beginn ein Laufshirt und eine Laufhose, je nach Jahreszeit zusätzlich eine Laufjacke, die auch mal einen leichten Regen abfängt. Bei der Laufhose sollten Sie darauf achten, dass sie eine (kleine) Tasche hat, am besten mit Reißverschluß. Denn wenn es Sommer wird und Sie nur in Shirt und kurzer Hose laufen, müssen Sie dennoch irgendwo Ihren Haus- oder Autoschlüssel lassen.

Lauf-BH

Frauen benötigen zudem einen guten Lauf-BH. Einen solchen zu kaufen ist gar nicht so einfach, wenn man über etwas mehr Oberweite verfügt. Er muss einen guten Halt geben und die Brust vor starken Erschütterungen schützen. „Da wackelt nix" ist die Devise. Die Träger müssen etwas kräftiger sein und auch in der Länge verstellbar, die Körbchen ausreichend in der Größe und das Ganze auch noch in Funktionsmaterial. Und nicht zuletzt sollte er bequem sein und nirgends einschnüren. Auch hier empfehlen wir den Gang ins Sportfachgeschäft oder in ein Kaufhaus mit einer guten Wäscheabteilung oder in einen speziellen Wäscheladen. Im Anhang finden Sie ein paar Marken, die auch Lauf-BHs für etwas mehr Oberweite anbieten.

Laufjacke/Regenlaufjacke

Es gibt sogenannte wasserabweisende Jacken. Die kapitulieren zwar bei Wolkengüssen, reichen aber bei normalem Regen allemal aus und transportieren mehr Schweiß nach außen. Manche Jacken haben unter den Armen seitliche Reißverschlüsse. Das ist ganz praktisch, da können Sie dann „ein Ventil öffnen".

Übrigens: Wenn Sie daran denken, sich eine Laufweste zu kaufen, dann möchten wir Ihnen noch einen kleinen Tipp mit auf den Weg geben. Sehr oft ist man zu Beginn des Laufs noch etwas zu warm angezogen – eine Laufjacke können sie ausziehen und um die Hüften binden. Mit einer Weste haben Sie da so Ihre Herausforderungen. Wir persönlich würden zu Beginn also eher eine dünne Laufjacke wählen. Selbst Schönwetterläufer kommen mal in den Genuss, im Regen zu laufen. Beim Kauf einer Regenjacke fürs

Laufen sollte man ebenfalls beachten, dass die Fasern atmungsaktiv sind. Denn generell gilt: Je wasserdichter eine Jacke ist, desto mehr schwitzt man darunter.

Neben der Funktionalität gilt es noch etwas zu beachten: Denken Sie daran, dass Sie bald auch bei einsetzender Dunkelheit unterwegs sind. Reflektorstreifen sind enorm wichtig, damit Sie von Autofahrern gesehen werden, wenn Sie aus dem Wald auf die Straße laufen. Keine Angst: Sie sehen damit nicht aus wie ein ABC-Schütze am ersten Schultag. Es gibt die Reflektoren mittlerweile auch in modisch.

Headwear-Multifunktionstuch

Wenn Sie im Frühjahr mit dem Laufen beginnen, ist vielen um den Kopf herum zu kalt. Dann eine Kappe aufzusetzen finden viele Läufer – noch öfter viele Läuferinnen – unschick. Wir empfehlen Ihnen, sich ein sogenanntes Headband zu besorgen. Das ist ein Multifunktionstuch, das als Läuferkopftuch, aber auch als Schweißband oder als Armgelenkwärmer getragen werden kann – so wie Sie es gerade brauchen. Und es lässt sich in jeder Tasche verstauen.

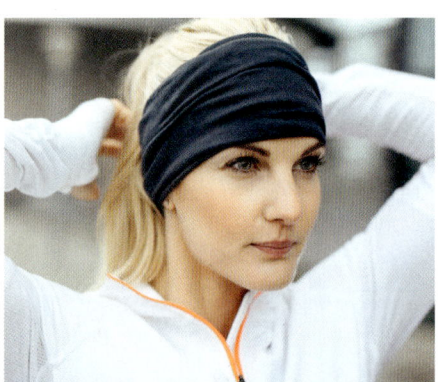

Pulsuhr

Da unsere Laufgeschwindigkeit in den Trainingsplänen bezogen auf die maximale Herzfrequenz abgestimmt ist, sollten Sie sich eine Pulsuhr besorgen. Ohne Pulsuhr laufen Sie die längeren Läufe in der Regel viel zu schnell, da es gefühlt eigentlich ganz gut geht. Die Pulsuhr bremst also die Euphorie etwas aus. Anfangs können Sie sich gar nicht vorstellen, dass man so langsam laufen kann, dass die Pulsuhr nur 70 Prozent des Maximalpulses anzeigt. Und in der Tat dauert es bei vielen fast drei Monate, bis das Anfangstempo so verringert ist, dass am Ende die Durchschnittswerte über den Lauf passen.

Kein Pulsuhr-Dogma betreiben
Die Herzfrequenz darf zwischendurch in einem Lauf durchaus 10–15 % höher sein als es auf dem Plan steht. Also statt Puls 150 kann er zwischendurch auch mal auf 170 gehen. Dies wird dann der Fall sein, wenn es mal bergauf geht und Sie ein wenig mehr schnaufen müssen. Falsch wäre nur, wenn Sie über längere Dauer in diesem erhöhten Pulsbereich laufen würden. Die Pulsuhr hilft Ihnen also, sich besser an Ihren Trainingsplan zu halten.

Einsteiger-Pulsuhr oder eine mit GPS?
Für das Training reicht Ihnen ein Einsteigergerät, das Ihre Herzfrequenz gut leserlich übermittelt. Wenn Sie Ihr Training auswerten wollen, wieviel Kilometer Sie nun in den 45 Minuten gelaufen sind, dann benötigen Sie eine Uhr mit GPS. Das werden Sie vor allem dann zu schätzen lernen, wenn Sie auf unbekanntem Terrain laufen und gar nicht abschätzen können, wie weit sie unterwegs waren. Und da der Aufpreis heute nicht mehr so hoch ist, sollten Sie die GPS-Funktion bei der Neuanschaffung ernsthaft in Erwägung ziehen. Sobald Sie GPS-Uhren haben, verfügen die Uhren dann auch gleich über weitere Zusatzauswertungen: Wie Ihr Durchschnitts- bzw. Ihr Maximalpuls war oder wo genau Sie genau gelaufen sind, wie das Profil der Strecke war und vieles mehr. Lassen Sie sich die Modelle von Ihrem Fachhändler zeigen.

Elektronisches Trainingstagebuch
Und diese Kombiuhren mit Pulsmessung und GPS sind mittlerweile hochentwickelte Minicomputer. Verbindet man die Uhr nach dem Training per mitgeliefertem Kabel mit dem Computer, kann man die Daten weiter auswerten. Es entsteht ein elektronisches Trainingstagebuch. So können Sie sich Ihre Fortschritte Woche für Woche oder Monat für Monat anzeigen lassen.

Die Modelleisenbahn des Läufers
Natürlich braucht man diese ultradetaillierten Trainingsanalysen nicht wirklich. Aber das Spielzeug gibt es nun mal her und so wird die Uhr im übertragenen Sin-

ne zur „Modelleisenbahn des wackeren Läufers". Höhepunkt mancher Uhren ist die Funktion „Nacherleben". Dann macht das Programm selbstständig aus Ihrem Lauf einen kleinen Film. Dabei werden sogar Bilder der Orte eingeblendet, an denen Sie vorbeigelaufen sind. Jedenfalls so lange Sie an touristischen Highlights vorbeilaufen, deren GPS-Daten Bilder zugeordnet sind. Laufen Sie bei sich in Hintertupfingen im Wald, bleibt es bei der Straßenkarte. Aber auch die ist heiß. Wer hätte gedacht, dass es Karten gibt, die wirklich jeden kleinen Waldweg im Heimatort kennen. Und es wird im Film angezeigt, an welcher Stelle Sie am schnellsten gerannt sind („bestes Tempo"), wo Sie am meisten geschnauft haben („maximale Herzfrequenz") und vieles mehr.
Sie sagen, das ist völlig überflüssig. Stimmt. Aber trotzdem ein nettes „Gimmick", wie man heutzutage neudeutsch sagt. Damit können Sie bei Ihren Kindern richtig Eindruck schinden. Übrigens kosten entsprechende Uhren samt Brustgurt heute zwischen 150 und 200 Euro.

Für Strahlenbewusste: Wer nicht ständig von Bluetooth-Strahlen begleitet sein mag, dem empfehlen wir die normale Herzfrequenzmessung über Brustgurt und Herzfrequenzuhr ohne GPS am Armgelenk.

Alternative: Smartphone statt GPS-Uhr
Eine günstige Alternative zur Anschaffung einer GPS-Uhr ist die Nutzung Ihres Smartphones. Denn nahezu alle modernen Geräte haben heute eh ein GPS-System integriert. Das Handy, mit einer Manschette am Oberarm getragen, kann Ihre Positionsdaten also ebensogut aufzeichnen wie eine entsprechende Uhr. Dazu müssen Sie nichts weiter tun als sich entsprechende – meist kostenlose – Apps aus dem Internet zu laden und auf Ihr Smartphone aufzuspielen. Über die App lässt sich dann manchmal sogar per Bluetooth ein Brustgurt zur Pulsfrequenzmessung mit Ihrem Handy koppeln. Das ist natürlich preislich günstiger als die Anschaffung einer Uhr. Einen Nachteil dürfen wir jedoch nicht verschweigen: Wenn Sie jetzt beim Laufen versuchen, ihre Pulswerte auf dem Handy zu lesen, das in der Oberarmmanschette sitzt, werden Sie sich meist den Hals verrenken. Da sind die Uhren weitaus praktischer. Aber das ist Ansichtssache oder eine Frage des Geldbeutels.

Faszienrolle

Das Ausrollen schmerzender Muskeln über einer Schaumstoffrolle löst Verklebungen von Faszien schnell wieder. Was gibt es beim Kauf zu beachten? Die weitaus meisten Schaumstoffrollen haben einen Durchmesser von 14 bis 15 Zentimetern. Ihre Länge ist unterschiedlich. Eine Breitere kann bequemer sein. Sie brauchen dann aber im Wohnzimmer, oder wo immer Sie sie nutzen, auch entsprechend mehr Platz. Außerdem ist sie weniger handlich zum Mitnehmen.

Hart oder weich?

Die Farben geben oft – aber nicht bei jedem Hersteller – den Härtegrad an. Weiß ist weich, Grün und Blau haben eine mittlere Dichte, die Schwarzen sind am härtesten. Manchmal hören Sie im Laden auch den Namen „Black Roll". Nicht verwirren lassen: Das ist ein geschützter Markenname. Also ähnlich wie Tempo und Papiertaschentuch. Der Markenname weist aber darauf hin, dass der schwarze Härtegrad am häufigsten im Einsatz ist. Generell werden die härteren Rollen empfohlen, weil sie tiefere und damit effizientere Massagen bieten. Sollten die Ihnen aber am Anfang zu heftig sein, probieren Sie es mit einer weicheren. Besser weich gerollt als gar nicht massiert oder mit schmerzverzerrtem Gesicht auf harter Rolle gerollt.

Noppen und Ausbuchtungen

Das Faszientraining ist relativ neu. Es kam erst 2014 auf. Daher kommen mittlerweile haufenweise neue Varianten auf den Markt. So gibt es nun auch Rollen mit Noppen, die einen zusätzlichen Massageeffekt herbeiführen sollen. Oder Rollen, die in der Mitte eine Ausbuchtung haben. Das kann sinnvoll sein, wenn man den Rücken entlang der Wirbelsäule trainiert. Die Ausbuchtung schont dann das Rückgrat. Sie können aber genauso gut beim Training bewusst rechts und links der Wirbelsäule entlangrollen. Das hat den gleichen Effekt. Dann sparen Sie sich die Extraausgabe. Interessant ist auch eine Entwicklung des Herstellers „Relax Roll", der eine spezielle Rolle zum Ausrollen der Achillessehne auf den Markt gebracht hat.

Faszienset mit Rolle und Ball

In letzter Zeit findet man häufig auch Setangebote. Dann sind neben einer Rolle auch ein Faszienball und/oder ein Igelball mit im Paketpreis enthalten. Hintergrund ist, dass zur Selbstmassage von Füßen oder bestimmten Triggerpunkten an Schultern, Armen oder Waden ein Ball punktgenauer wirkt als die Rolle. Sie können hierzu einen Tennis- oder einen Golfball benutzen. Das funktioniert einwandfrei. Wenn Sie so etwas aber nicht im Haushalt haben, kann der Kauf eines entsprechenden Sets eine kostengünstige Lösung sein. Der häufig mitgelieferte Igelball hat auch Schaumstoffnoppen, die beim Drüberrollen je nach Empfinden pieksen, kribbeln oder kitzeln. Aber das ist nicht jedermanns Sache. Manche empfinden den Reiz der Noppen als sehr unangenehm bis schmerzhaft. Probieren Sie es selbst aus. Es ist ein wenig wie in der Cola-Werbung: Nur Ihr Geschmack entscheidet.

Materialfragen

Die weitaus meisten Rollen bestehen aus expandiertem Polypropylen (EPP) oder Ethylen-Vinyl-Acetat-Schaum (EVA-Schaum). Sie sind abriebfest, abwaschbar und beständig gegen Hitze und Öl. Manche Hersteller weisen darauf hin, dass die

Rolle hautfreundlich ist. Ein erster Hinweis darauf kann sein, dass das verwendete Material geruchlos ist. Achten Sie also beim Kauf darauf, dass die Rolle nicht stinkt. Ansonsten gilt auch hier wie immer: Wenn die Rolle deutlich billiger ist als alle anderen auf dem Markt, liegt der Verdacht nahe, dass minderwertiges Material verwendet wurde. Greifen Sie in dem Fall lieber zu einem Markenprodukt. Hier gibt es schon gute Angebote ab 20 Euro. Und dank der großen Nachfrage werden die Rollen in letzter Zeit billiger.

Unser Rollen-Tipp

Wir raten Ihnen, zu Beginn eine normale mittelharte Rolle von ca. 40 Zentimeter Breite zu einem vernünftigen Preis zu kaufen. Das reicht für den Anfang. Haben Sie sich erst mal an die Selbstmassage gewöhnt, wollen Sie sie wahrscheinlich nicht mehr missen und experimentieren nach ein paar Monaten gerne mit unterschiedlichen Härten und Noppen. Auch ein Set mit Bällen kann preislich Sinn machen. Ein Set mit Anleitungs-DVD benötigen Sie hingegen nicht. Die einzelnen Übungen sind ab Seite 92 ausreichend erklärt, zudem haben wir Video-Tutorials auf unserer Website: www.dr-feil.com/ldg-videos

Sporternährung

Auch in der Sporternährung gilt, weniger ist oftmals mehr. Achten Sie daher auf Qualität und nehmen Sie nur Sporternäh-rungsprodukte, die Sie voranbringen. Unsere Übersicht zeigt Ihnen, wie die von Dr. Feil entwickelten ultraSPORTS Produkte Ihnen helfen können, die F-AS-T Formel umzusetzen. (siehe S. 220 Abb. 7)

Gürtel für Getränk

Ein Gürtel für eine Getränkflasche ist eine gute Sache. Aber zu Beginn, wenn Sie nur eine halbe bis ganze Stunde unterwegs sind, brauchen Sie das nicht. Da wollen Sie den unnötigen Ballast gar nicht mit sich rumtragen. Später bei längeren Einheiten, wenn es im Sommer dazu noch wärmer wird, brauchen Sie das Wasser zwischendurch. Dann aber ist immer noch Zeit dafür. Die Gürtel gehen nicht aus. Und Sie haben in drei Monaten schon viel mehr Körpererfahrung und können selbst einschätzen, was Sie am besten tragen können, ohne dass es Sie beim Laufen stört. Wahrscheinlich können Sie sich nach dem dritten Monat auch schon einen Getränkegürtel mit kleinerem Umfang kaufen als zu Trainingsbeginn. Achten Sie dann auf jeden Fall darauf, dass die Trinkflasche gut festzumachen ist. Sie ärgern sich, wenn Sie Ihre Flasche ständig vom Waldboden aufheben müssen. Eine andere Möglichkeit: Wählen Sie einen Getränkegürtel mit mehreren kleinen Fläschchen (z. B. 125 ml) anstelle eines Gürtels mit einer großen Flasche (750 ml).

Laufbrille

Eine Laufbrille lässt Sie nicht nur cool aussehen, sondern schützt Ihre Augen vor Insekten, Wind sowie Pollen und schützt Sie sogar vor Stress. Dies allerdings nur dann, wenn sich die Laufbrille an die Lichtverhältnisse anpasst. Die Gläser werden hell, wenn Sie in den Wald hineinlaufen und wenn Sie in die Sonne kommen, tönen sie sich automatisch ab. Dadurch bleiben die Augen entspannt. Sie müssen nicht blinzeln. Dieses Blinzeln wird vom Gehirn als Stress bewertet.

Blasenpflaster und Vaseline

Auch wenn Sie bisher vor Blasen verschont blieben und sich sogar dagegen immun wähnten, wundern Sie sich nicht: Mit dem Laufen kommt es für die meisten Füße zur ungewohnten Dauerbelastung und damit zur einen oder anderen Blase. Das führt zu unfreiwilligen Trainingspausen. Lassen Sie es nicht so weit kommen und beugen Sie vor: So wie Radfahrer sich vor einer langen Tour Melkfett auf den Ledereinsatz am Po schmieren, um sich nicht wund zu sitzen, so können Läufer ihre Füße vor dem Lauf ein wenig mit Vaseline einreiben. Das schützt. Bei neuen Schuhen oder wenn es beim letzten Mal ein wenig gescheuert hat, können Sie sich schon vorbeugened ein Pflaster auf die besagte Stelle kleben. Das verhindert die Blasenbildung. Also: Kaufen Sie sich Pflaster und Vaseline ruhig schon im Vorfeld und beugen Sie im Zweifelsfall vor.

Was sie nicht brauchen, aber lieben werden

In Werbespots wird immer bei bestem Wetter am Strand oder auf dem Prachtboulevard gelaufen. Die Schuhe glänzen in ihren peppigen Farben. Alles tiptop sauber. Soweit die Theorie der Marketingstrategen. Wenn Sie nicht zufällig in Kalifornien wohnen, sieht die Wahrheit leider ein klein wenig anders aus. Sie werden häufig auf Feldwegen und auf dem vom Regen aufgeweichten Matschboden laufen. Und das sieht man den Schuhen dann auch an. Die sind bei der Rückkehr nach Hause – sprechen wir es ruhig offen aus – ziemlich versifft. Also tun Sie sich und Ihrer Familie einen Gefallen und kaufen Sie einen Fußabstreifer, den Sie vor der Haustür platzieren. Es sind manchmal nur Kleinigkeiten, die helfen, den Familienfrieden zu wahren.

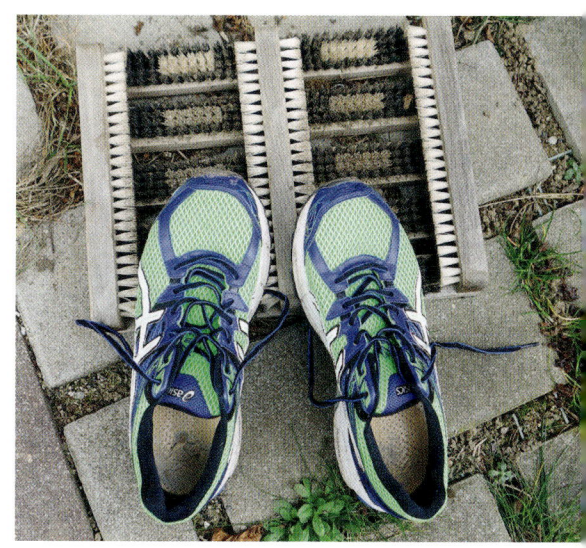

Abb. 7: So helfen Ihnen ultraSPORTS Produkte Ihr Ziel zu erreichen

	Training	Ernährung	schützende Nährstoffe	Trainings- & Wettkampf-versorgung	Regeneration
T Top Leistung im Wettkampf	In der letzten Woche: Training zurückfahren (Tapering)	COMPETE HIGH			
AS Allgemeine Stabilität					
F Fettstoffwechsel	Training mit niedrigen Kohlenhydratspeichern Training: lang & langsam + kurz & intensiv (HIIT)				

- **ChillSan** Chili- und Gewürzbalsam für die äußerliche Pflege von belasteten Muskeln und Sehnen.

- **Chonsamin** Glucosamin, Chondroitin, Brennnessel, Vitamin D3 und Selen zur Ergänzung von Ackerschachtelhalmkonzentrat bei hoher Belastung.

- **Kollatin** Kollagenhydrolysat, Zink, Mangan und Hagebuttenextrakt zur Ergänzung von Ackerschachtelhalm und Chonsamin.

- **Refresher** Molkeneiweiß, Zink, Selen und Magnesium – nach dem Sport zur Regeneration. Geringer Kohlenhydratgehalt.

- **Starter** Kohlenhydrat-Eiweißgetränk auf magenfreundlicher Haferbasis – geeignet als Frühstücksmahlzeit, als Trinkmahlzeit vor intensiven Trainingsbelastungen und als Vorwettkampfmahlzeit.

- **ultraBar** Kohlenhydrat-Molkenriegel – bei langer Belastung in Training und Wettkampf sowie davor.

- **ultraGel** Kohlenhydrat-Eiweiß-Gel mit Natrium. Rhodiola sorgt für mentale Leistung. Geeignet für Wettkampf und intensives Training.

- **Level X** Molkeneiweißkonzentrat ohne Kohlenhydrate, mit Zink, Selen und Magnesium – ideal zur besseren Erholung und als kohlenhydratfreie Zwischenmahlzeit, wenn der Hunger kommt.

- **Gel-Chip** Energie-Chip – mit Rhodiola für mentale Leistung. Liefert Sofortenergie über die Mundschleimhaut. Vorteil: leichtere Umsetzung des Fettstoffwechsel-Trainings bei den langen Läufen und als Sofortenergie im Wettkampf.

- **AddOn Amino** Argininpräparat – Joker gegen Übertraining, bei langen Einheiten, zur Regeneration nach intensivem Training und vor dem Wettkampf.

- **Buffer** Sportgetränk für Training und Wettkampf: Kohlenhydrate + Eiweiß (3:1) + Natrium (1084 mg/l).

- **Floratin** 10 Milliarden milchsäureproduzierende Laktobakterien je Tagesanwendung.

- **Ackerschachtelhalmkonzentrat** Pflanzliche Kieselsäure – tägliche Empfehlung bei regelmäßiger Laufbelastung und bei Trainingssteigerung.

* Die Farbe der Punkte entspricht der Farbe der Finger.

Dr. Feils Lieblingsrezepte für den Alltag

Hier finden Sie unsere Lieblingsrezepte für den täglichen Gebrauch. Bauen Sie diese möglichst oft in Ihre Ernährung ein – lassen Sie sich verwöhnen.

Gewürzquark nach Dr. Feil

Für 1 Person
2 TL Speiseleinöl
125 g Quark (20 % Fett)
1 TL Kurkuma
½ TL Zimt
1 Prise Chili und Pfeffer
1–2 cm frischer Ingwer
(ca. 30 g klein geschnitten oder gerieben)
15 g (1 EL) Honig
1 EL Hanfnüsse (13 g)

1. Verrühren Sie das Speiseleinöl mit dem Kurkuma, bis es sich vollständig aufgelöst hat.
2. Geben Sie anschließend alle Zutaten in den Quark und mischen Sie alles gut durch.

Dr. Feil Info *Die vielen Gewürze im Gewürzquark oder in der Gewürzschokolade verringern erhöhte Blutdruck- und Triglyceridwerte und wirken leicht blutverdünnend. Deshalb sollten Sie sich möglichst oft einen Gewürzquark oder eine Gewürzschokolade gönnen.*

Tipp Dazu passen auch leckere frische Beeren oder ein geriebener Apfel.

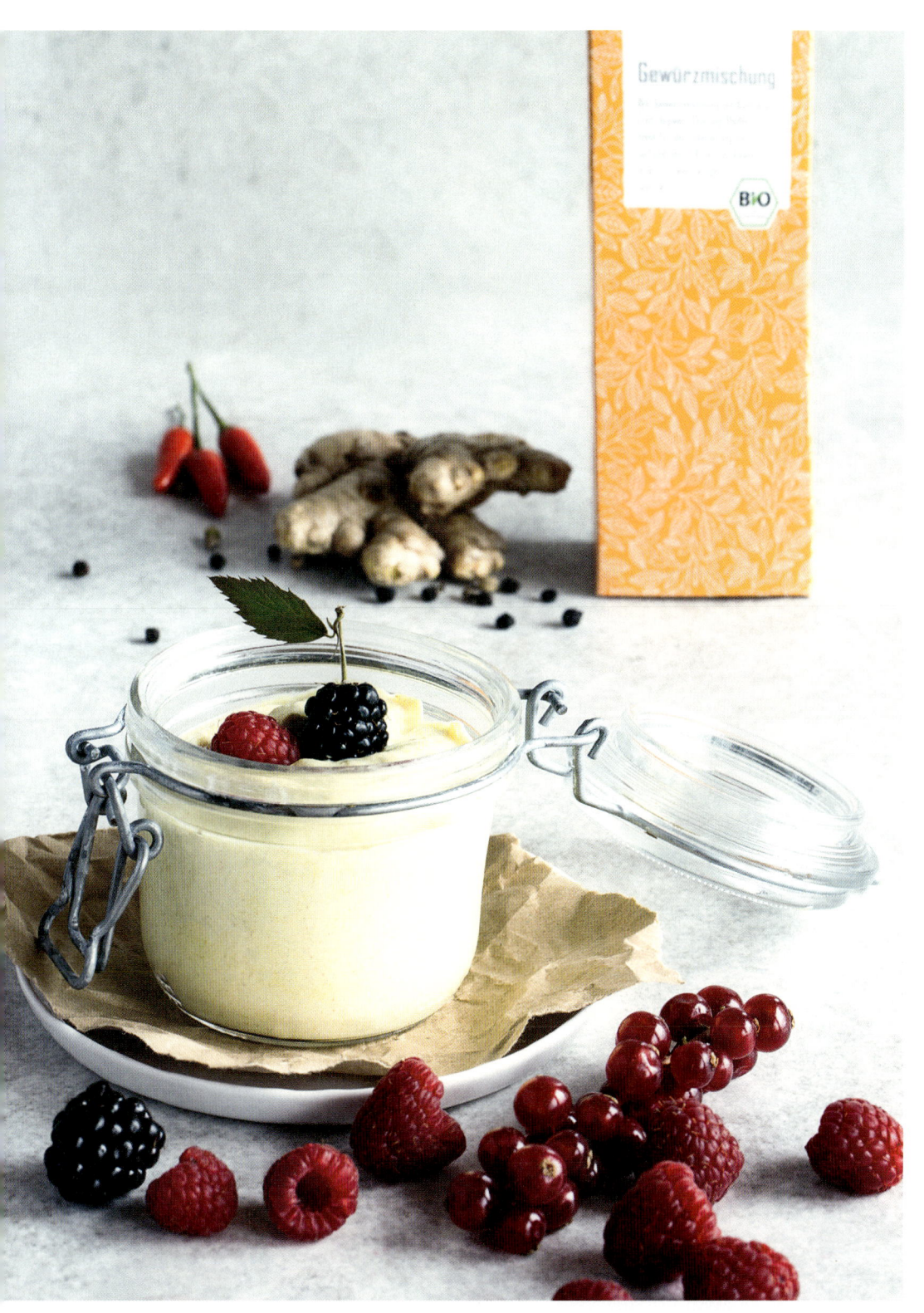

Gewürzschokolade nach Dr. Feil

Für 1 Person

1 Glas Milch oder 100 ml
Kokosmilch + 100 ml Wasser
2–3 TL Kakao
2 TL Honig
1 Prise Chilipulver und Pfeffer
½ TL Zimt
1 TL Kurkuma

1. Erhitzen Sie ein Glas Milch oder alternativ die Kokosmilch mit dem Wasser.
2. Fügen Sie den Kakao, den Honig und die Gewürze hinzu und rühren Sie, bis sich alles vollständig aufgelöst hat.

Dr. Feil Info *Dank eines hohen Gehaltes an Laurinsäure wirkt Kokosmilch immunstärkend. In Kombination mit den Gewürzen ist die Feuerschokolade ein richtiger Immunbooster.*

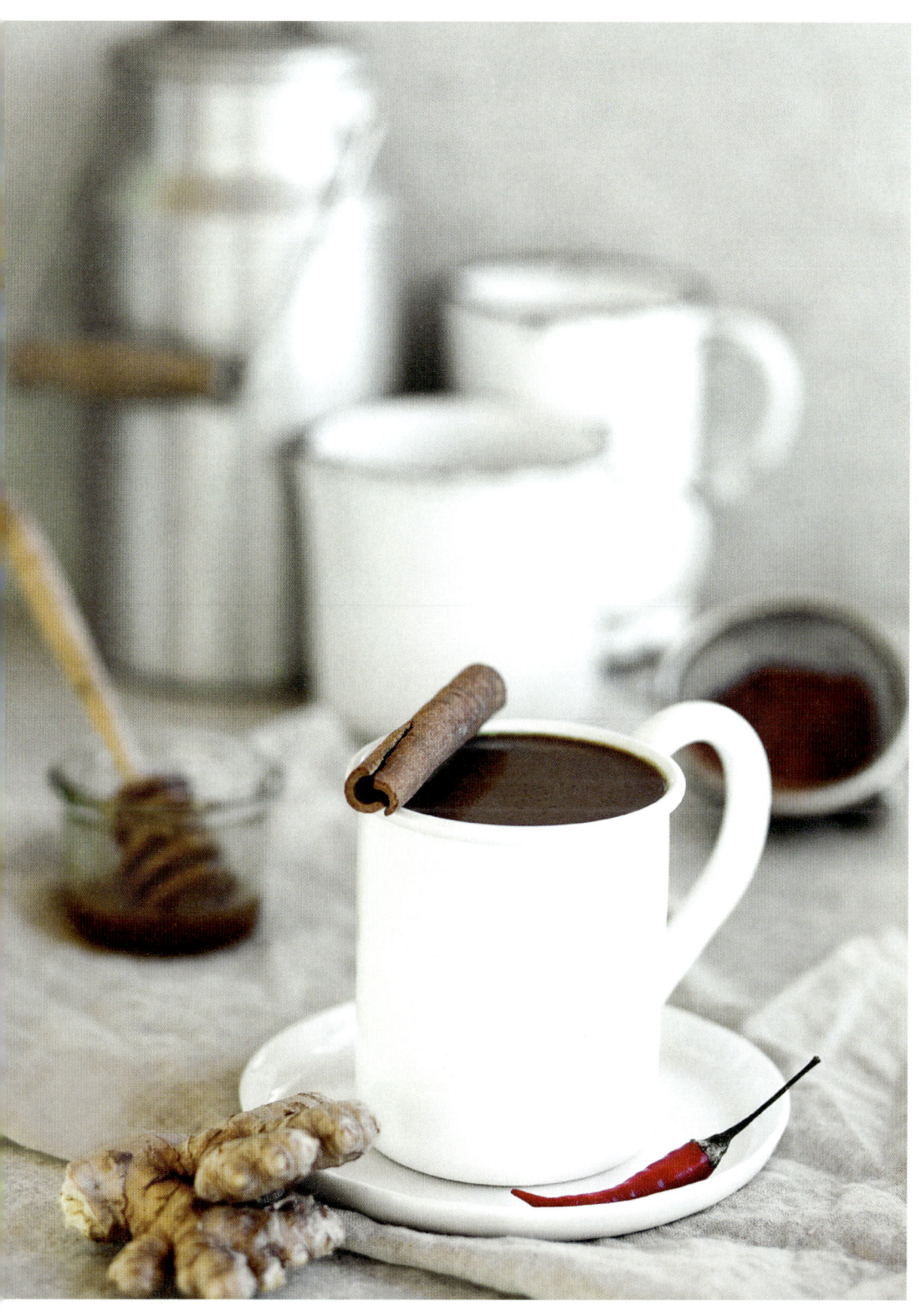

Knäckebrot Deluxe

Für 2 Backbleche:

300 g Samen und Kerne
gemischt (Leinsamen, Sesam,
Hanfsamen, Sonnenblumen-
kerne, Kürbiskerne ...)
2 gehäufte EL
Kartoffelstärke
3 EL Kokosöl oder Olivenöl
Gewürze (Pfeffer, Salz,
Paprika ...)
250–300 ml Wasser

1. Vermischen Sie Samen, Kerne, Kartoffelstärke, Gewürze und das Öl in einer Schüssel.
2. Bringen Sie das Wasser zum Kochen, gießen Sie das kochende Wasser in die Schüssel und rühren Sie alles gut durch.
3. Streichen Sie die Masse dünn auf 2 Backbleche aus.
4. Backen Sie sie für mindestens 45 Minuten bei 150 Grad Umluft.

Dr. Feil Info *Das Knäckebrot Deluxe ist wie eine Zünd-kerze für Ihren Stoffwechsel, da es durch den hohen Saatenanteil besonders reich an Magnesium ist. Mit einer guten Magnesiumversorgung fühlen Sie sich voller Ener-gie und Frische. Das Knäckebrot Deluxe eignet sich ideal zu Käse und Wein.*

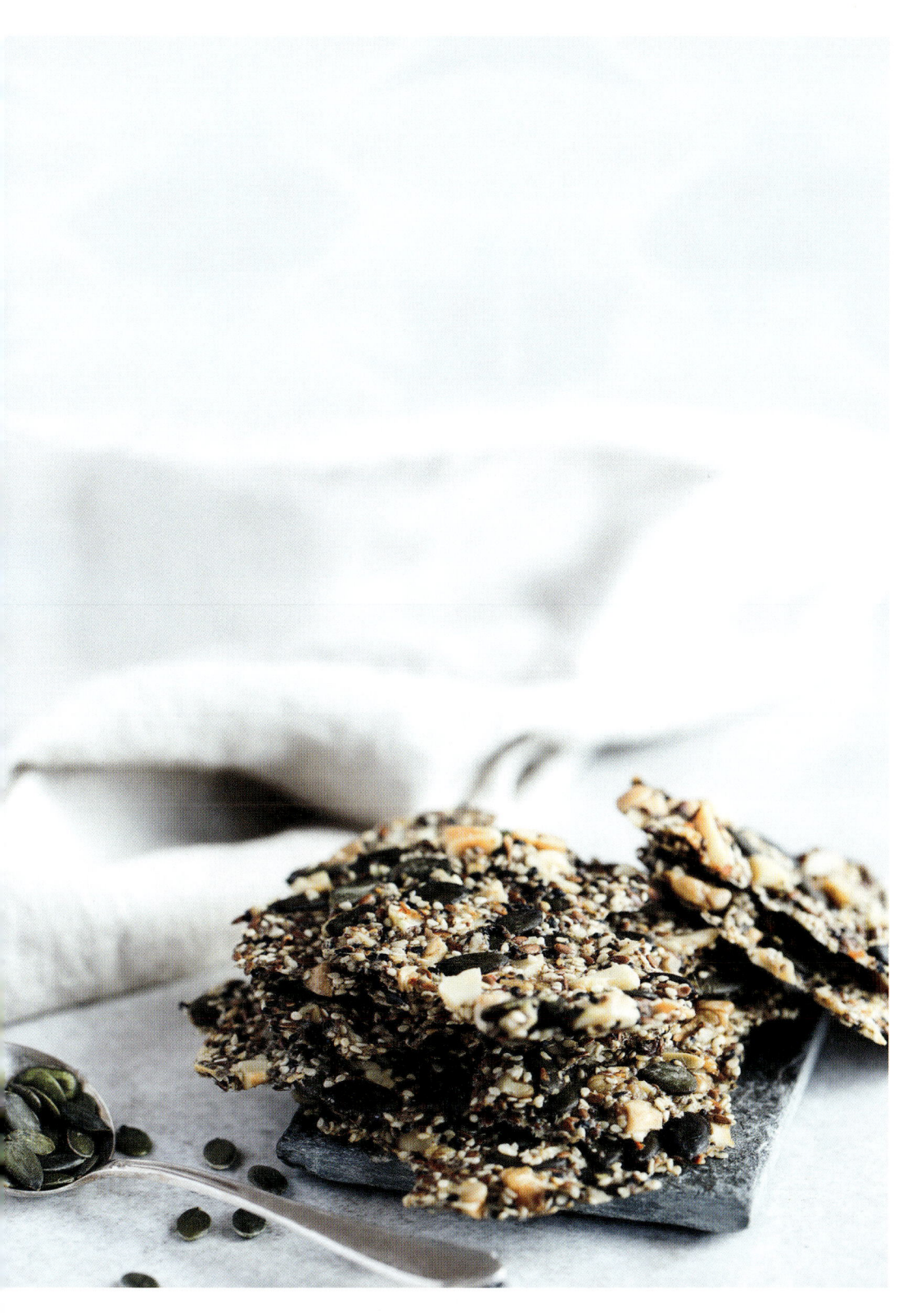

Gesäuerte Möhren im Glas (Gesäuertes Gemüse)

Für 1 Glas mit 720 ml Inhalt

600–700 g Möhren
2 kleine Zwiebeln oder Schalotten
6 g Salz
2–3 Nelken
½ Knoblauchzehe
½ Lorbeerblatt
1 ½ TL Dillsamen oder Kümmel
½ TL gelbe Senfkörner
etwas Dill und Estragon, frisch oder getrocknet
Optional ½ TL Molke

Tipp Besonders lecker schmeckt gesäuertes Gemüse mit Olivenöl, Hanfsamen oder einer guten Salatsauce.

1. Möhren putzen und in feine Scheiben reiben.
2. Zwiebeln in kleine Stücke schneiden.
3. Möhren und Zwiebeln in eine große Schüssel geben. Gewürze, Salz und Molke hinzufügen.
4. Alles mit einem kleinen Holzstampfer oder einem Esslöffel zerstampfen oder mit der Hand fest zusammendrücken, bis aus dem Gemüse Saft austritt.
5. Heiß ausgewaschenes Glas bis 2 cm unter dem Rand füllen und zum Gären (und zur der Aufbewahrung) ins Dunkle stellen.
6. Gemüse bei Zimmertemperatur 5 Tage ruhen lassen (abgedeckt mit einer Decke).
7. Stellen Sie das Gemüse dann in den Keller und lassen Sie es für weitere 2 Wochen säuern.

Dr. Feil Info *Gesäuerte Möhren und anderes gesäuerte Gemüse stärken Ihr Immunsystem und Ihren Darm durch einen hohen Anteil von Laktobakterien. Dadurch können sich Krankheitskeime im Darm nicht entwickeln und Sie bleiben gesund.*

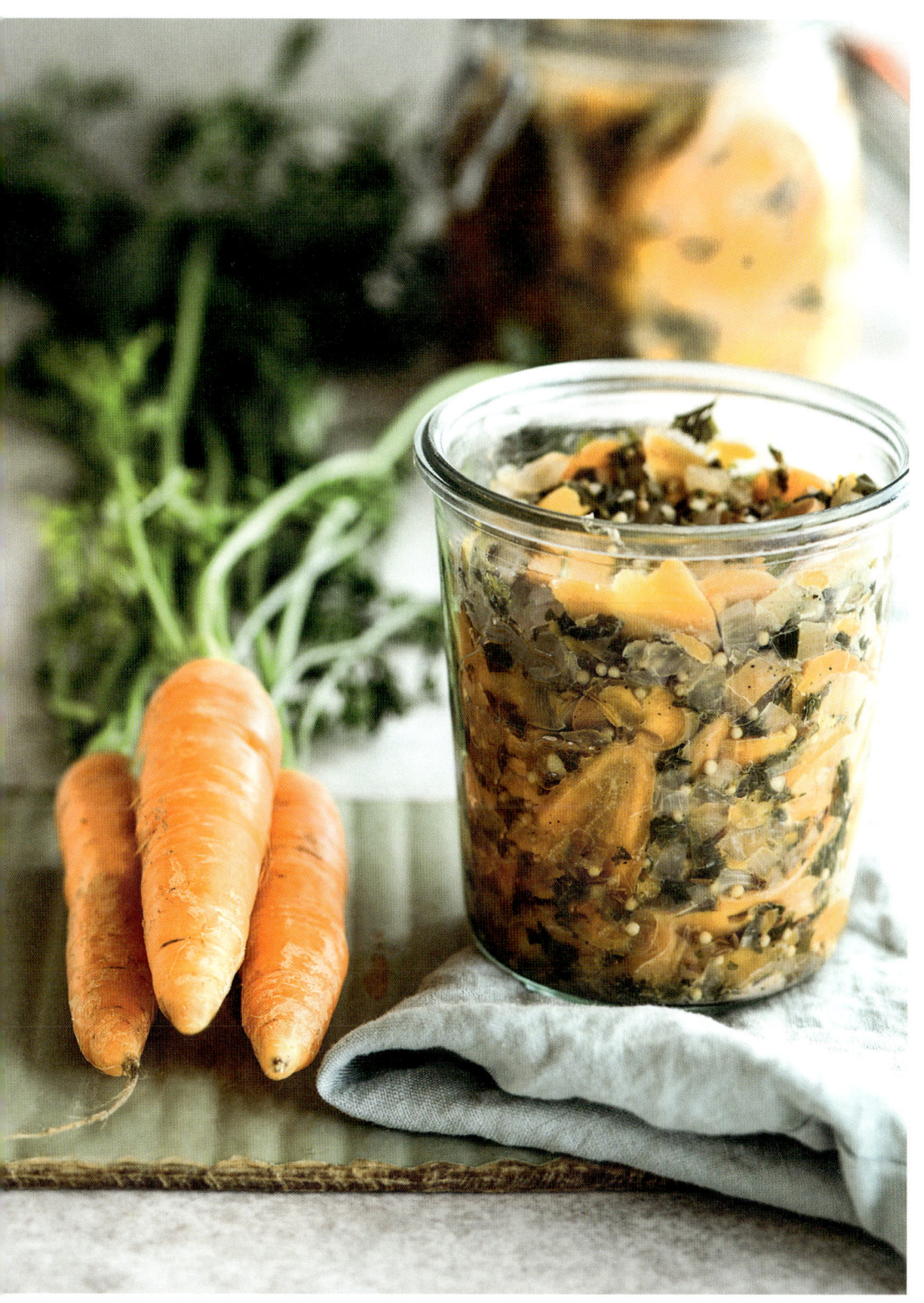

Apfel-Tarte

Für eine Tarteform Ø 26 cm

Teig

125 g Quark (20 %)
100 g kalte Butter
(in Stücke geschnitten)
60 g Emmer-, Dinkel- oder
Einkornmehl
extra Mehl zum Ausrollen
30 g Mandelmehl
30 g gemahlene Mandeln
1 Prise Salz

Masse

200 Gramm Schmand
(24 % Fett)
2 EL Zitronensaft
750 g Äpfel
40 g Puderzucker
1 EL Aprikosenmarmelade
(ohne Stückchen)

1. Verkneten Sie alle Zutaten für den Teig schnell zu einem Knetteig, wellen Sie ihn mit etwas Mehl aus und drücken Sie ihn in die Form. Stellen Sie die Form dann für mindestens 30 Minuten in den Kühlschrank.
2. Waschen Sie die Äpfel, entfernen Sie die Kernhäuser mit einem Apfelstecher. Halbieren Sie dann die Äpfel, schneiden Sie sie in dünne Scheiben und geben Sie 1 EL Zitronensaft über die Äpfel.
3. Heizen Sie den Backofen auf 200 Grad (Umluft 180 Grad) vor.
4. Rühren Sie die Eier mit Puderzucker zu einer cremigen Masse, rühren Sie Schmand und 1 EL Zitronensaft unter.
5. Nehmen Sie den Teigboden aus dem Kühlschrank, gießen Sie die Hälfte der Creme auf den Boden, legen Sie die Hälfte der Äpfel darauf und gießen Sie dann die restliche Creme darüber. Legen Sie zum Schluss die übrigen Apfelscheiben darauf.
6. Backen Sie die Tarte 15–20 Minuten, nehmen Sie sie dann kurz aus dem Ofen und bestreichen Sie sie mit Aprikosenmarmelade. Lassen Sie sie weitere 25–30 Minuten backen.

Dr. Feil Info *Äpfel wirken durch ihren hohen Gehalt an Quercetin stark entzündungssenkend und bindegewebekräftigend. Da dieser Pflanzenstoff hauptsächlich in der Apfelschale vorkommt, sollten Äpfel immer mit Schale verzehrt werden.*

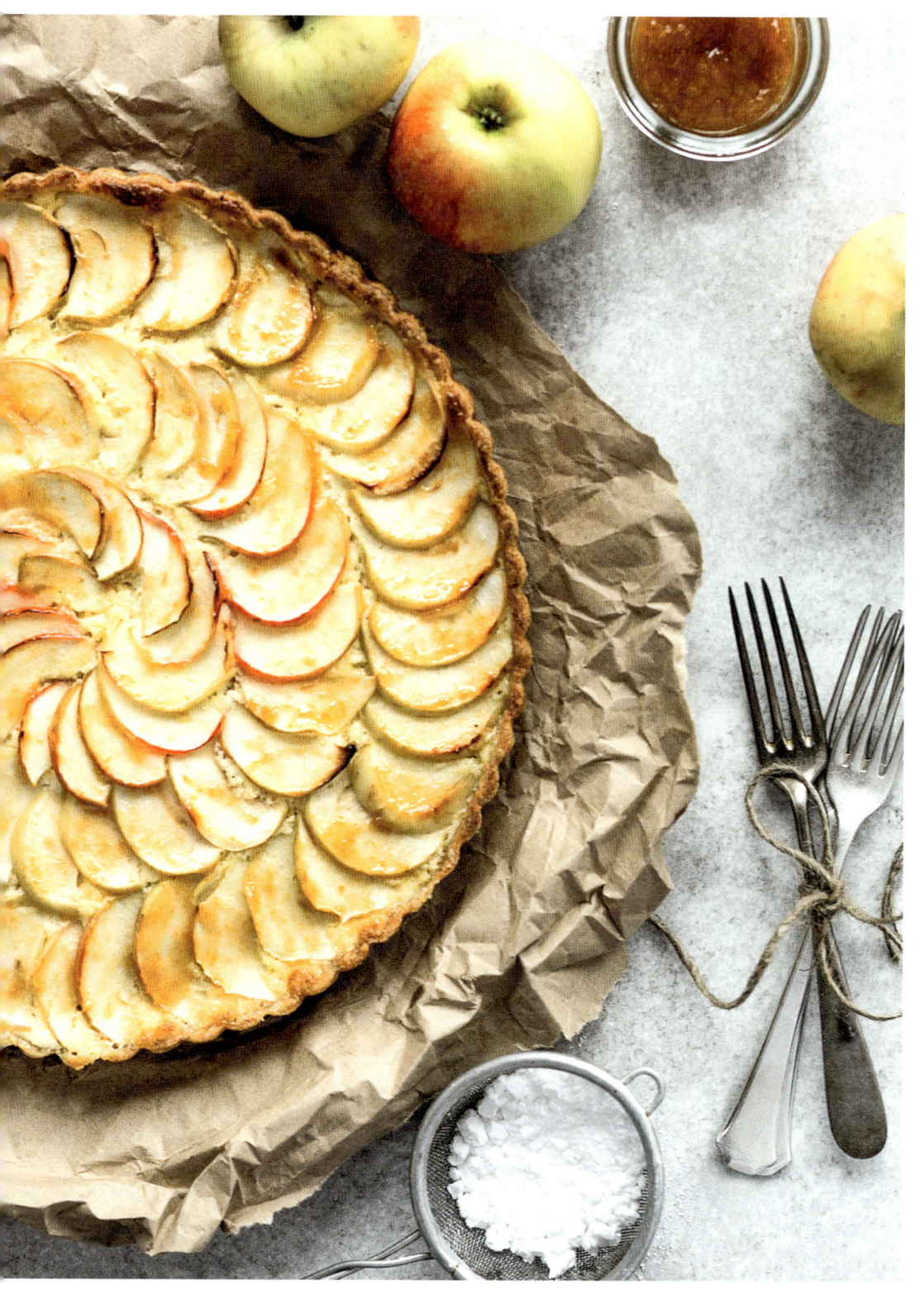

Avocado-Schoko-Creme

Für 6 Portionen

1 reife Avocado
75 g getrocknete Datteln
40–50 g Kakaopulver
1–2 TL Zimt
1 TL Vanillepulver
1 TL Honig
1 Hand voll frische
Minzeblätter
Etwas Wasser

Tipp Wer es scharf mag,
kann auch gerne eine Prise
Chili hinzufügen.

1. Geben Sie alle Zutaten bis auf die Minzeblätter in einen Mixer und mixen Sie sie mehrere Minuten durch, bis die Masse cremig ist. Geben Sie während des Mixens langsam etwas Wasser dazu, bis die gewünschte Konsistenz erreicht ist.
2. Verteilen Sie die Creme auf kleine Schüsselchen und stellen Sie sie in den Kühlschrank. Vor dem Servieren mit Minzeblättern dekorieren.

Dr. Feil Info *Freuen Sie sich auf den Nachtisch. Hier steckt ganz viel Kakao drin. Neben Catechinen, die Entzündungen in Ihrem Körper senken, enthält Kakao auch Salsolinol, was zu einer erhöhten Dopamin-Ausschüttung in Ihrem Gehirn führt. Dies lässt Ihre Laune steigen. Achten Sie auf Bio-Kakao, da im konventionellen Kakao-Anbau Pflanzenschutzmitttel zum Einsatz kommen.*

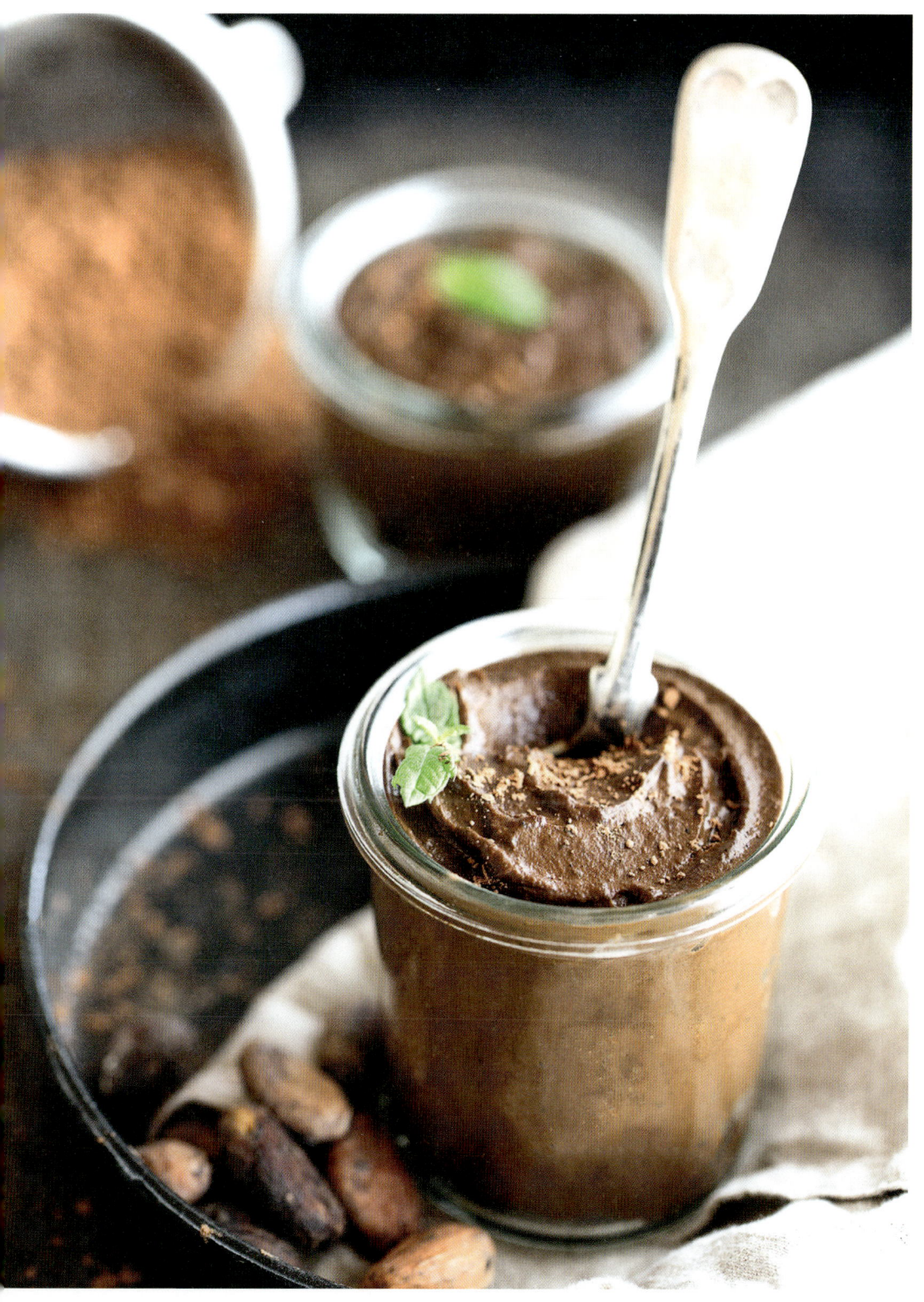

Buttermilchcreme mit feuriger Ananas-Ingwersauce

Für 4–6 Personen

Buttermilchcreme

350 ml Buttermilch
150 ml Kokosnussmilch
50 g Honig
1 Messerspitze frische Vanille
Saft einer Limette
4–5 Blatt Gelatine
Frische Minzeblätter

Ananas-Ingwersauce

400 g frische, reife Ananas
1 cm Ingwer (oder auch mehr, wer es schärfer will)
100 ml Orangensaft

Buttermilchcreme

1. Weichen Sie die Gelatine etwa 5 Minuten in kaltem Wasser ein und drücken Sie sie danach aus.
2. Mischen Sie die anderen Zutaten für die Creme (ohne die Gelatine) in einem Mixer zusammen.
3. Erwärmen Sie die eingeweichte Gelatine, bis sie sich vollständig aufgelöst hat, und geben Sie die kalte Creme nach und nach unter ständigem Rühren zur Gelatine.
4. Stellen Sie die Creme für 1 bis 3 Stunden kalt, bis sie fest geworden ist.

Zubereitung Ananassauce

1. Schneiden Sie die Ananas in kleine Stücke.
2. Schälen Sie den Ingwer und schneiden Sie ihn ebenfalls in kleine Stücke.
3. Mixen Sie alle Zutaten in einen Mixer, bis keine Stückchen mehr da sind.
4. Gießen Sie die Ananassauce über die Buttermilchcreme und bestreuen Sie Ihren Nachtisch mit frischer Minze.

Dr. Feil Info *Frische Ananas stärkt das Immunsystem und beschleunigt die Erholung nach dem Sport. Dies wird erreicht durch das Enzym Bromelain. Ananas aus der Dose enthalten kein Bromelain mehr, da dies durch die Erhitzung bei der Dosenabfüllung zerstört wurde. Minze ist gut für den Magen, unterstützt die Verdauung und hilft bei Halsentzündungen. Erzielt wird diese Wirkung durch die ätherischen Öle wie z. B. Menthol, Cineol und Limonen.*

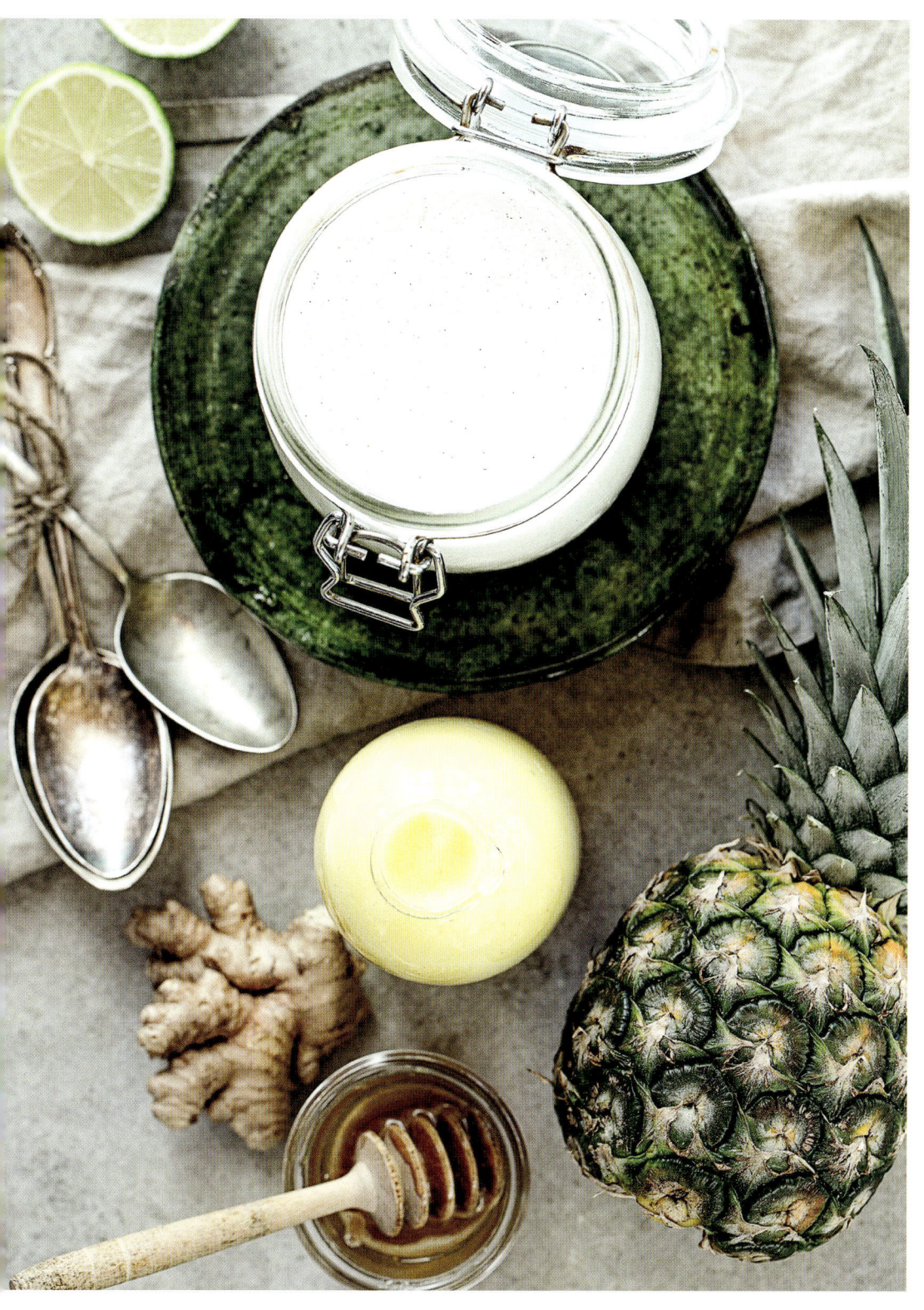

Stichwortverzeichnis

Anbieter/Bezugsquellen

→ Frisch und schonend gepresstes Speiseleinöl, Laktoferrin-Eisen-Präparat, Vitamin-K2-Präparat: Ostin, Dr. Feil Gewürzmischung, Dr. Feil Eiweiß-Müsli: allsani (made in Germany)

→ Schaumstoffrollen für Faszienstabilität: Relaxroll

→ Lauf-BH: Shock absorber (Hanes Bodywear Germany GmbH), unno, moving comfort (Brooks Sports)

→ Laufbrillen, selbsttönend: Rudy Project

→ Kompressionsstrümpfe: Bauerfeind (made in Germany), CEP (made in Germany)

→ Laufbekleidung: Gore, Brooks, ASICS, Adidas, NIKE, PUMA, Thoni mara, (made in Germany), Kossmann (made in Germany)

→ Laufschuhe: Brooks, ASICS, Adidas, NIKE, PUMA, Altra, Lunge (made in Germany)

→ Pulsuhr: Polar, Garmin

→ Sporternährung: ultraSPORTS (made in Germany)

Literaturliste

Lauf Dich gesund repräsentiert den aktuellsten Wissensstand in den Bereichen Ernährung und Training. Eine ausführliche Literaturliste finden Sie unter:
www.dr-feil.com/ldg-literatur

Impressum

©2016 Forschungsgruppe Dr. Feil
Ebertstraße 56
72072 Tübingen

Projektleitung & Abwicklung
Valentin Feil, Andrea Reichenauer-Feil

Lektorat
Valentin Feil, M.A. Karin Miedler

Trainingspläne & Bewegungskonzeption
Dr. Wolfgang Feil, M.Sc. Friederike Feil, M.Sc. Nils Grote,
Tobias Homburg (Physiotherapeut)

Umschlaggestaltung und Layout:
Cyclus · Visuelle Kommunikation, Stuttgart
Repro und Satz: Cyclus · Media Produktion, Stuttgart
Druck und Verarbeitung: AZ Druck und Datentechnik
GmbH, Kempten

Bildnachweis
Rezeptbilder S. 107–207: Lisa Leutner – www.
lisaleutner.at, Übungsbilder S. 73–102, S. 219: Wolfgang Grandjean, S. 9, 71: Norbert Wilhelmi – www.
wilhelmi-fotograf.de, S. 12: Blazej Lyjak / Fotolia, S. 14:
Fred Froese / istockphoto, S. 16: Sergey Mironov /
istockphoto, S. 27: cerealphotos / istockphoto,
S. 60: Steve Cole / istockphoto, S. 62: Melpomene /
Fotolia, S. 86, S. 92: Sabine Hürdler / Fotolia, S. 208:
istockphotoluis, S. 214: Jacob Ammentorp Lund /
istockphoto

**Bibliografische Information der
Deutschen Bibliothek**
Die Deutsche Bibliothek verzeichnet diese Publikation
in der Deutschen Nationalbibliografie; detaillierte bibliografische Daten sind im Internet über http://dnb.ddb.
de abrufbar.

ISBN 978-3-00-052394-6